SKÓRA
PEŁNA BLASKU

Harold Lancer

SKÓRA PEŁNA BLASKU

Przełomowa metoda anti-aging

GALAKTYKA

Książka *Skóra pełna blasku* służy wyłącznie ogólnej informacji czytelników. Nie należy jej traktować jako substytutu profesjonalnej konsultacji medycznej, diagnozy czy zabiegu. W przypadku zaistnienia potrzeby zasięgnięcia porady lekarskiej dotyczącej stanu zdrowia czytelnik powinien skontaktować się ze swoim lekarzem lub odpowiednim specjalistą. Przed wprowadzeniem w życie rad zawartych w tej książce czytelnik powinien skonsultować się ze swoim lekarzem lub odpowiednim specjalistą. Nie wolno lekceważyć konieczności odbycia wizyty medycznej, ani nie należy opóźniać wizyty u specjalisty z powodu informacji zawartych w tej książce. Autor i Wydawca nie ponoszą żadnej odpowiedzialności za konsekwencje wprowadzenia w życie jakichkolwiek wiadomości przedstawionych w tej książce.

Tytuł wydania oryginalnego:
Younger. The Breakthrough Anti-Aging Method for Radiant Skin

Galaktyka sp. z o.o., 90-562 Łódź, ul. Łąkowa 3/5
tel. +42 639 50 18, 639 50 19, tel./fax 639 50 17
e-mail: info@galaktyka.com.pl; sekretariat@galaktyka.com.pl
www.galaktyka.com.pl

ISBN: 978-83-7579-343-7

Przekład: *Agnieszka Wróblewska*
Konsultacja: *Danuta Nowicka, dr n. med., specjalista dermatolog*
Redakcja: *Marta Sobczak*
Redakcja techniczna: *Marta Sobczak*
Korekta: *Monika Ulatowska*
Redaktor prowadzący: *Marek Janiak*

Zdjęcie okładkowe © *PeopleImages / Istock*
Zdjęcia autora: © *Mary Schulte*
Projekt okładki: *Artur Nowakowski*
Skład: *Garamond*

Druk i oprawa: *Drukarnia im. A. Półtawskiego*

Pełna informacja o ofercie, zapowiedziach i planach wydawniczych
www.galaktyka.com.pl
info@galaktyka.com.pl; sekretariat@galaktyka.com.pl

Dedykuję tę książkę tysiącom pacjentów,
którymi z przyjemnością zajmowałem się
przez te wszystkie lata,
a dzięki którym tyle się nauczyłem.
Dziękuję Wam wszystkim.

SPIS TREŚCI

Część trzecia:
ODMŁADZAJĄCY STYL ŻYCIA LANCERA

Załączniki:

PODZIĘKOWANIA

Przede wszystkim chciałbym podziękować mojej rodzinie: rodzicom – Sarze i Michaelowi Lancerom; mojej ukochanej żonie Dani i naszym córkom, Alexis i Blair. Dziękuję Wam za nieustającą miłość i wsparcie.

Dziękuję pracownikom Lancer Dermatology. Przede wszystkim mojemu niesamowitemu i niestrudzonemu personelowi oraz kosmetologom, bez których nie mógłbym zapewnić pacjentom zindywidualizowanych zabiegów. Dziękuję: Nadii Aguilar, Natalie Aguilar, Susan Albovias, Beth Averion, Lilianie Ayali, Mii Belle, Ruth Deli Cruz, Louise Deschamps, Yvonne Esformes, Vangie Equina, Michelle King, Melissie Medrano, Ram Prakash Khalsie (RPK), Tess Raymundo, Kat Rudu i Marigil Santos.

Za nieustające zaangażowanie w tworzenie marki Lancer Skincare i pomoc w budowaniu firmy zgodnie z moim wyobrażeniem składam podziękowanie także zespołowi Lancer Skincare: Jeanne Chavez, Sahnnon Culhane, Jackowi Daviesowi, Madeline Davis, Fanny DeCoster, Kennie Dworsky i Aleksowi Van De Leur. Wyrazy wdzięczności kieruję także naszym specjalistom do spraw reklamy – Darze Busch, Jill Eisenstadt-Chayet, Jenny Halpern-Prince i Richardowi Rubensteinowi.

Dziękuję również pracującemu nad tą książką zespołowi, który tworzyli: Diana Baroni, Diane Reverand i David Vigliano. Chciałbym też podziękować wszystkim pracownikom Grand Central Publishing za pomoc w przeniesieniu mojej profesjonalnej wizji na kartki papieru. Za wkład w powstanie tego dzieła dziękuję Rubie Abu-Nimah, Kevinowi Leyowi, Ericowi Nyquistowi i Mary Schulte.

Chciałbym także podziękować Ginger Bercaw, Carly Brien, Chrisowi McMillanowi, Debi A. Monahan, Olivii Morgaine i Gunnarowi Petersonowi za czas, który mi poświęcili, oraz za wkład w prace nad książką.

Za publiczne i pochlebne wypowiedzi o wizytach w mojej klinice oraz o moich produktach, które dzięki temu zyskały popularność, jakiej się nie spodziewałem, gorąco dziękuję: Victorii Beckham, Simonowi Cowellowi, Ellen DeGeneres, Ryanowi Seacrestowi i Oprah Winfrey.

Wielkie „dziękuję" niech przyjmą również: Lisa Love, Tracy Margolies, Pat Saxby i Peter Zimmerman za to, że zaufali marce Lancer zarówno w kwestii biznesowej, jak i w pielęgnacji swojej skóry.

Za pomoc w doprowadzeniu marki Lancer w miejsce, w którym jest w tej chwili, dziękuję: Sarah Brown, Janelle Brown, Nicoli Guaranie, Georgowi Hammerowi, Vesie Khalo, Cece King, Gemmie Lionello, Marigay McKee, Annie Wintour i Hazel Wayatt.

Na zakończenie chciałbym podziękować wszystkim profesorom z Brandeis University, UCSD Salk/Scripps Institute, School of Medicine, Harvard University oraz St. John's Hospital for Diseases of the Skin i Sheba Medical Center w Tel Awiwie za wiedzę, doświadczenie i bezcenne nauki, którymi mnie obdarzyliście.

OD AUTORA

W głębi serca każdy z nas chciałby być piękny. Istotną częścią tego piękna jest świeży i promienny wygląd. Z tego powodu wszyscy chcemy wyglądać młodziej. Chęć podobania się innym ludziom bierze górę nad próżnością. W dzisiejszych czasach uroda to wabik, który napędza naszą rzeczywistość, stając się podstawowym impulsem świata fizycznego. Zostaliśmy zaprogramowani do odczuwania właśnie w taki sposób. To część naszego DNA. Potrzeba młodego i atrakcyjnego wyglądu jest instynktowna. Atrakcyjność gwarantuje przetrwanie, że nie wspomnę już nawet o wpływie, jaki wywiera na istnienie kolejnych generacji. Piękno zapewnia nam akceptację otoczenia, podziw i miłość. Ładny wygląd zwiększa moc i wpływy. Innymi słowy, świat opiera się na ogromnej sile – urodzie, lub, ja jak to lubię nazywać – sex appealu. Nic więc dziwnego, że wartość rocznej sprzedaży produktów upiększających i pielęgnacyjnych osiągnęła oszałamiający poziom 426 bilionów dolarów i wciąż rośnie, nawet w czasach ekonomicznie niestabilnych.

Gładka, młodzieńcza skóra oraz zdrowe włosy i paznokcie są kluczowymi czynnikami decydującymi o fizycznej atrakcyjności. Twoja skóra to pierwsze, co widzą inni ludzie. Promienna cera przyciąga uwagę i przyćmiewa inne cechy wyglądu. Świetlista, czysta skóra niezależnie od wieku wysyła wiadomość, że jesteśmy zdrowi i pełni życia, a to przecież sposób na zachowanie urody.

Przez ostatnich 30 lat pomagałem moim pacjentom w poprawianiu wyglądu i korygowaniu wieku twarzy i ciała, dzięki wyraźnemu poprawianiu stanu ich skóry. Jestem lekarzem i chirurgiem, odbyłem specjalne szkolenia i wyspecjalizowałem się w zakresie dermatologii. W swojej praktyce leczyłem już ponad 30 tysięcy pacjentów z całego świata, którzy stanowili różnorodną mieszankę etniczną. Od momentu otwarcia prywatnej kliniki w 1983 roku sam zajmuję się pacjentami od pierwszej wizyty aż do momentu zakończenia terapii. Klinika Lancer Dermatology w Beverly Hills oferuje najnowocześniejsze zabiegi medyczne, chirurgiczne, medycyny alternatywnej i kosmetologii. To wspaniała przestrzeń zaprojektowana tak, by być prawdziwą oazą komfortu i piękna.

Moja filozofia pielęgnacji skóry nie opiera się na teorii ani nie powstała w laboratorium. Jej podstawą są moje bezpośrednie kontakty z pacjentami i doświadczenie, zdobywane przez 30 lat. Praktyka daje mi niesamowite możliwości obserwacji i poszukiwania kreatywnych rozwiązań. Wszystkie moje pomysły i wprowadzone innowacje wzięły początek w codziennych relacjach z osobami odwiedzającymi mój gabinet. Zaangażowałem się w tworzenie efektywnych zabiegów pomagających w zwalczaniu różnych problemów skórnych po to, by pomóc pacjentom poczuć się i wyglądać dobrze. Zauważyłem, że ich samoocena jest zwykle powiązana z widocznymi oznakami starzenia się skóry.

Wśród moich pacjentów znajduje się wiele gwiazd z pierwszych stron gazet, których prywatność bardzo szanuję. Kilka z tych osób z własnej inicjatywy wychwalało w mediach mój program pielęgnacyjny i produkty stworzonej przeze mnie marki. Oprah umieściła kosmetyki Lancer Skincare w swoim rankingu „2012 Favorite Things". W tym samym roku Ellen DeGeneres ulokowała swoje ulubione produkty z linii Lancer Skincare w zestawieniu „Ellen's 12 Days of Giveaways".

Gwiazdy odwiedzające mój gabinet mogły powierzyć pielęgnację swojej skóry właściwie każdemu znanemu lekarzowi. Ale zaufały mnie i to ja pomagam im wyglądać najlepiej jak to tylko możliwe. To dla mnie zaszczyt. Ich twarze są promienne, a wydobywające się z nich piękno jest całkowicie naturalne. Wiedzą, że po wyjściu z mojego gabinetu nie będą wyglądały, jakby ostatni miesiąc spędziły w zamrażarce albo jakby ktoś właśnie napompował je do pełna na stacji benzynowej. Jestem naprawdę dumny, gdy pomyślę, że pacjenci pod moją opieką oraz przy pomocy mojego nieocenionego zespołu stają się najlepszymi wersjami samych siebie.

Doświadczenie to świetny nauczyciel. Bardzo wiele nauczyłem się w czasach, kiedy przyjmowałem po 50–60 pacjentów dziennie. Do mojego gabinetu rzadko trafiają „dermatologiczni debiutanci", którzy przychodzą na konsultację do dermatologa po raz pierwszy w życiu. Oceny moich poprzedników pomagają mi opracowywać strategie zabiegowe. Ostatecznie jednak w czymś się musieli pomylić, skoro pacjenci przychodzą na konsultację do mnie. To ja mam szansę rozwiązać ich problemy dermatologiczne, które często powstają na skutek stosowania inwazyjnych procedur zabiegowych. W dzisiejszych czasach tak wielu ludzi szuka szybkich rozwiązań i traci rozsądek w poszukiwaniu wiecznej młodości. Rezultaty są często rozczarowujące, a niekiedy nawet katastrofalne. Ludzie przychodzą do mnie z bliznami, guzkami, nierównościami (przebarwieniami), marszczącą się skórą i innymi niezliczonymi efektami ubocznymi nieodpowiednich zabiegów. Ich koszty są naprawdę wysokie – dosłownie i w przenośni. Większość moich pacjentów już nigdy więcej nie podda się radykalnym zabiegom.

Dwadzieścia lat temu doznałem wręcz objawienia – postanowiłem skupić się na odbudowywaniu skóry, a nie jej zmienianiu. Według mnie sekret pięknej cery nie ma nic wspólnego ze stosowaniem laserów, zastrzykami i zabiegami chirurgii estetycznej. W ostatnich czasach tak bardzo skupiliśmy się na „zamrażaczach zmarszczek", wypełniaczach i laserach, że zapomnieliśmy, co może zdziałać wysokiej jakości, choć jednocześnie prosty w stosowaniu, program pielęgnacyjny. Świetlista, zdrowa skóra nie jest wyłącznie zasługą magicznych kremów czy dobrych genów, które wystarczają tylko do pewnego momentu. Tajemnicą pięknej cery jest jej odpowiednia pielęgnacja zgodna z moją przełomową trzystopniową metodą – złuszczanie, oczyszczanie i odżywianie – o której opowiem ci w tej książce. Ten program to swoisty przełącznik, który zmienia pracę skóry pod jej powierzchnią. Dzięki metodzie Lancera polepszysz koloryt, teksturę, elastyczność, jędrność i nawilżenie swojej cery. Możesz ją stosować w domu, a wszystko zajmie ci mniej niż 10 minut dziennie.

W książce *Skóra pełna blasku: Przełomowa metoda anti-aging* podzielę się z tobą metodą Lancera, która zapewnia efekt zwany teraz w Beverly Hills „blaskiem Lancera". Już wkrótce przekonasz się, że ten program zmieni twoje spojrzenie na pielęgnację. Metody zabiegowe praktykowane przez moich kolegów i reklamowane przez firmy kosmetyczne opierają się na szybkich rozwiązaniach i fałszywych obietnicach. Znam ludzi, którzy sięgają po każdą nowość redukującą niedoskonałości, zmniejszającą zmarszczki, ujędrniającą skórę, niwelującą cienie pod oczami, obkurczającą pory, redukującą zaczerwienienia, pobudzającą produkcję kolagenu czy silnie nawilżającą. Szafki i półki w ich łazienkach uginają się pod ogromnymi kolekcjami drogich produktów. To jak sceny z *Hoarders**. Słowem – praw-

---

* Amerykański serial telewizyjny ukazujący życie ludzi kompulsywnie gromadzących różne przedmioty (przyp. tłum.).

dziwa obsesja! Żaden z tych produktów nie zapewnia jednak oczekiwanych rezultatów, ale wiele osób nie potrafi się oprzeć kolejnym nowościom i magicznym składnikom, których pojawieniu często towarzyszy medialna wielka pompa. A co się dzieje, kiedy okazuje się, że kosmetyki nie działają? Z reguły zapada decyzja o poddaniu się bardzo inwazyjnym zabiegom, dostępnym w medi spa czy w gabinetach znajdujących się... w centrach handlowych.

Moje podejście jest zgoła odmienne. Uczę pacjentów, jak osiągnąć zadowalające i trwałe zmiany w wyglądzie skóry bez konieczności wydawania mnóstwa pieniędzy na najnowsze kosmetyki, zabiegi laserowe i peelingi. Proponuję im, by przed inwazyjną terapią dali szansę metodzie Lancera. Dla wielu z nich mój program domowej pielęgnacji okazuje się wystarczający dobry. Szybko zauważają efekty, oszczędzają czas i pieniądze, a także pozbywają się ogromnego ryzyka związanego z drastycznymi rozwiązaniami. Tak – proponuję im zastosowanie wiedzy o pielęgnacji skóry i technologii anti-aging w domu. Program pielęgnacji całego ciała, który znajdziesz w tej książce, to prawdziwe dermatologiczne arcydzieło. To przełomowy sposób pielęgnacji gwarantujący tak wspaniałe efekty, że wiele osób gotowych na inwazyjne zabiegi po jego zastosowaniu zwyczajnie z nich zrezygnowało!

Oczywiście skóra stanowi odbicie twojego fizycznego i emocjonalnego zdrowia. Jeśli chcesz wyglądać młodziej, musisz zmierzyć się z efektami upływającego czasu i pokochać odmładzający styl życia. W tej książce doradzę ci, co możesz zrobić, aby zapewnić sobie jak najlepsze rezultaty. Ostatecznie podejmowanie właściwych decyzji we wszystkich dziedzinach życia, a więc w zakresie diety, aktywności fizycznej i redukcji stresu, ma kluczowe znaczenie dla przywrócenia skórze młodzieńczego blasku.

Książka, którą masz przed sobą, to coś w rodzaju rozszerzonej wizyty w moim gabinecie. Czytając ją, staniesz się jednym z moich nadzwyczajnych pacjentów. Chcę ci pokazać, jak komfortowo możesz się poczuć we własnej skórze. Chciałbym, żebyś zaczęła (zaczął) się uśmiechać, widząc się w lustrze. Wiem, że kiedy ktoś wygląda dobrze, czuje się tak samo. A kiedy człowiek czuje się dobrze, wygląda coraz lepiej. Jestem pewien, że moja przełomowa metoda anti-aging po prostu cię odmieni.

Harold Lancer, lekarz medycyny
członek American Academy of Dermatology
Beverly Hills, Kalifornia

WSTĘP

NAJLEPSZA TECHNIKA ANTI-AGING: NATURALNA AUTOREGENERACJA SKÓRY

Doskonały wygląd to poważna inwestycja. Ponad 30 lat temu wyruszyłem na poszukiwania profesjonalnego sposobu na naprawianie niedoskonałości skóry. U podstaw mojej obsesji leży traumatyczne doświadczenie z dzieciństwa. Kiedy miałem siedem lat, wpadłem do kadzi z wodą o temperaturze bliskiej wrzenia. Razem z bratem byliśmy już gotowi do wyjazdu i czekając na rodziców, bawiliśmy się w nieogrzewanej piwnicy naszego starego domu. Kilka chwil wcześniej ojciec spuścił wodę ze starego pieca parowego i zostawił ją w balii do ostygnięcia. Cofając się, żeby złapać piłkę, którą rzucił do mnie brat, potknąłem się i wpadłem do niej. Zanim rodzice mnie wyciągnęli, 10 procent powierzchni mojej skóry uległo poważnemu poparzeniu. Na szczęście zimowe ubranie, które miałem na sobie, uratowało mnie przed bardziej rozległymi poparzeniami.

Moja mama, która wyemigrowała z rodziną do USA z Austrii tuż po II wojnie światowej, zastosowała dość starodawne metody leczenia oparzeń. Na świeżo poparzoną skórę zaaplikowała mi okłady z Crisco*, żółtek jaj, sody oczyszczonej i wody, a potem owinęła mnie kawałkami prześcieradła. Wyglądałem jak mumia.

W naszym rodzinnym rolniczym miasteczku nie było szpitalnego oddziału pooparzeniowego. Tak naprawdę, w okolicy nie było w ogóle żadnego szpitala. Poza tym i tak nie było nas stać na taką wizytę. W naszej okolicy w stanie Connecticut nie było dermatologów, był tylko doktor Jones, lekarz rodzinny i sobowtór nadzwyczajnego aktora Christophera Plummera w jednej osobie. Musiałem chodzić do jego gabinetu codziennie. Oczyszczał moje rany i za pomocą szpatułki do ust smarował je wazeliną, co miało przyspieszyć gojenie i „natłuścić" moją drogę do wyzdrowienia.

Codziennie obserwowałem, jak dr Jones zmienia mi opatrunek, i byłem pod wrażeniem jego skrupulatności i przywiązywania wagi do szczegółów podczas procesu leczenia. W ciągu długich tygodni przyglądałem się jego pracy przy prawie niewidocznej już ranie. W końcu oparzenia, których doznałem, zagoiły się. Gdybym nie miał niewielkiej blizny na biodrze, nikt by się nie domyślił, że byłem tak mocno poparzony.

Nikomu, a zwłaszcza żadnemu dziecku, nie życzę tak traumatycznego przeżycia, jednak mnie ten nieszczęśliwy wypadek odmienił. Bardzo wczesne doświadczenie z poparzeniem otworzyło mnie na moje przeznaczenie – pracę w dermatologii. Zawsze lubiłem przyglądać się mamie, kiedy w kuchni podczas gotowania czy pieczenia mieszała potrzebne składniki. Po zdjęciu opatrunków zacząłem więc mieszać różne mikstury w starych, szklanych buteleczkach po Alka-Saltzer i używałem ich jako kremów do ciała. Doświadczenia przeprowadzałem na skórze mojej siostry, w zamian za co musiałem spełniać jej życzenia.

Od tamtego czasu jestem zafascynowany skórą – tym, jak się ją leczy, jak się starzeje, czym różni się u poszczególnych osób oraz tym, jak zmieniają się produkty do jej pielęgnacji. Obserwowanie własnej skóry w czasie gojenia się oparzeń pomogło mi rozwinąć niesamowicie silne poczucie tego, co czyni skórę piękną, i zainspirowało do wyspecjalizowania się w jej leczeniu. Nawet w przypadku poważnych schorzeń dermatologicznych czy chorób nowotworowych można uzyskać widoczne, przyjemne dla oka rezultaty, stosując odpowiednie preparaty. To właśnie zainspirowało jednego z moich fantastycznych współpracowników do opracowania metody usuwania nowotworów bez pozostawiania blizn.

---

* Rodzaj przyprawy podobnej do znanej w Polsce vegety (przyp. tłum.).

Korzystając z własnego doświadczenia, nauczyłem się, że skóra ma niesamowite zdolności do autoregeneracji. Regeneruje się szybko i efektywnie, kiedy jest młoda. Gdy natomiast zaczynasz się starzeć, czyli od około 20. roku życia, jej możliwości do samonaprawy maleją, co powoduje pojawienie się drobnych linii, zmarszczek, suchości i ziemistego odcienia cery. Wyzwolenie i użycie uleczającej mocy skóry jest zatem kluczem do odzyskania promiennego i młodzieńczego wyglądu.

Wiele lat temu zacząłem poszukiwać sposobu na uruchomienie naturalnej energii skóry. Niezależnie od istoty problemu odpowiedź jest zawarta w jej fizjologii. Opracowana przeze mnie unikatowa trzystopniowa metoda przeciwstarzeniowej pielęgnacji opiera się na wielu latach doświadczeń klinicznych. Metoda Lancera stymuluje mechanizmy zachodzące pod powierzchnią skóry tak, aby działały poprawnie, lecząc i naprawiając skórę. Wszystko to możesz osiągnąć, poświęcając swojej skórze mniej niż 10 minut dziennie.

Skóra pełna blasku: Przełomowa metoda anti-aging to kompleksowy przewodnik po odmładzaniu skóry od stóp do głów. Dzięki niemu dowiesz się, jak utrzymać młodzieńczy wygląd lub odwrócić skutki starzenia się dzięki prostemu, efektywnemu programowi do stosowania w domu. Zaopatrzę cię w mapę, która pozwoli ci odnaleźć właściwą drogę wśród tych wszystkich informacji, które ciągle pojawiają się w gazetach, telewizji i internecie, gdzie wszyscy myślą i zachowują się, jakby sami byli dermatologami. Nauczysz się dostrzegać prawdę w tym dezinformującym nawale komunikatów. Polecę ci produkty, które naprawdę działają. Te kosmetyki są szeroko dostępne i grubość twojego portfela nie ma tutaj nic do rzeczy. Prawdopodobnie nie zdajesz sobie sprawy z tego, że wiele produktów, które do tej pory kupiłaś, tak naprawdę w ogóle nie pomaga twojej skórze. Mój program nie skupia się na inwazyjnych zabiegach odmładzających, jego zadaniem jest znalezienie odpowiednich artykułów do pielęgnacji i stosowanie ich w sposób, który pomoże zregenerować skórę. Przez lata praktyki lekarskiej i prowadzonych badań odkryłem, że większość dostępnych na rynku kosmetyków nie wpływa pozytywnie na skórę. Wydajemy mnóstwo pieniędzy na produkty niespełniające obietnic, które wcześniej usłyszeliśmy.

Jeśli zastosujesz się do mojego planu, uzyskasz takie same, zadziwiające wręcz rezultaty, jak pacjenci, którzy wciąż trafiają do mojego gabinetu.

W pierwszej części tej książki opisuję metodę Lancera oraz sposób, w jaki sprawia ona, że skóra odzyskuje młodość. Wnikliwie przyglądam się także naszej kulturze, w której panuje obsesja na punkcie młodości. Rozwinęliśmy nierealistyczne oczekiwania, przez które tracimy zdrowy rozsądek w poszukiwaniu rozwiązań upiększających. Mój program i prowadzona przeze mnie praktyka lekarska są głęboko zakorzenione w przekonaniu, że to właśnie odbudowa skóry, a nie jej zmienianie, jest najkrótszą drogą do pięknego wyglądu. Metoda Lancera wykorzystuje naturalną moc skóry do regeneracji. Trzystopniowa formuła programu, oparta na złuszczaniu, oczyszczaniu i odżywianiu, została zaprojektowana specjalnie po to, by utrzymać młodzieńczy blask cery i/lub odwrócić skutki starzenia się w możliwie jak najkrótszym czasie i w prosty sposób. Ta metoda jest dostępna dla każdego, niezależnie od budżetu. Przygotowałem trzy poziomy rekomendacji produktów, które obejmują najskuteczniejsze preparaty w trzech segmentach cenowych – luksusowym, ze średniej półki i ogólnodostępnym, oraz opisałem te składniki aktywne, których należy szukać na etykietach kosmetyków przeznaczonych do stosowania w ramach mojego programu. Zapewni ci on piękną i promienną skórę od czubka głowy po koniuszki palców u stóp – przez twarz, szyję, dekolt, przesuszone dłonie, łokcie, kolana i stopy. Jestem pewien, że w krótkim czasie zapomnisz też o cellulicie, przebarwieniach, bliznach, znamionach, cienkich włosach, rozdwajających się paznokciach i innych objawach starzenia się skóry.

Z kolei część druga zaczyna się od przyjrzenia się twojemu drzewu genealogicznemu i skupia się na opracowanej przeze mnie Etnicznej Skali Lancera. To protokół zabiegowy stworzony w 1998 roku, który nadal stosuję. Poprzez badania kliniczne i obserwacje odkryłem, że rasa, narodowość i region geograficzny, z którego pochodzą przodkowie danej osoby, umożliwiają przewidzenie tego, jak jej skóra zareaguje na konkretny zabieg. Brak zainteresowania dziedzictwem etnicznym może zaprzepaścić powodzenie kuracji i prowadzić do niechcianych komplikacji. Nauczysz się obliczać, w którym miejscu skali się znajdujesz, i jakie procedury zabiegowe są ryzykowne dla twojej skóry. Z kolei osoby zainteresowane bardziej zaawansowaną pielęgnacją anti-aging będą mogły pójść o krok dalej i poznać zaawansowaną metodę Lancera.

Nikt z nas, patrząc w lustro, nie lubi obserwować zmarszczek, wiotczejącej skóry, worków pod oczami, skóry opadającej na linii żuchwy, obwisłej szyi, cienkiej skóry, prostopadłych zmarszczek nad ustami, zmarszczek w pobliżu kącików ust, poziomych linii na czole i lwiej zmarszczki u nasady nosa, kurzych łapek, plam barwnikowych i popękanych naczynek krwionośnych. Z mojej książki dowiesz się, jakie procesy zachodzą w starzejącej się skórze, a także jak poprawić jej jakość i przywrócić elastyczność. Starzejąca się skóra potrzebuje więcej odżywienia – mój rozszerzony program pomoże ci zapewnić właśnie to, co jest jej niezbędne. Dzięki niemu twoja cera będzie młodsza i uda ci się odwrócić wiele z już widocznych oznak starzenia. Ten intensywny program anti-aging bardzo szybko pozwoli ci zobaczyć, jak twoja cera odżywa.

Wyjaśnię ci również, jak zmodyfikować metodę Lancera w zależności od specyficznych potrzeb skóry. Liczba osób cierpiących z powodu trądziku, trądziku różowatego i bardzo wrażliwej skóry jest ogromna. Są one tak zaangażowane w walkę ze swoimi problemami skórnymi, że nawet nie myślą o podjęciu działań przeciwko procesom starzenia. Ponieważ dolegliwości te występują bardzo często, opisałem też programy anti-aging opracowane z myślą o ludziach z takimi problemami.

Trzecia część, zatytułowana *Odmładzający styl życia Lancera*, to porady, które pomogą ci podejmować właściwe decyzje dotyczące stylu życia, ponieważ dodatkowo wspierają one piękną skórę i ogólny stan zdrowia. Skóra jest odbiciem wewnętrznej kondycji organizmu. Twoje zdrowie i emocje są na niej widoczne.

Kiedy do mojego gabinetu wchodzi nowy pacjent, potrafię w ciągu kilku sekund ocenić, w jakiej jest kondycji zdrowotnej, często jeszcze zanim on sam zda sobie sprawę z tego, że coś jest nie tak. Jeśli żyjesz w dużym stresie, masz depresję, nie śpisz odpowiednio długo i nie odżywiasz się dobrze, czyli mówiąc ogólnie, nie dbasz o siebie – to po prostu widać. Złe nawyki i niezdrowy styl życia dodają lat nie tylko skórze na twojej twarzy, ale też całemu ciału.

Nawet jeśli uważnie dbasz o swoją skórę, ciężko będzie ci osiągnąć zadowalające rezultaty, szczególnie jeśli nie obniżysz poziomu stresu w swoim życiu i nie nauczysz się, jak sobie z nim lepiej radzić. Stres oddziałuje na każdą część twojego organizmu. Skóra nie jest żadnym wyjątkiem. Stresujące doświadczenia mogą zaburzyć działanie skóry jako bariery dla całego ustroju, ułatwiając wnikanie do jego wnętrza czynników podrażniających i pozwalając szybciej ubywać substancjom odpowiedzialnym za nawilżenie cery. Podpowiem ci, jak lepiej radzić sobie ze stresem, odpoczywać i relaksować się. Dobry sen ma kluczowe znaczenie dla twojego zdrowia i dobrego samopoczucia.

Opowiem ci też, w jaki sposób dieta wpływa na stan skóry. Zaczynając od wyeliminowania żywności wysoko przetworzonej aż do kontrolowania procesu zapalnego za pomocą odpowiedniego odżywania, dowiesz się, co jeść, by żyć zdrowiej i zapewnić skórze składniki, których potrzebuje do regeneracji. Możesz być zaskoczona, że niektóre „zdrowe" produkty tak naprawdę mają zły wpływ na skórę i sprawiają, że wyglądasz starzej. Moim celem jest przekazanie ci informacji potrzebnych do polepszenia twojej przemiany materii, zredukowania procesów zapalnych i odzyskania równowagi, dzięki czemu twoja skóra odzyska blask i młody wygląd.

Aktywność fizyczna jest konieczna, jeśli chcesz mieć piękną skórę. Częścią tej mieszanki jest również fizyczna intymność. Wszelkie ćwiczenia dodają bowiem skórze zdrowego rumieńca, który jest spowodowany polepszeniem się przepływu krwi. Krew dostarcza skórze tlen i substancje odżywcze, co w znaczący sposób poprawia jej wygląd. Ucieszysz się zapewne z tego, że jestem zwolennikiem umiarkowanej aktywności fizycznej. Zbyt intensywne ćwiczenia tak naprawdę mogą zaszkodzić twojej cerze. Sprzyjają powstawianiu zapaleń i wyzwalają kaskadę hormonów, podobnie jak stres, powodując przedwczesne starzenie się skóry. Rozciąganie, joga, pilates i szybki marsz są dobre dla zdrowia i nie spowodują zniszczenia skóry. Proponuję aktywność fizyczną, która przynosi korzyść ciału, umysłowi i skórze, a także polecam kilka prostych ćwiczeń przygotowanych przez moich przyjaciół. Dzięki nim będziesz czuć się i wyglądać młodziej.

Jeśli masz poczucie, że potrzebujesz czegoś więcej, i chcesz spróbować nieinwazyjnych zabiegów, w załączniku znajdziesz wiele przydatnych informacji.

Moim głównym celem w czasie pracy nad tą książką było „przekrzyczenie" tych wszystkich zachwytów i obaw związanych z zabiegami i pielęgnacją anti-aging. Jeśli udasz się do salonu piękności z nadzieją na rozwiązanie problemów swojej skóry – i nie ma znaczenia, czy będą to zmarszczki i bruzdy, przebarwienia czy rozszerzone pory – natkniesz się na całą gamę kosztownych, inwazyjnych lub półinwazyjnych zabiegów: nakłuć, złuszczania laserem czy peelingiem glikolowym. Codziennie pojawiają się jakieś nowe opcje. Oczywiście w moim gabinecie również oferuję wszystkie obecne na rynku zabiegi. Wiem, że to świetny sposób dla osób, które chcą i mają potrzebę pójść o krok dalej. Jednak większość problemów ze skórą można rozwiązać efektywnie, powiedziałbym nawet, że bardziej skutecznie, za pomocą metody Lancera.

Niezależnie od tego, czy masz mniej niż 25 lat czy znacznie więcej, ten program jest nie tylko pierwszą linią obrony przed procesami starzenia się skóry, ale też pierwszą linią ataku w przypadku trądziku, trądziku różowatego, przebarwień i każdej innej niedoskonałości cery. Skóra zareaguje na niego bez względu na twoje pochodzenie etniczne. Zaangażowanie się w ten prosty program pielęgnacyjny przyniesie ci świetne rezultaty. Wszyscy będą pytać cię, czy właśnie wróciłaś z wakacji i co takiego zrobiłaś, że wyglądasz tak młodo. Będziesz mogła cieszyć się tym zainteresowaniem... bo zapracujesz na nie.

CZĘŚĆ PIERWSZA

METODA LANCERA

1

W PUŁAPCE PIĘKNA

Żyjemy w czasach zdominowanych przez komunikację wizualną. Gdziekolwiek się nie obejrzymy, jesteśmy wręcz bombardowani prowokującymi wizerunkami idealnych kobiet i mężczyzn. I choć wszyscy wiemy, że do tych zdjęć pozują czternastoletnie modelki, które udają dorosłe kobiety, a całe aranżacje są specjalnie oświetlone i dodatkowo poddawane obróbce graficznej, nadal wiele osób porównuje się do tych wyidealizowanych standardów piękna. Ich samoocena nieustannie cierpi, ponieważ w naszej ogarniętej obsesją młodości kulturze uznały ten wyidealizowany standard piękna za prawdziwy. A wszystko pogarsza jeszcze wszechobecność kamer. Przyjaciele i rodzina nagrywają nas swoimi telefonami i publikują zdjęcia i filmiki na Facebooku czy YouTube. Presja jest ogromna.

Do mojego gabinetu przychodzą jedni z najpiękniejszych ludzi na świecie. Chciałbym powiedzieć, że są oni pewni siebie i świadomi swojego niesamowitego wyglądu, ale byłoby to dalekie od prawdy. Wiele piękności skupia się wyłącznie na tym, co jest nie tak i wymaga ulepszenia. Instynkt rywalizacji jest bardzo silny w każdym z nas, niezależnie od tego, czy jesteśmy osobami publicznymi czy nie. Od moich pacjentów nauczyłem się, że nawet ludzie,

Nawet gwiazdy się porównują

Któregoś dnia w klinice zauważyłem, jak znana aktorka o pięknej skórze storpedowała wzrokiem wychodzącą z mojego gabinetu inną długoletnią pacjentkę, należącą do śmietanki towarzyskiej Beverly Hills. Aktorka była ubrana dość niezobowiązująco i nieumalowana. Pisała właśnie SMS-a i odruchowo zerknęła na oszałamiająco wyglądającą kobietę, która przechodziła obok. Zauważyłem, że gwiazda filmowa dokładnie lustruje wzrokiem moją ekstrawagancką pacjentkę – od butów, przez modną sukienkę, aż po imponującą biżuterię. Taki był jej codzienny strój. I chociaż owa aktorka jest naturalnie piękną osobą, widziałem na jej twarzy grozę. Z pewnością poczuła się przyćmiona niezwykłym wyglądem mojej pacjentki, choć ta druga nawet tego nie zauważyła.

Wskazówka

Z pięknem prawie zawsze wiąże się współzawodnictwo, a wielu ludzi nie dostrzega własnej urody.

których twarze podziwia cały świat, walczą z taką samą niepewnością i samokrytyką, co wszyscy pozostali.

Jeśli właściwie dbasz o swój umysł i ciało, powinnaś należeć do szczęściarzy, którzy będą żyli długo i w dobrym zdrowiu. Wraz z upływem czasu będziesz chciała nadal wyglądać tak dobrze, jak będziesz się czuła. Rozwinięty przemysł nastawiony na walkę ze starzeniem się zaspokaja, a jednocześnie wypacza to podstawowe pragnienie. Ponieważ upływ czasu najszybciej widać na skórze, pierwszą bronią w wojnie ze starzeniem stała się dermatologia. Aby zminimalizować oznaki starzenia się skóry, stworzono cała listę zabiegów i kosmetyków, co sprawiło, że oczekujemy szybkich rozwiązań. Kierowani tym, co uczynili nasi znajomi czy przyjaciele oraz informacjami pojawiającymi się w mediach, jak szaleni kupujemy najnowsze kosmetyki i robimy wszystko, by wyglądać młodziej. Na rynku działa mnóstwo osób odpowiednio wykwalifikowanych i wprost przeciwnie – takich, które składają nierealistyczne obietnice i oferują nieefektywne zabiegi.

Wszyscy sprzedają nam iluzję młodości i piękna. Wyolbrzymione zapewnienia o najnowszych odmładzających gadżetach, procedurach, kosmetykach i suplementach na nowo kształtują oczekiwania konsumentów. Media kreują obraz oderwany od rzeczywistości, a w odpowiedzi na to, oczekujemy coraz szybszych zmian w naszym wyglądzie. Koncerny kosmetyczne, medyczne spa i chirurdzy, łasi na przeprowadzanie zabiegów, pracownicy służby zdrowia oraz dermatolodzy wzbogacili się, przekonując nas, że potrzebujemy oferowanych przez nich produktów i usług. Na rynku mnó-

Strzeż się medi spa

Wyświadcz sobie przysługę i unikaj medycznych spa, zwanych w branży medi spa. Chociaż wśród personelu takiej placówki może być lekarz medycyny, to dermatolog czy inny doktor mogą nie mieć pozwolenia na wykonywanie zabiegu, któremu chcesz się poddać, ani nawet wiedzy o tym, jak odpowiednio go wykonać. W ośrodkach typu medi spa to zwykle asystent lub pielęgniarka, a nie lekarz, polecają zabiegi. Jeśli tak bardzo troszczysz się o swoją twarz, że rozważasz wykonanie kosztownego i często ryzykownego zabiegu, dlaczego miałabyś pozwolić pielęgniarce czy kosmetyczce zdecydować o tym, co będzie dla ciebie najlepsze? Taka wizyta może wydawać się tańsza niż odwiedzenie dobrego, sprawdzonego dermatologa, naprawdę jednak może cię kosztować znacznie więcej. Szczególnie jeśli do niezadowalających rezultatów zabiegu dodamy konieczność naprawienia takich błędów. Najlepiej, abyś znalazła dobrego dermatologa, który pokieruje twoją drogą ku odmłodzeniu i poprowadzi cię do odpowiedniego planu odwracającego efekty starzenia się skóry.

stwo jest „ekspertów" tylko czekających na to, by sprzedać ci kosmetyki i zabiegi, które dodatkowo podsycą twoje oczekiwania.

Szybkie efekty, magiczne sposoby i nadzieja zamknięta w słoiczku

Ludzie często trafiają do mnie, poszukując szybkich rozwiązań i efektów. Prowadzą szkodliwy dla skóry tryb życia lub poświęcają jej minimalną uwagę aż do momentu, kiedy w ich głowach zapala się lampka ostrzegawcza. Gdy uświadamiają sobie zaniedbania, jakich dopuścili się przeciw pięknemu wyglądowi i dobremu samopoczuciu, stają się łatwym celem dla machiny marketingowej sprzedającej odmładzanie. Liczba młodych osób uzależnionych od inwazyjnych zabiegów i chirurgii plastycznej wciąż rośnie. Spotkałem kobiety, które swój pierwszy lifting twarzy przechodziły w wieku 30 lat. One naprawdę wierzyły, że regularne inwazyjne poprawianie urody sprawi, iż zawsze będą młode. Niektóre z nich miały też określoną wizję swojego wyglądu i były gotowe na radykalne zmiany, aby osiągnąć wyobrażony ideał. Widziałem, jak zachowują się osoby uzależnione od chirurgii plastycznej. Tacy ludzie po trzech pierwszych zabiegach tracą wyczucie i nie są już po prostu zdolni do obiektywnej oceny swojego wyglądu. Zamiast tego wciąż dążą do swojej wypaczonej wizji piękna. To przerażający obraz.

Tak wiele mówi się i pisze o odmładzających zabiegach, produktach i procedurach, że większość z nas nie potrafi przebrnąć przez ten informacyjny chaos. Zaczynamy wierzyć w te wszystkie obietnice i wypróbowujemy dostępne sposoby. Nie tracąc nadziei, testujemy kolejne kosmetyki i zabiegi, nieustannie szukając widocznych efektów ich działania. Jeśli nawet udaje nam się je zobaczyć, po jakimś czasie okazuje się, że były one bardzo krótkotrwałe. Niektórzy z nas boją się radykalnych interwencji, a inni poddają się licznym zabiegom, które nie przynoszą oczekiwanych rezultatów – a nawet gorzej – stają się przyczyną kolejnych problemów. Ja wierzę w bardziej przemyślane i realistyczne podejście do skóry i piękna. Chciałbym, żebyś odstąpiła od tego „urodowego haju" i unikała niepotrzebnych zabiegów. Obierz sobie za cel odświeżenie swojej skóry i uczynienie jej zdrowszą.

Wielu pacjentów, przychodząc do mnie, wyraża zaniepokojenie swoim wiekiem i tym, co oznacza bycie starym człowiekiem. Jeśli jesteś w dobrej formie i wyglądasz promiennie, kogo obchodzi, ile masz lat? Wiek to tylko liczba i nastawienie do niej. Prawdziwe piękno polega na byciu najlepszą możliwą wersją siebie we wszystkich aspektach życia. Moim celem jest pomaganie ludziom w dostrzeżeniu i podkreślaniu ich naturalnego piękna z niewielką pomocą i dzięki różnym środkom. Aby to zrobić, należy racjonalnie podchodzić do tego, jak chce się wyglądać, i wykazać się cierpliwością w osiąganiu rezultatów.

Mnóstwo energii poświęcamy kreowaniu iluzji piękna. Kobiety przychodzą na zabiegi do kliniki z teatralnym makijażem, który oczywiście trzeba zmyć, żeby można było ocenić stan skóry. Kosmetyki stosujemy jako kamuflaż. Zamiast korygować i leczyć problemy takie jak nierówna pigmentacja skóry, powiększone pory czy trądzik różowaty, zakrywamy je. Jak powtarzający się refren słyszę w ciągu dnia: „Nikt nie może mnie zobaczyć bez makijażu" lub „Nigdy nie wychodzę z domu nieumalowana". Jedna z moich pacjentek przychodzi na zabiegi z profesjonalną makijażystką, która czeka w recepcji, aby zaraz po zabiegu ją umalować. Dotarło do mnie, że ona poświęca czas i pieniądze na skórę, której i tak nigdy nie pokazuje światu w naturalnym stanie. Mam nadzieję, że dzięki postępowaniu zgodnie z moim programem domowej pielęgnacji twoja skóra będzie wyglądała tak pięknie, że wystarczy ci minimalny makijaż, a może nawet w ogóle z niego zrezygnujesz.

Za każdym razem kiedy wchodzę do gabinetu na konsultację, podaję pacjentowi lusterko i proszę, żeby sam wskazał, co go niepokoi. Rzadko jestem w stanie przewidzieć, jaka będzie odpowiedź. Często ocena pacjenta różni się od tego, co mnie jako pierwsze rzuca się w oczy. Człowiek może być zaniepokojony plamką po lewej stronie zewnętrznego kącika oka, a nie dostrzegać nowotworu skóry rozwijającego się na czubku nosa. Inna osoba może mieć usta napompowane do granic absurdu, ale będzie się bardziej martwić małym przebarwieniem na podbródku. Poczucie niepewności sprawia, że ludzie za bardzo analizują swój wygląd. Zajmują ich prawdziwe lub wymyślone niedoskonałości i zaczynają się na nich obsesyjnie skupiać. Nasz obraz samych siebie jest kluczem do piękna. Jeśli jesteś pewna własnej wartości, pełna życia i pasji, nic cię nie powstrzyma – jesteś czymś więcej niż tylko odbiciem w lustrze. Jeżeli natomiast brakuje ci pewności, za bardzo i na wiele sposobów pokazujesz innym swoją niską samoocenę. Gdy czujesz się dobrze, ludzie reagują na ciebie pozytywnie. Samoakceptacja i pewność siebie są fundamentem piękna i sex appealu.

Wszechobecne wiadomości wpędzające nas w pułapkę piękna, zarówno te podświadome, jak i przekazywane wprost, mają spowodować, że będziesz niezadowolona ze swojego wyglądu, dzięki czemu wkroczysz na długą i kosztowną drogę prowadzącą do jego polepszenia. Moim zdaniem w samym pragnieniu poprawiania wyglądu nie ma niczego złego. W końcu całe życie poświęciłem właśnie na to. Wszystko jest jednak kwestią podejścia. Prawdą jest, że każdy z nas się starzeje – to w końcu odwieczne prawo natury. Jednak w czasach, kiedy możemy spowolnić ten proces i zmniejszyć widoczność jego oznak, wielu ludzi posuwa się o krok za daleko. Twarze niektórych osób przypominają maski, usta wielu kobiet wyglądają jak pyszczek karpia, a zbyt mocno naciągnięta skóra staje się bardzo sztuczna. Wszystko to dodatkowo pokazuje, że dana osoba chce być kimś, kim nie jest.

Wierzę w to, co nazywam rewolucyjną zmianą w naszym myśleniu o pięknie. Odkryłem, że działania wspomagające odbudowę skóry wpływają na jej wygląd lepiej niż chirurgia i inne agresywne zabiegi. I chociaż moja metoda jest prosta, to takie podejście jest przełomem w pielęgnacji skóry i przywraca jej zdrowie oraz młodzieńczy wygląd. Dzięki programowi opisanemu w tej książce możesz zrewitalizować swoją skórę. Zacznij od wprowadzenia przełomowego trzystopniowego reżimu pielęgnacyjnego. Połącz go ze zmianami w stylu życia, które zapobiegną powstawaniu uszkodzeń skóry w przyszłości. Stwórz także wokół siebie środowisko, w którym będzie mogła nastąpić naturalna regeneracja skóry. Zobaczysz, że rezultaty cię zachwycą. Od teraz będziesz mogła starzeć się z wdziękiem. Kiedy ludzie zrezygnują z ekstremalnych terapii i zabiegów chirurgicznych mających polepszyć wygląd, rozwinie się idea piękna opartego na naturalności i wyglądu odpowiedniego do wieku, jednak bez rezygnacji ze świeżej i młodzieńczej aparycji.

Sześć wymiarów

Aby w mojej pracy osiągać wybitne rezultaty, muszę myśleć aż w sześciu wymiarach. Nasze ciała można scharakteryzować w trzech – wysokości, szerokości i głębokości. Ale czwarty wymiar – czas – pokonuje wymienione przed chwilą cechy. Nieuchronnie zmienia wszystko wokół. Możesz spróbować opóźnić lub zahamować jego wpływ, ale nie uda ci się go powstrzymać. Piąty wymiar to percepcja – umiejętność zrozumienia tego, co widzą pacjenci, patrząc w lustro. Innymi słowy, muszę zobaczyć to, jak moi pacjenci postrzegają samych siebie. Szósty wymiar to przyszłość, ponieważ to, co mogę zrobić teraz, będzie służyło moim pacjentom w przyszłości.

Mówiąc bardziej konkretnie, kiedy konsultuję pacjenta, oceniam stan jego skóry i sprawdzam, czy wykazuje ona oznaki starzenia się lub choroby w trzech wymienionych na początku wymiarach. Następnie muszę przenieść się w czasie i wyobrazić sobie, jak pacjent będzie wyglądał za 10 lat. Wszystkie osoby, które do mnie trafiają, myślą w piątym wymiarze – przychodzą na wizytę, ponieważ zaczynają dostrzegać problemy. Zauważają jakieś „skazy" i chcą, abym je zlikwidował. Sposób, w jaki pacjenci postrzegają siebie, często różni się od tego, co ja widzę. Niektórzy w czasie dokładnych oględzin swojej skóry dostrzegają nawet najdrobniejsze oznaki starzenia się i desperacko pragną zatrzymać ten proces. Są przerażeni albo nie mogą sobie wyobrazić, jak będą wyglądać za kilka lat. Większość z nich bardzo chce zatrzymać upływ czasu. Staram się, aby moi pacjenci podchodzili do tego racjonalnie. Wszyscy się starzejemy, ważne jest, by robić to mądrze.

Jeśli chodzi o programy zabiegowe, jestem minimalistą. Zaczynam od pielęgnacji skóry, a dopiero potem zalecam możliwie jak najmniej inwazyjne zabiegi, które będą w stanie zaspokoić potrzeby danego pacjenta. Unikam szybkich zmian i upewniam się, że dokładnie wiem, w którym miejscu Etnicznej Skali Lancera znajduje się mój pacjent. Ta skala to opracowany przeze mnie, opierający się na pochodzeniu etnicznym, system klasyfikacji, który pomaga określić, w jaki sposób skóra danego pacjenta zareaguje na zabieg. Dopiero gdy jestem pewien, zalecam najlepszą terapię. Moi pacjenci aktywnie uczestniczą w procesie, który ma sprawić,

Trzy kobiety

Pewnego dnia zauważyłem w poczekalni trzy nowe pacjentki, będące na różnych etapach życia. Ich historie ilustrują różne błędy w pielęgnacji skóry.

Pierwszą pacjentką była dobiegająca sześćdziesiątki menedżerka, która w młodości była oszałamiającą pięknością, ale dość szybko zaczęła stosować radykalne zabiegi. Nie chciała, by jej uroda przeminęła. Wraz z upływem czasu i kumulacją zabiegów straciła umiejętność oceny tego, jak naprawdę wygląda. Miała ogromne, napompowane usta, a jej twarz i szyja były opuchnięte. Tkanka bliznowata po zabiegach chirurgicznych uniemożliwiała odpływ limfy z twarzy. Nic już nie dało się zrobić, by to zmienić. Piękna kobieta stała się ofiarą własnych wyobrażeń o pięknie. Nie wiem, co widziała, patrząc w lustro, ale wydawało mi się, że nie jest świadoma tego, co sama sobie zrobiła. Nadal naciągała się to tu, to tam, aby polepszyć wygląd swojej zniszczonej skóry. Myślę teraz o zabiegach, które mogłyby jej pomóc.

Drugą kobietą była znana piękność, która zbliżała się do czterdziestych urodzin. Jej twarz pokazywano dosłownie wszędzie. Historia tej pacjentki to przykład kosmetycznej iluzji. Nakładane codziennie grube warstwy makijażu odwadniały jej skórę i pozostawiały ją chropowatą. Polegając na specjalistach od makijażu, kobieta nie miała pojęcia, w jakim stanie tak naprawdę jest jej cera. Wydawało się jej, że nie ma potrzeby poświęcać czasu na pielęgnację skóry. Nie była także w stanie wysiedzieć spokojnie nawet podczas najprostszych zabiegów, a dodatkowo okazało się, że jest zbyt niecierpliwa, by przestrzegać codziennego programu pielęgnacji. Jeśli nadal będzie postępowała w ten sposób, jej skóra zmieni się w sposób trudny do zignorowania. Za 10 lat będzie musiała podjąć drastyczne działania w celu poprawienia jej jakości. Jeżeli jednak zacznie stosować zrównoważony program pielęgnacyjny, może uchronić się od cierpienia w przyszłości i cieszyć się młodzieńczą skórą przez wiele kolejnych lat. Wszyscy w moim biurze pracujemy nad tym, aby przekonać ją, że to właściwy czas na podjęcie kroków, które pomogą jej zachować piękną twarz.

Ostatnią pacjentką była aktorka około trzydziestki, a więc w szczytowym dla swojej urody momencie. Była bardzo zdezorientowana. Trafiła do mnie, szykując się na wielkie wyjście na czerwonym dywanie. Okazało się, że zupełnie nie wiedziała, jak powinna pielęgnować swoją skórę. Wyjaśniłem jej znaczenie domowej pielęgnacji oraz naukowe podejście, na którym opiera się metoda Lancera. Ta kobieta szybko zauważy poprawę wyglądu swojej skóry, a program domowej pielęgnacji pozwoli jej zachować młodość i świeżość na długie lata.

Wskazówka

Chirurgia i inwazyjne zabiegi mogą sprawić, że zatracisz rzeczywisty obraz tego, jak wyglądasz. Zanim weźmiesz pod uwagę bardziej drastyczne zabiegi, zacznij stosować odpowiednią pielęgnację domową.

że będą się czuli i wyglądali świetnie. Tę książkę napisałem po to, by wyposażyć cię w narzędzia i wiedzę, które pozwolą ci osiągnąć dokładnie te same rezultaty. Opracowano bardzo wiele procedur przywracających skórze młodość. Jednak sztuką jest odnalezienie odpowiedniej drogi. Nie proponuję ci recepty czy spisu zabiegów, które ekstremalnie zmienią twój wygląd. Chciałbym, żebyś nauczyła się polepszać go zgodnie z realnymi możliwościami. Mam nadzieję, że masz dość rozsądku, by odrzucić zwodnicze obietnice, nie wpaść w pułapkę piękna i zrewidować swoje oczekiwania… i że pozostaniesz piękną i promienną kobietą do końca życia.

Starzenie się najpierw widać na skórze

Na skórze, która wciąż jest narażona na kontakt ze światem zewnętrznym, widać pierwsze oznaki starzenia się. Reagujesz na to, co widzisz w lustrze, choć prawdopodobnie nie zdajesz sobie sprawy z tego, że starzenie się skóry jest bezpośrednim odbiciem tego, co dzieje się z twoim całym organizmem i mózgiem, a także z ich funkcjonowaniem. Komórki skóry i mózgu powstają z tej samej tkanki, zwanej ektodermą, która jest zewnętrzną warstwą embrionu. Z kolei system nerwowy, naskórek, paznokcie, włosy i gruczoły skóry kształtują się z ektodermy razem z rozwojem zarodka. Jeśli twoja skóra starzeje się przedwcześnie, oznacza to, że podobne zmiany zachodzą także w twoim mózgu. Kiedy więc zaczynasz pracować nad poprawą jakości skóry – i decydujesz się na zmianę trybu życia – korzyści, które osiągniesz, będą wykraczały daleko poza sam wygląd. Modyfikacje w stylu życia sprawią, że twój mózg będzie działał na optymalnym poziomie, będziesz mieć więcej energii i lepsze samopoczucie.

Na pewno jesteś dobrze, a może nawet zbyt dobrze, zaznajomiona z oznakami starzenia się skóry – jej ścieńczeniem, utratą elastyczności, delikatnością, ziemistym kolorytem, zmarszczkami i przebarwieniami w miejscach narażonych na działanie słońca. I chociaż oznaki te mogą z różnym nasileniem występować u poszczególnych pacjentów, są one nieuniknione, jeśli nie zrobisz niczego, by im zapobiec. Genetyka, czynniki środowiskowe, sposób odżywiania, stres i ekspozycja na słońce przyczyniają się do starzenia się skóry.

Co powoduje starzenie się skóry?

Zmiany zachodzące w twojej skórze są konsekwencją zaprogramowanego genetycznie wewnętrznego starzenia się, które pojawia się wraz z upływającym czasem. Z kolei zewnętrzne starzenie się jest spowodowane czynnikami środowiskowymi, takimi jak ekspozycja na działanie promieni słonecznych (fotostarzenie), czy stylem życia. Wewnętrzne, biologiczne starzenie

Starzenie się

Pozostawiona bez nadzoru skóra podlega wraz z wiekiem serii przewidywalnych zmian. Dbając o nią w odpowiedni sposób, możesz te zmiany spowolnić, zniwelować niektóre już istniejące zniszczenia i polepszyć jakość skóry całego swojego ciała. Poniżej znajdziesz informacje o zmianach, których możesz się spodziewać w poszczególnych okresach życia.

20 lat: W skórze zaczynają się pewne biologiczne zmiany, jednak zwykle jeszcze ich nie widać. Na przykład obniżają się poziomy hormonów, które maksimum osiągnęły w okresie dojrzewania. Ten okres to czas prewencji. Większość problemów skórnych pojawiających się w tym czasie jest skutkiem braku odpowiedniej pielęgnacji i imprezowego stylu życia, czyli palenia, nadużywania alkoholu, ubogiej diety, niewystarczającej ilości snu oraz stresu.

30 lat: Oznaki starzenia się skóry zaczynają być widoczne. Można zauważyć pojawienie się zmarszczek mimicznych, kurzych łapek, utratę jędrności skóry i jej nierówny koloryt. Skóra staje się bardziej sucha, ziemista i zaczyna jej brakować blasku.

40 lat: W tej dekadzie jakość cery może się radykalnie zmienić, ponieważ zdolność skóry do regeneracji zaczyna zawodzić. Nadmiar zrogowaciałych komórek naskórka blokuje naturalny blask cery. Utrata kolagenu i elastyny objawia się opadaniem powiek, mniej wyraźną linią żuchwy i obwisaniem skóry na szyi. Na grzbietach dłoni i na twarzy mogą się pojawiać plamy pigmentacyjne. W tym wieku zaczynają także siwieć włosy.

50 lat: Wraz z zanikiem podściółki tłuszczowej na skórze twarzy pojawia się coraz więcej nierówności. Spadek ilości tłuszczu podskórnego prowadzi również do utraty jędrności skóry dłoni i szyi. Pozostała tkanka tłuszczowa może powodować powstawanie deformacji pod oczami. Utrata masy kostnej wpływa na kształt twarzy – kości cofają się od skóry, czego rezultatem jest obwisła masa mięśniowa i tzw. „luźna" skóra. Górna warga staje się cieńsza, a dolna uwydatnia się. Zmiany hormonalne zachodzą u ludzi obojga płci. Skumulowane skutki ciągłej ekspozycji na środowisko zewnętrze powodują pogłębienie się zmarszczek, wiotkość skóry i jej nierówny koloryt. W różnych miejscach na ciele pojawia się niechciane owłosienie, a włosy na głowie stają się znacznie cieńsze.

60 lat: Słabsza cyrkulacja krwi odbiera skórze witalność. Od kiedy skóra stała się cieńsza i bardziej sucha, jest również bardziej wrażliwa i podatna na podrażnienia. Zmarszczki pogłębiają się, a skóra jest coraz mniej odporna na działanie grawitacji. Uszy wydłużają się i powstaje wole. Rany goją się znacznie wolniej, ponieważ skóra znacznie dłużej się regeneruje.

To, jak bardzo będziesz chciała zaingerować w opisany proces, to twoja decyzja. Sposób działania będzie zależał od tego, kiedy zaczniesz i jakie rezultaty będziesz chciała osiągnąć. Moja książka wyposaży cię w odpowiednie narzędzia, które pomogą ci poprawić jakość twojej skóry i zapewnią niezbędne wsparcie w odróżnianiu prawdy od fałszu. Pierwszym krokiem, niezależnie od wieku, jest ustalenie programu domowej pielęgnacji i jego sumienne przestrzeganie. Przekonasz się, że metoda Lancera jest jedyna w swoim rodzaju i że szybko dostrzeżesz jej rezultaty. Obiecuję ci, iż poprawa twojego wyglądu będzie zaskakująca.

się to zmiany zachodzące na poziomie komórkowym. Mówiąc bardziej ogólnie – namnażanie się komórek skóry zmniejsza się wraz z wiekiem. Gdy zaczynasz się starzeć, twój organizm produkuje coraz więcej enzymów niszczących włókna kolagenowe i elastynowe, czyli białka podporowe, które zapewniają skórze elastyczność i jędrność. Ostatecznie materiał wypełniający przestrzenie międzykomórkowe, zwany macierzą zewnątrzkomórkową, kurczy się, ponieważ spada szybkość, z jaką jest produkowany. Macierz zapewnia komórkom wsparcie strukturalne, a kiedy jej objętość maleje, komórki zaczynają wpadać na siebie, przez co skóra traci napięcie. Obniżający się poziom hormonów, szczególnie estrogenu i testosteronu, również ogrywa istotną rolę w procesie starzenia. Ekspozycja na czynniki zewnętrzne – słońce, zimno, zanieczyszczenia i toksyny, postarza skórę od zewnątrz. Im jesteśmy starsi, tym kontakt ze szkodliwymi czynnikami jest dłuższy. Dieta, ćwiczenia, to, jak i ile śpimy, poziom stresu i przebyte choroby wpływają na procesy wewnętrzne, które nas postarzają. Wszystko to widać na naszych twarzach.

Pacjenci, którzy nie zostali obdarzeni dobrym zdrowiem i których historia chorób składa się z poważnych dolegliwości, prawie zawsze wykazują oznaki przedwczesnego starzenia się. Ich cera ma niezdrowy, blady i ziemisty kolor. Aby proces wewnętrznej i zewnętrznej naprawy skóry u takich osób był skuteczny, współpracuję ze specjalistami z różnych dziedzin medycyny. Mój program domowej pielęgnacji pomaga odbudować zdrowie i witalność skóry, poprawiając cykl odnowy komórkowej i możliwości samoregeneracji.

10 sposobów na przedwczesne postarzenie skóry

Wiele z rzeczy, które robisz, lub te, o których nie pamiętasz, to czynniki postarzające twoją skórę. Poniżej przeczytasz o największych zbrodniach przeciw skórze.

1. **Brak dobrego planu codziennej pielęgnacji**
   Pielęgnacja skóry powinna być takim samym nawykiem jak mycie zębów. Twoja skóra zasługuje przynajmniej na taką samą uwagę jak uzębienie. Musisz ją złuszczać, oczyszczać i odżywiać każdego dnia, dzięki czemu będzie zdrowa i promienna.

   Mój program pokaże ci, jak robić to właściwie. Umów się na wizytę u dermatologa, aby przedyskutować program pielęgnacji i opracować plan bezinwazyjnych zabiegów, które pomogą ci zachować młodość.

2. Niestosowanie kremów z filtrem przeciwsłonecznym

Ekspozycja na działanie promieni słonecznych bez żadnej ochrony to najgorsza rzecz, jaką możesz zrobić swojej skórze. Każdego dnia stosuj faktor o współczynniku ochrony SPF minimum 30. Moje zalecenia dotyczące tego, kiedy i jak często należy nakładać filtr, znajdziesz poniżej. Pamiętaj też o okularach przeciwsłonecznych. Mrużenie oczu może spowodować powstawanie kurzych łapek i zmarszczek na czole, nie wspominając już o uszkodzeniu wzroku. Zapamiętaj poniższe wskazówki.

- Ogranicz do minimum czas spędzany na zewnątrz pomiędzy godziną 10 a 15, kiedy to słońce jest najsilniejsze. Pozwól, by przed wyjściem na słońce skóra zaabsorbowała filtr ochronny. Nakładaj preparat ok. 15–30 minut przed wyjściem.
- Używaj odpowiedniej ilości kosmetyku z filtrem do pokrycia skóry niechronionej ubraniem. Większość ludzi nakłada tylko 25–50% zalecanej ilości kremu. Stosuj się do zasady mówiącej, że objętość równa zawartości małego kieliszka wystarczy do pokrycia odsłoniętych części ciała.
- Nie zapominaj o ustach. Używaj produktów przeznaczonych specjalnie do ich ochrony o współczynniku SPF 20 lub wyższym.
- Jeśli planujesz przebywać na dworze w godzinach dużego nasilenia promieni słonecznych, zakładaj długie spodnie, bluzki z długim rękawem i kapelusze z szerokim rondem. Jasne kolory i gęsto tkane materiały zapewnią ci skuteczną ochronę przeciwsłoneczną. Biały T-shirt gwarantuje ochronę na poziomie SPF 5 [można już kupić ubrania zapewniające wyższą ochronę* lub oddać je do specjalnych pralni (w USA usługa SunGuard), które nadadzą ubraniom wyższy współczynnik ochrony].
- Regularnie powtarzaj aplikację kremów z filtrem co 2–3 godziny, w zależności od pory dnia i rodzaju aktywności, którą wykonujesz. Za każdym razem używaj sporej ilości preparatu. Zbyt cienka warstwa kosmetyku może obniżyć skuteczność jego działania nawet o 50%. Zawsze pamiętaj o naniesieniu ochronnego preparatu na płatki uszu i skórę przy linii włosów.
- Uważaj na promieniowanie odbite. Parasol plażowy czy cień rzucany przez drzewa chronią tylko częściowo. Promienie UV odbijają się od piasku, śniegu i betonu. Przenikają nawet pod powierzchnię wody.

---

* Najczęściej sportowe lub dla dzieci (przyp. tłum.).

Skóra znajdująca się pod twoją brodą jest narażona na działanie promieni odbitych. Nie chcesz przecież przyczynić się do powstawania oznak starzenia, którym można zapobiec.

- Pamiętaj, że „zdrowe opalanie" nie istnieje. Jeśli mimo wszystko podoba ci się opalona skóra, daj jej trochę czasu i pozwól, by melanina gromadziła się w niej stopniowo. Nie korzystaj z solarium, ponieważ lampy emitują 93–99% promieni UVA. To trzy razy silniejsza dawka niż ta wytwarzana przez słońce.
- Nie zapominaj, że przyjmowanie niektórych leków zwiększa ryzyko uszkodzenia skóry pod wpływem UV. Skonsultuj się z lekarzem, czy stosowane preparaty nie powodują takich problemów. Zawsze pytaj także o te leki, które zamierzasz przyjmować.
- Pamiętaj, że niektóre typy skóry są bardziej podatne na zniszczenia wywoływane przez promieniowanie UV.
- Pamiętaj, że promieniowanie UVA przenika nawet przez szyby okienne i samochodowe. Dlatego jeśli pracujesz w nasłonecznionym pomieszczeniu, zawsze stosuj preparaty z filtrem UV.

3. **Dym papierosowy**
Dym papierosowy – nawet wdychany biernie – uruchamia biochemiczne procesy przyspieszające starzenie się skóry. Zniszczenia widać w badaniu mikroskopowym nawet u dwudziestoletnich palaczy. Osoby palące są bardziej narażone na wytworzenie się silnie pomarszczonej, papierowej skóry o żółtawym zabarwieniu. Palenie pozbawia też organizm witaminy C, kluczowego antyoksydantu, który pomaga skórze zachować odpowiednie nawilżenie i jędrność. Niektórzy uważają, że jest ono tak szkodliwe dla skóry jak ekspozycja na promieniowanie słoneczne. Jeśli palisz, dobra wiadomość jest taka, że możesz polepszyć stan swojej skóry, rzucając nałóg.

4. **Zbyt duże ilości alkoholu**
Picie napojów procentowych wypływa na cyrkulację krwi. Niewielkie naczynia krwionośne rozszerzają się, a krew, płynąc blisko powierzchni skóry, powoduje powstawanie rumieńców. Alkohol jest środkiem diuretycznym, który znacznie odwadnia organizm, co potwierdza silne uczucie pragnienia podczas „syndromu następnego dnia". Kiedy skóra jest odwodniona, napina się i zaczyna się łuszczyć, co powoduje powstawanie powierzchownych zmarszczek i przedwczesnych oznak starzenia. Stopień odwodnienia zwiększa się wraz z wiekiem. Picie alkoholu dodatkowo nasila ten problem. Jedna lub dwie lampki czerwo-

nego wina do obiadu nie stanowią problemu, ale regularne, nawykowe spożywanie alkoholu w dużych ilościach już tak. Jeśli pijesz alkohol, pamiętaj o wypijaniu także dużych ilości wody.

5. **Kanapowy styl życia**
   Umiarkowana aktywność fizyczna jest ważną częścią pielęgnacji przeciwstarzeniowej. Ćwiczenia poprawiają krążenie i dopływ krwi do skóry, stymulują komórki nerwowe i wzmagają produkcję potu, który oczyszcza ciało od wewnątrz. Zwiększona cyrkulacja krwi zapewnia skórze większe porcje tlenu i składników odżywczych. W czasie ćwiczeń organizm produkuje też więcej naturalnych substancji tłuszczowych, które sprawiają, że skóra wygląda zdrowiej. Dzięki aktywności fizycznej mięśnie stają się również mocniejsze i bardziej elastyczne, a przecież to właśnie one podtrzymują skórę i sprawiają, że cera wygląda na gładszą. Co najważniejsze, ruch pomaga rozładować stres i pozwala się zrelaksować. Uwaga: zbyt intensywne ćwiczenia mogą być szkodliwe. Duży wysiłek nie tylko pobudza wydzielanie hormonów stresu, ale powoduje także powstawanie wolnych rodników.
6. **Przetworzona żywność**
   Mam na myśli wysoko przetworzone produkty, popularnie nazywane śmieciowymi, a także dania smażone i bogate w cukry proste. Taka żywność jest po prostu martwa. Podczas procesów przetwarzania traci większość ważnych składników odżywczych, które zostają zastąpione sztucznymi dodatkami – toksycznymi konserwantami, nienaturalnymi barwnikami i innymi chemikaliami. Produkty wysoko przetworzone są pełne cukru i soli, które nie są dobre dla twojej skóry. Aby wyglądać młodziej, musisz spożywać więcej artykułów pełnoziarnistych i surowych. Tłuste, pełne oleju dania zawierające tłuszcze nasycone, tłuszcze typu trans oraz oleje uwodornione stają się toksyczne podczas podgrzewania i pobudzają powstawanie wolnych rodników.

   Z kolei węglowodany proste, czyli „białe" pokarmy – chleb, ryż, makaron, słodycze i większość deserów – zostają szybko strawione i przekształcone w cukier, który podlega glikacji, pobudzającej procesy starzenia. Cukier w zetknięciu z kolagenem natychmiast wywołuje reakcję chemiczną. Jej efektem jest powstanie wolnych rodników i produktów końcowych (zwanych AGE). Niszczą one białka włókien kolagenowych i elastynowych oraz wywołują proces zapalny wewnątrz komórek. Jeśli uda ci się zredukować glikację dzięki zdrowej diecie opartej na nisko przetworzonych produktach roślinnych, możesz spowolnić proces starzenia się.

7. **Efekt jo-jo**
Cykl polegający na naprzemiennym głodzeniu się i przejadaniu jest bardzo szkodliwy dla skóry, szczególnie jeśli dochodzi do dużych wahań wagi. Powtarzające się rozciąganie skóry spowodowane przybieraniem na wadze może zniszczyć jej elastyczność, a proces odwrotny – zbyt szybka utrata wagi – może stać się przyczyną obwisania skóry. Efekt jo-jo zaburza także równowagę hormonalną, zwiększając produkcję hormonu stresu – kortyzolu. Jego zbyt duża ilość jest przyczyną stanów zapalnych, które cię postarzają.
8. **Brak snu lub sen nieodpowiedniej jakości**
Jak pewnie już wiesz, prawdopodobnie nawet z własnego doświadczenia, brak snu sprawia, że skóra staje się poszarzała, pod oczami pojawiają się sińce, a zmarszczki stają się bardziej widoczne. Kiedy jesteś niewyspana, twój organizm uwalnia zwiększone ilości kortyzolu, zwanego hormonem stresu. Oprócz tego, że kortyzol indukuje procesy zapalne, dodatkowo niszczy także kolagen. Jeśli śpisz zbyt mało, twój organizm produkuje też za małe ilości ludzkiego hormonu wzrostu (HGF), którego wytwarzanie i tak zmniejsza się wraz z wiekiem. HGF działa w nocy, odbudowując tkanki i odnawiając komórki skóry po całym dniu. Nie wysypiając się, sprawiasz, że proces regeneracji staje się nieefektywny.
9. **Ciągły stres**
Stres jest jedną z przyczyn egzem, wysypek, trądziku różowatego i łuszczycy, a do tego ma też silny wpływ na powstawianie trądziku. Zaburza homeostazę organizmu i jego równowagę hormonalną. Zwiększony poziom kortyzolu powoduje powstawanie wolnych rodników i uniemożliwia rewitalizację skóry. Stres emocjonalny opóźnia procesy odnowy komórkowej, niszczy włókna kolagenowe skóry i kruszy włókna elastynowe. Wpływa również negatywnie na poziom nawilżenia skóry i na cały system immunologiczny.

Jeśli żyjesz w stresie, osłabieniu może także ulec funkcja ochronna (inaczej barierowa) skóry. Z kolei przez osłabioną barierę do wnętrza twojego organizmu może wniknąć więcej groźnych patogenów. To właśnie dlatego kiedy jesteśmy zestresowani, częściej zapadamy na różne infekcje. Ciągły stres może również sprawić, że twoje włosy staną się cienkie i matowe.

Oprah poprosiła mnie kiedyś, żebym popracował z grupą dwudziestu kobiet biorących udział w ostatnim sezonie jej programu *Oprah*

Winfrey Show. Wszystkie borykały się ze znacznymi problemami osobistymi i innymi trudnościami. Kilka z nich miało poważne kłopoty finansowe, wiele żyło w nieudanych małżeństwach, jedna była rozwiedziona i samotnie wychowywała upośledzone dziecko, inna musiała żyć ze świadomością, że jej dziecko popełniło samobójstwo, kilka pań miało dzieciaki, które nadużywały narkotyków, a pozostałe opiekowały się rodzicami w podeszłym wieku. Chociaż wszystkie te kobiety były świadome potrzeb pielęgnacyjnych swojej skóry oraz tego, co powinny robić, aby zachować ją w dobrej kondycji, były całkowicie przygniecione swoimi problemami. Skupiały się na kłopotach rodzinnych i codziennej walce ze światem i tak naprawdę przestały się martwić tym, czy pozostają sobą.

Życie tych kobiet było tak stresujące, że nie myślały o tym, co jest dla nich dobre. Nie były w stanie zatrzymać się i przyjrzeć temu, co niekontrolowany stres robił z ich organizmami. Zmiany spowodowane stresem zachodzą w skórze stopniowo, jednak w pewnym momencie stają się bardzo widoczne. Te kobiety widziały wpływ negatywnych emocji, ale nie miały siły z nim walczyć. Oprah zaprosiła mnie, bym opowiedział im, co mogą zrobić same dla siebie – w krótkim czasie i bez ponoszenia dużych kosztów. Potrzebowały programu, który mogłyby łatwo wprowadzić w życie.

Kiedy zaczęły stosować moją metodę pielęgnacyjną, ich skóra zareagowała w ciągu 3–5 dni. Dzięki prostemu programowi „złuszczaj – oczyszczaj – odżywiaj" uzyskały widoczne rezultaty odmłodzenia skóry. Dodaliśmy do tego zabiegi na twarz i nieinwazyjne kuracje, aby pokazać im, że można odwrócić objawy starzenia się bez użycia radykalnych terapii. Zmiana wykroczyła daleko poza ich wygląd zewnętrzny. Wraz z rozjaśnianiem się cery, wszystkie dosłownie odżyły. Miały więcej energii i były w stanie lepiej poradzić sobie z życiowymi trudnościami. Zrozumiały, że zasługują na to, by poświęcić sobie tyle uwagi, ile bez wahania dają ludziom dookoła. Zmiany w ich wyglądzie i samopoczuciu dodały im skrzydeł. Zrozumiały, że zaopiekowanie się sobą to priorytet.

10. Spanie w tej samej pozycji z twarzą opartą o poduszkę

Jeśli co noc śpisz na tej samej stronie, twój policzek, linia szczęki i szyja są przygniatane przez poduszkę. Pościel uciska i gniecie twoją skórę przez kilka godzin w ciągu każdej nocy. Przez lata te zagniecenia mogą wyryć się w skórze, tworząc „zmarszczki senne". Spanie w pozycji embrionalnej nie tylko wpływa na twarz, ale może także pogorszyć wygląd dekoltu. Spanie z twarzą w dół może z kolei spowodować powstawanie zmarszczek na czole. Najlepszym wyjściem jest sen na plecach, bo w tej pozycji nie wywierasz nacisku na twarz i wdychasz więcej tlenu.

Pamiętaj – to, co przeczytałaś, to tylko lista, a nie uzasadnienie wyroku. Najważniejsze, by uzmysłowić sobie pewne zaniedbania. Wiele osób broni się przed taką zmianą. Opowiem ci o tym na moim przykładzie. Ściśle przestrzegam zdrowego i odmładzającego stylu życia, który zalecam pacjentom. I choć odżywiam się zdrowo i ćwiczę codziennie, wstaję o godzinie 4.30 rano – tak jakbym wciąż pracował w szpitalu. Przebywam w biurze pięć dni w tygodniu przez dwanaście godzin dziennie, a często zaglądam tam jeszcze w soboty. Moja żona ma problem z wyciągnięciem mnie na wakacje. Kocham to, co robię, choć wiem, że tak intensywna praca jest uzależnieniem. Mimo rozległej wiedzy o ludzkim organizmie i o procesach starzenia się, ciągle mam bardzo napięty grafik i nie zostawiam sobie dostatecznie dużo czasu na odpoczynek. Mówię ci o tym, żebyś zrozumiała, że nikt nie jest idealny. Wszyscy nieco się zaniedbujemy. Jeśli przekonałem cię do podjęcia próby przełamania złych nawyków, zajmij się nimi po kolei, ponieważ systematyczne wprowadzanie zmian w stylu życia zwiększy twoje szanse na zyskanie młodego wyglądu.

Starzenie komórkowe a nasze wybory życiowe

Zniszczenia pojawiające się w ludzkim DNA są zjawiskiem naturalnym, które wiąże się z procesem starzenia. Zapewne wiesz, że DNA to łańcuch zawierający nasz materiał genetyczny dziedziczony od naszych przodków. Pasma tego łańcucha są złożone z chromosomów – spirali zbudowanych z ciasno ze sobą splecionych protein. Końcówki chromosomów osłaniają telomery, które z kolei chronią spirale DNA przed rozplątaniem i strzępieniem się. Komórki ludzkie ulegają ciągłym podziałom. Aby zapewnić poprawne funkcjonowanie organizmu, wciąż wytwarzają nowe, zdrowe i dobrze działające komórki. Z każdym podziałem telomery skracają się, przez co mniej efektywnie zabezpieczają chromosomy przed uszkodzeniem i zniszczeniem. Wyobraź sobie, że telomer to ochronna końcówka sznurowadła. Kiedy się zniszczy, całość zaczyna się rozplątywać. Inaczej mówiąc, jeśli telomer stanie się za krótki, kluczowe fragmenty DNA ulegną zniszczeniu. Ostatecznie komórka straci zdolność do dzielenia się i replikacji, a potem obumrze. Telomer jest więc czymś w rodzaju zegara odmierzającego czas życia komórek.

Szybkość starzenia się organizmu człowieka nie zawsze odpowiada metryce danej osoby. Na podstawie długości telomerów naukowcy potrafią określić wiek komórki oraz to, ile razy jeszcze się podzieli. Styl życia ma ogromny wpływ na tempo skracania się telomerów. Jeśli nie dbasz o zdrowie, będą się zużywały znacznie szybciej. Przedwcześnie skracające się telomery często wiążą się z otyłością, dietą ubogą w składniki odżywcze i siedzącym trybem życia.

Czy hormony pomagają zatrzymać młodość?

Kolejnym z czynników wewnętrznego starzenia jest obniżanie się naturalnego poziomu hormonów. Na skórę najsilniej wpływają estrogeny, progesteron, testosteron, DHEA i ludzki hormon wzrostu (HGF). Kiedy wraz z wiekiem, szczególnie w okresie menopauzy, spada poziom tych substancji, na skórze natychmiast pojawiają się widoczne oznaki tej zmiany.

Estrogeny

Ta grupa hormonów pozwala skórze zachować jędrność i hamuje powstawanie zmarszczek. Utrzymuje też równowagę płynów, dzięki czemu skóra jest odpowiednio nawilżona. Receptory estrogenowe znajdują się na całej powierzchni skóry, jednak jedne z ich największych skupisk występują na twarzy i w tkance tłuszczowej. Receptory te wspierają produkcję kolagenu. Kiedy zmniejsza się poziom estrogenów, maleje również liczba ich receptorów.

Obniżanie się poziomu estrogenów w okresie premenopauzalnym i w czasie menopauzy jest głównym czynnikiem powodującym starzenie się. Estrogeny utrzymują gęstość zewnętrznej warstwy skóry, a więc jeśli ich poziom spada, skóra staje się cieńsza. Zmniejszenie stężenia tych hormonów powoduje napady gorąca, które odpowiadają za zaczerwienie skóry i pojawianie się na jej powierzchni czerwonych plam.

Estrogeny mają także właściwości przeciwzapalne, a więc wraz ze zmniejszaniem się ich produkcji i po jej ostatecznym zatrzymaniu się coraz częściej występują stany zapalne zarówno na samej skórze, jak i wewnątrz organizmu. Nagły spadek ilości estrogenów w czasie menopauzy oznacza również zmniejszone wytwarzanie kolagenu i niszczenie istniejących włókien kolagenowych, a więc utratę jędrności skóry.

Progesteron

To hormon żeński odpowiadający za redukcję procesów zapalnych i stymulację produkcji kolagenu, którego ilość zmniejsza się wraz z wiekiem. Progesteron reguluje sen, podnosi odporność i wpływa na funkcjonowanie mózgu. Kiedy przed menopauzą poziom tego hormonu spada, kobiety zaczynają się skarżyć na problemy ze snem, wahania nastroju i „zamglone" myślenie.

Pamiętaj więc – jeśli chcesz, żeby twoja skóra wyglądała młodzieńczo i świeżo, musisz zapewnić sobie odpowiednią ilość regenerującego snu.

Testosteron

Testosteron to główny hormon męski, czyli androgenowy. Wpływa on na produkcję sebum, tłustej substancji, którą wydzielają gruczoły łojowe znajdujące się w skórze. Sebum pomaga zredukować zmarszczki, ale jego nadmiar może mieć związek z powstawaniem trądziku. Z powodu obecności testosteronu, na skórze mężczyzn zmarszczki pojawiają się znacznie wolniej.

W okresie menopauzy równowaga pomiędzy estrogenami a hormonami androgenowymi zostaje zaburzona, co zwiększa ryzyko wystąpienia trądziku dorosłych. Niestety wysoki poziom hormonów męskich może być również przyczyną pojawiania się u kobiet pewnych cech płci przeciwnej, np. włosków rosnących na twarzy czy łysienia androgenowego (typu męskiego). Zarówno u kobiet, jak i u mężczyzn testosteron wpływa na nastrój, energię, popęd seksualny, masę mięśniową i pamięć. Kiedy jego poziom spada, wszystkie wymienione czynniki zmieniają się u obu płci. Niższy poziom hormonu wpływa także na szybszy przyrost masy ciała.

DHEA

DHEA to prekursor estrogenów i androgenów, który chroni przed otyłością, stymulując i zmieniając metabolizm. Innymi słowy, przeprogramowuje organizm z magazynowania tłuszczu na spalanie energii. DHEA wzmacnia skórę i zwiększa produkcję kolagenu, a także chroni przed stresem oksydacyjnym, co ma bardzo duże znaczenie dla przeciwdziałania procesom starzenia.

Ludzki hormon wzrostu (HGF)

Swego czasu uważano go za magiczne odkrycie. Początkowo HGF stosowali kulturyści do zwiększania masy mięśniowej, a w tej chwili firmy produkujące suplementy reklamują go jako substancję odmładzającą. Jak sama nazwa wskazuje, hormon ten pobudza wzrost tkanek, zwiększa masę mięśniową i wzmacnia gęstość kości. Kiedy jego poziom obniża się, skóra traci elastyczność, a ciało masę mięśniową, co skutkuje obwisaniem skóry.

Bezwzględny upływ czasu

Wolne rodniki są produktem ubocznym metabolizmu, powstającym w czasie wytwarzania energii przez komórki. Prawie cały tlen, który wdychamy, jest zużywany właśnie na potrzeby tego procesu. Pozostałe cząsteczki tlenu tracą elektrony i stają się wolnymi rodnikami, znanymi też pod nazwą ROS (cząstki reaktywnego tlenu). Reaktywne cząstki powodują utlenianie związków, z którymi mają kontakt. Są swego rodzaju wampirami energetycznymi, które atakują zdrowe molekuły, aby zdobyć brakujące elektrony. Poszukując sposobu na ustabilizowanie się, wolne rodniki uszkadzają tłuszczową błonę komórkową lub DNA znajdujące się wewnątrz jąder komórkowych i przywłaszczają sobie znajdujące się w nich elektrony. Po ich zdobyciu wolne rodniki zostają zneutralizowane, jednak „okradzione" cząsteczki stają się nowymi wolnymi rodnikami. Aby ustabilizować swoją strukturę, nowo powstały wolny rodnik atakuje kolejne cząsteczki. W ten sposób zaczyna się reakcja łańcuchowa. Pomyśl o pozostawionych na talerzyku plastrach jabłka, które szybko brązowieją. To właśnie efekt oksydacji (utleniania), wywoływanej przez wolne rodniki. Mamy z nim do czynienia również wtedy, gdy rdzewieje metal. Jak widzisz, w przyrodzie wszystko się psuje, a więc nasze organizmy nie są w tym względzie żadnym wyjątkiem.

Proces tworzenia wolnych rodników przyspiesza wiele czynników środowiskowych. Najbardziej szkodzi ci promieniowanie ultrafioletowe, o którego wpływie opowiem dokładniej na kolejnych stronach tej książki. Wolne rodniki powstają również w czasie przebiegającego bez zakłóceń metabolizmu pożywienia. Niektóre rodzaje żywności charakteryzują się wysoką zdolnością wyzwalania niszczącej kaskady reakcji prowadzących do ich powstawania. Oddziałują na nią także pewne metody przygotowywania posiłków – np. smażenie potraw w wysokiej temperaturze powoduje niestabilność cząsteczek tłuszczu. Podobny wpływ wywierają także toksyczne metale ciężkie, jak rtęć, aluminium, ołów i kadm. Również wydzielający się pod wpływem stresu kortyzol jest dość częstą przyczyną kaskady reakcji wolnorodnikowych. W momencie gdy powstawanie wolnych rodników wymyka się spod kontroli, dochodzi do rozwoju procesu zapalnego.

Wolne rodniki bardzo niekorzystnie wpływają na skórę. Atakują zawarte w niej lipidy i białka oraz poważnie uszkadzają komórki, powodując przedwczesne starzenie. Dobra wiadomość jest taka, że możesz zminimalizować spowodowane przez nie zniszczenia za pomocą prostych zmian w stylu życia. Dostarczaj swojemu organizmowi substancji antyoksydacyjnych, aplikując na skórę odpowiednie produkty, zmieniając dietę i przyjmując cenne suplementy. Pamiętaj, że witaminy A, C i E są przeciwutleniaczami, spowalniającymi procesy starzenia i zapobiegającymi oksydacji innych komórek.

Starzenie zewnętrzne

Kondycja twojej skóry w większym stopniu wiąże się z tym, jak ją traktujesz, niż z uwarunkowaniami biologicznymi. Twoje podejście do ciała i zdrowia może spowolnić lub przyspieszyć proces wewnętrznego starzenia się. To, co jesz i pijesz (szczególnie spożywanie alkoholu i cukru), a także to, jak długo śpisz, czy palisz, oraz poziom stresu, niepewności i depresja – wpływają na sposób, w jaki się starzejesz. Jeśli chcesz opóźnić niekorzystne zmiany, musisz podejmować decyzje, które będą sprzyjały twojemu zdrowiu. Mam nadzieję, że kiedy dowiesz się, jaki wpływ na kondycję twojej skóry mają pewne zachowania i nawyki, bardzo szybko będziesz chciała je zmienić. Po pierwsze chciałbym, żebyś zrozumiała, jak twoje decyzje zmieniają wewnętrzny proces starzenia w proces ogarniający cały organizm. Kolejnym krokiem będzie stymulacja odnowy komórkowej z zastosowaniem metody Lancera.

Po przeczytaniu pierwszego rozdziału wiesz już, co powoduje starzenie się zarówno od wewnątrz, jak i od zewnątrz. Znasz czynniki przyspieszające przedwczesne starzenie się skóry i zwiększające widoczność oznak upływu czasu. W następnym rozdziale opowiem ci więcej o procesie regeneracji skóry, ponieważ esencją mojej metody jest właściwe kierowanie mechanizmami jej odnowy.

Za dużo zabawy

Jedna z moich pacjentek – córka legendarnego muzyka – ściągnęła do mojego gabinetu swoją przyjaciółkę na co dzień mieszkającą w Wielkiej Brytanii. Choć ta atrakcyjna dziewczyna była bardzo młoda, od ukończenia 12 lat prowadziła niezwykle intensywny, mówiąc wprost – imprezowy, tryb życia, co było już widać na jej buzi. Dodatkowo zbyt dużo czasu spędziła także, opalając się u wybrzeży południowej Francji, zarywając całe noce, pijąc alkohol i paląc papierosy. Jej cerze brak było świeżości i miała rozszerzone pory. Historia tej dziewczyny udowadnia, że nawet osoby z dobrymi genami mogą na skutek nieodpowiedzialnych działań zestarzeć się zdecydowanie za szybko. W pewnym momencie bohaterka mojej opowieści zrozumiała, że zaczyna wyglądać coraz gorzej. W świetle reflektorów zastępowały ją młodsze kobiety, a ona była przekonana, że za chwilę cały świat o niej zapomni. Spowodowane tym strachem pobudzenie i niepewność dodatkowo napędzały błędne koło kolejnych imprez. Słowem – życie wymykało się jej spod kontroli.

Tymczasem właściwą drogą do pięknego wyglądu była odpowiednia pielęgnacja skóry. Gdyby nie podjęła żadnych działań i nie zmieniła złych nawyków oraz stylu życia, miałaby problemy zarówno fizyczne, jak i psychiczne. Przekonałem ją, że potrzebuje także pomocy kilku innych specjalistów. Skierowałem pacjentkę do zespołu tworzonego przez różnych lekarzy, którzy pomogli jej wrócić do formy i zerwać ze złymi przyzwyczajeniami.

Wskazówka

Wprowadzenie zdrowych zmian w stylu życia jest jak wciśnięcie przycisku przewijania wstecz.

2

NATURALNY PROCES ODNOWY SKÓRY

Skóra odbudowuje się i odświeża, nieustannie produkując nowe komórki i złuszczając warstwy starych. Kiedy jesteś młoda, proces regeneracji trwa 28 dni. Wraz z wiekiem tempo odnowy komórkowej stopniowo spada. W okolicy pięćdziesiątki cały proces trwa już dwa razy dłużej. Stare komórki są natomiast bardziej podatne na wewnętrzny proces starzenia się. Udało mi się odkryć, że dzięki odpowiedniej stymulacji systemu odbudowy skóry, można odwrócić niektóre widoczne oznaki starzenia się i zmniejszyć te, które mogłyby pojawić się w przyszłości. Jeśli dodatkowo wesprzesz program pielęgnacyjny pozytywnymi zmianami w stylu życia, siła napędowa starzenia biologicznego spadnie, a ty pobudzisz swoją skórę do autoregeneracji. Zapewne wiesz, że skóra składa się z warstw – z naskórka, skóry właściwej i tkanki podskórnej. Większość zabiegów i produktów przeciwstarzeniowych koncentruje swoje działania na skórze właściwej. To powód, dla którego nie zapewniają one oczekiwanych rezultatów.

Trzydzieści lat mojego doświadczenia pokazuje, że aby odmłodzić i zrewitalizować skórę, należy zadbać przede wszystkim o naskórek, a w szczególności o warstwę rogową. Bez tego żaden zabieg ani produkt nie będą skuteczne. Zanim powiem ci, jak właściwie dbać o cerę, ważne, żebyś zrozumiała budowę skóry i to, w jaki sposób ona się regeneruje.

Aparycja nastolatki

Mam pacjentkę, której wiek jest trudny do odgadnięcia. Przekroczyła już dawno czterdziestkę, ale gdyby nosiła kucyki, pomyślałabyś, że jest nastolatką. Zielonooką blondynkę, której przodkowie pochodzili z północnej Europy, ominęła wątpliwa przyjemność pojawienia się na twarzy widocznych oznak starzenia się typowych dla jasnej karnacji. Jej blada skóra powinna starzeć się szybko i dość łatwo, ale nadal jest jędrna i świeża. Pacjentka ta w przeszłości była baletnicą, podejrzewam więc, że we wczesnej młodości mogła mieć pewne niedobory żywieniowe. To, że baletnice muszą być bardzo szczupłe, zwykle prowadzi do tego, że młode dziewczyny się głodzą i palą papierosy. Nie wiem, jak kobieta, o której ci opowiadam, zachowywała się, kiedy była tancerką, ale wiem, w jaki sposób dba o siebie teraz.

Pacjentka od 16 lat stosuje metodę Lancera, wykazując niezwykłe zaangażowanie we wszystkie zabiegi pielęgnacyjne oraz prowadząc odmładzający styl życia. Zaczęła stosować moją metodę właściwie jako jedna z pierwszych pacjentek i nie zaniedbała ani jednego dnia. Za jej młodzieńczy wygląd odpowiadają więc nie tylko geny. Uniknęła widocznych oznak starzenia się skóry dzięki nieustannemu stymulowaniu domową pielęgnacją.

Wskazówka

Właściwa pielęgnacja skóry i zdrowy tryb życia mogą pokonać genetykę.

Kurs odświeżania skóry

Większość z nas uważa swoją skórę za niewymagającą zewnętrzną powłokę ciała. Tymczasem powinniśmy o niej myśleć jak o żywym organie, którym w istocie jest. Łatwo skupiać się tylko na jej wyglądzie i nie zwracać uwagi na pełnione przez nią funkcje. Zastanów się jednak przez chwilę nad tym, co zaraz przeczytasz. Skóra jest największym organem naszego ciała, stanowi 15% naszej masy i ma powierzchnię ok. 2 m^2. Jest pierwszą linią obrony przed środowiskiem zewnętrznym i chroni nas przed światłem, ciepłem, zranieniem oraz zakażeniami. Działa jak dwustronna bariera ochronna, ponieważ z jednej strony hamuje wnikanie do organizmu różnych mikroorganizmów i szkodliwych substancji, a z drugiej strony zapobiega utracie wody. Poza wieloma innymi funkcjami, skóra bierze udział w regulowaniu temperatury ciała, magazynowaniu wody i tłuszczu, a także jest narządem zmysłów, dzięki któremu odczuwamy ciepło i dotyk. Zbiera i przekazuje dalej informacje zmysłowe, które stymulują odpowiedź immunologiczną, stanowiącą ochronę przed chorobami. Skóra ma istotny wpływ na zdrowie całego organizmu. Jest ogromnym zbiorem różnego rodzaju komórek, naczyń krwionośnych, nerwów, mięśni podnoszących włoski oraz złożonym systemem komunikacji. Jeśli chcesz wyglądać młodziej, musisz zrozumieć jej budowę anatomiczną.

Przekrój poprzeczny skóry

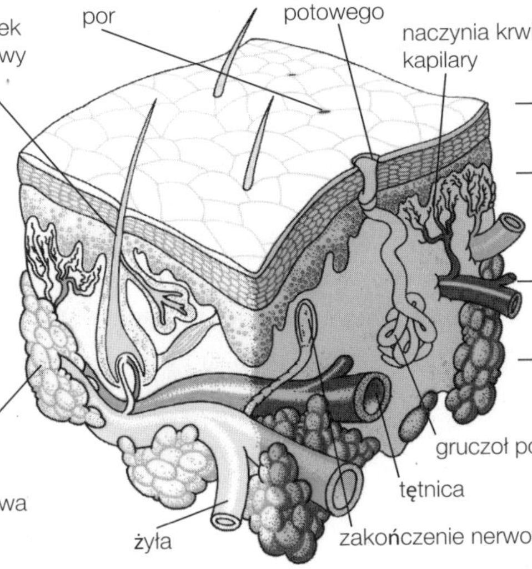

Skóra jest zbudowana z trzech warstw. Zewnętrzna warstwa, na pielęgnacji której skupiamy się w metodzie Lancera, to naskórek. Pod nim znajduje się warstwa środkowa zwana skórą właściwą, ostatnia warstwa to podściółka tłuszczowa, inaczej tkanka podskórna. Za chwilę przekonasz się, jak te warstwy oddziałują na siebie wzajemnie.

Tkanka podskórna lub podściółka tłuszczowa

Zacznijmy od najgłębszej warstwy i przyjrzymy się tkance podskórnej. Jest to sieć włókien kolagenowych, tkanki łącznej i komórek tłuszczowych. Znajdują się w niej naczynia krwionośne i nerwy, które zapewniają skórze czucie oraz niezbędne składniki odżywcze. W tej warstwie znajduje się ok. 50% tkanki tłuszczowej całego ciała, u poszczególnych osób ma ona

Jak z wiekiem zmienia się tkanka podskórna?

- Z upływem lat warstwa ochronnego tłuszczu zmniejsza się.
- W konsekwencji naturalna zdolność organizmu do izolacji i utrzymania odpowiedniej temperatury maleje, a ryzyko urazów wzrasta.
- Warstwa tłuszczu wchłania niektóre leki przeciwdepresyjne, a więc jej zanikanie może zmieniać ich działanie.
- Ścieńczenie warstwy podściółki sprawia, że twarz wygląda na wychudzoną i kościstą.

jednak różną grubość. Tkanka podskórna chroni organizm przed utratą ciepła, a organy wewnętrzne przed uszkodzeniem. Podściółka tłuszczowa przytwierdza skórę do leżących pod nią mięśni i kości.

Skóra właściwa

W środkowej warstwie znajduje się wiele wyspecjalizowanych komórek i struktur, m.in. naczynia krwionośne i limfatyczne, mieszki włosowe, gruczoły potowe, łojowe i zapachowe oraz zakończenia nerwowe, które odpowiadają za odczuwanie bólu, swędzenia i działania niskiej lub wysokiej temperatury. Głównym składnikiem skóry właściwej, a jednocześnie najczęściej występującym w organizmie białkiem, jest kolagen zbudowany z wiązek kilku typów protein. To właśnie jemu i elastynie, również będącej białkiem, skóra właściwa zawdzięcza zwartą strukturę, elastyczność i sprężystość. Włókna kolagenowe są podporą skóry, a elastynowe zapewniają jej giętkość i siłę. To dzięki tym drugim skóra wraca do właściwego kształtu po ukłuciu czy uszczypnięciu. Ilość tych białek maleje wraz z wiekiem, przez co skóra traci gęstość, zaczyna obwisać i marszczyć się.

Górna część skóry właściwej nazywana jest warstwą brodawkowatą. Występują w niej palczaste wypustki, które dochodząc do naskórka, rozszerzają się i wzmacniają połączenie pomiędzy tymi dwoma warstwami skóry. W części brodawkowatej włókna kolagenowe ułożone są pionowo do powierzchni skóry, a elastynowe – poziomo, dzięki czemu tworzą swoistą siatkę, której zadaniem jest wzmacnianie skóry. Dolna część tego stelaża jest silniej usieciowana i bardziej zwarta. W tej warstwie obydwa rodzaje włókien białkowych są ułożone równolegle do powierzchni skóry.

Większość programów odmładzających i pielęgnacyjnych opiera się na walce z oznakami starzenia się skóry i działa na poziomie skóry właściwej, a więc tam, gdzie zachodzi produkcja kolagenu i elastyny. Mój program jest inny – skupia się na naskórku, a w szczególności na jego zewnętrznej części, czyli warstwie rogowej. Jeśli chcesz uzyskać znaczące efekty, twoje działania nie powinny skupiać się na środkowej warstwie skóry.

Skóra właściwa oddziałuje na naskórek poprzez specjalny system sygnalizacji, który nie tylko stymuluje układ immunologiczny, ale też pobudza odbudowę i przebudowuje skórę w przypadku urazu. Metoda Lancera korzysta z tego naturalnego mechanizmu rewitalizacji skóry.

Jak z wiekiem zmienia się skóra właściwa?

- Spowodowany starzeniem się spadek ilości kolagenu i elastyny wpływa na wytrzymałość i elastyczność skóry. Widać to szczególnie w obszarach ciała narażonych na działanie słońca, gdzie skóra twardnieje i jest zniszczona.
- Zmniejsza się ilość naczyń krwionośnych, a te, które zostają, są bardziej kruche, przez co łatwiej powstają krwiaki i siniaki.
- Pękające kapilary tworzą na skórze twarzy i dłoni pajączki.
- Gruczoły łojowe produkują mniej sebum, co powoduje przesuszenie i swędzenie skóry. U kobiet ten objaw pojawia się po menopauzie, a u mężczyzn nie występuje przed 80. rokiem życia.
- Zmniejsza się ilość mieszków włosowych, a włosy stają się cieńsze.
- Gruczoły potowe nie pracują już tak wydajnie, przez co organizm trudniej się chłodzi.
- Wolne rodniki mogą niszczyć lipidy i białka komórek skóry, co powoduje przedwczesne starzenie się.

Błona podstawna

Ta porowata błona pozwala na kontrolę wymiany komórek i płynów pomiędzy naskórkiem a skórą. Tworzy ona nieregularne, faliste połączenie, zwiększające powierzchnię, przez którą dostarczane są składniki odżywcze i tlen, a zabierane uboczne produkty przemiany materii. Błona podstawna odgrywa dużą rolę w odmładzaniu skóry, ponieważ reguluje migrację komórek, czyli bardzo ważny proces regeneracyjny, zachodzący właśnie w naskórku.

Jak z wiekiem zmienia się błona podstawna?

- Wiązanie pomiędzy naskórkiem a skórą właściwą spłaszcza się, co spowalnia proces wymiany między tymi warstwami.
- Fotostarzenie potęguje spłaszczanie i zmniejsza poziom wymiany składników odżywczych między naskórkiem a skórą.

Naskórek

Naskórkowi przyjrzymy się nieco bliżej, ponieważ zachodzące w nim procesy są niezwykle istotne dla mojej metody. Jak widać na rycinie, która znajduje się poniżej, zewnętrzna warstwa skóry, w zależności od miejsca, które pokrywa, zbudowana jest z czterech lub pięciu warstw. Wyliczając od najgłębiej położonych, są to kolejno: warstwa podstawna, zwana rozrodczą (*stratum basale*), kolczysta (*stratum spinosum*), ziarnista (*stratum granulosum*), jasna (*stratum lucidum*) – transparentna warstwa znajdująca się na ustach, dłoniach i podeszwach stóp, oraz warstwa rogowa, inaczej zrogowaciała (*stratum corneum*). Najbardziej interesująca jest warstwa rogowa i zaraz wyjaśnię ci, dlaczego jest ona tak istotna dla metody Lancera.

Warstwy naskórka

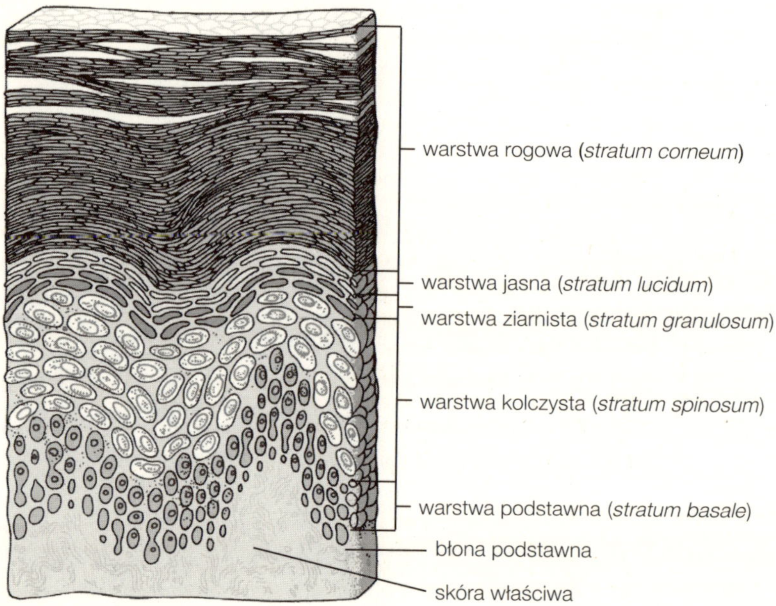

Warstwa podstawna

Znajdują się w niej komórki Merkla, które odpowiadają za doznania czuciowe, a także melanocyty. Te drugie produkują melaninę, czyli brązowy pigment, który powoduje zabarwienie skóry i chroni ją przed promieniami UV.

Komórki warstwy podstawnej nieustannie dzielą się, formując nowe keratynocyty, które zastępują stare komórki eliminowane z powierzchni skóry. Keratynocyty produkują keratynę. Jest to białko przypominające kształtem nić, które wzmacnia skórę i chroni ją przed uszkodzeniem.

Z kolei keratynocyty, przypominające kształtem kolumny, przyczepiają się do błony podstawnej. Dzieląc się, produkują kolejne komórki, które później migrują do wyższych warstw naskórka.

Warstwa kolczysta

W tej warstwie syntetyzowana jest m.in. witamina D. Znajdujące się w niej komórki Langerhansa są pierwszą linią obrony naszego układu immunologicznego. Podczas przechodzenia przez tę warstwę nowe komórki naskórka ulegają spłaszczeniu.

Warstwa ziarnista

Podczas przechodzenia przez warstwę kolczystą i ziarnistą keratynocyty ulegają znacznemu spłaszczeniu, a ich jądra komórkowe powoli zanikają. Na tym etapie wędrówki ku powierzchni skóry wypełniają się białkowymi granulkami, które pomagają utrzymać wilgoć w skórze. Komórki te produkują cement składający się z lipidów, cholesterolu i kwasów tłuszczowych, który wypełnia przestrzenie międzykomórkowe i zwiększa spoistość warstwy ziarnistej. Dzięki temu naskórek staje się nieprzepuszczalną barierą dla wody.

Warstwa zrogowaciała

Przed dotarciem do warstwy rogowej komórki ziarniste całkowicie się spłaszczają i tracą jądro komórkowe. Choć zwykle komórki tej warstwy uważa się za martwe, wiemy już, że dzięki specyficznym organellom komórkowym zachowują aktywność i stabilność. W dolnej, silnie zwartej warstwie komórki te są ze sobą połączone. W warstwie złuszczającej się te połączenia zanikają i dlatego od powierzchni skóry odrywają się już pojedyncze komórki.

Proces obejmujący tworzenie się, dojrzewanie i śmierć komórek trwa około miesiąca. Wraz z wiekiem tempo odnowy naskórka wyraźnie się zmniejsza, a zrogowaciałe komórki zaczynają zalegać na powierzchni skóry. Z tego powodu cera staje się szara i ziemista.

Warstwa rogowa: nowe odkrycie

W przeszłości warstwę rogową uważano za martwą część skóry – swoiste cmentarzysko dla nieaktywnych szkieletów keratynocytów, które wypełniły już swoją misję, migrując od warstwy podstawnej. Okazuje się jednak, że ta część naskórka to coś więcej niż zbiorowisko martwej keratyny. Przez

Przemiana komórek w poszczególnych warstwach naskórka

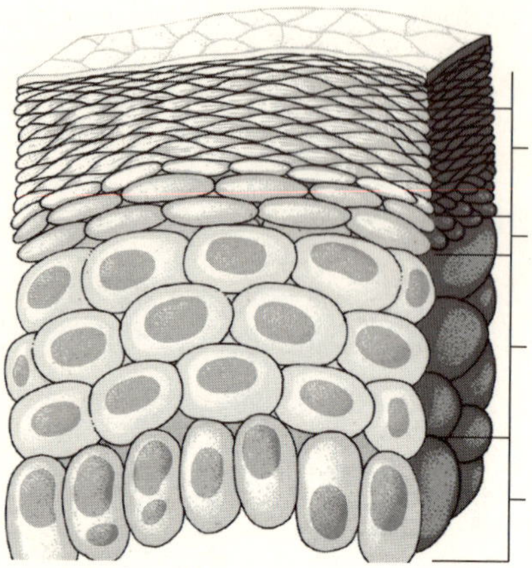

W normalnych warunkach naskórek nie przestaje się regenerować. Walcowate komórki warstwy podstawnej dzielą się i wypychają nowo uformowane komórki do wyższych warstw, gdzie ulegają one spłaszczeniu. Jeśli przyjrzsz się kształtowi komórek zauważysz, że im bliżej powierzchni skóry się znajdują, tym są bardziej płaskie

dziesięciolecia ignorowano znaczenie warstwy rogowej. Dzisiaj wiemy już, że ma ona właściwości biologiczne, które odpowiadają za utrzymanie skóry w zdrowiu. Warstwa rogowa działa jak żywa bariera, która reguluje utratę wody i chroni przed atakiem wolnych rodników. Dzięki obecności peptydów zwalczających mikroorganizmy ogranicza również ryzyko infekcji. To właśnie w niej znajdują się receptory hormonów. Warstwa rogowa uruchamia także odpowiedź immunologiczną wywołaną obecnością wirusów, bakterii, antygenów i alergenów oraz chroni komórki skóry przed niszczącym działaniem ultrafioletu. Metoda Lancera skupia się na funkcji warstwy rogowej w procesach stabilizacji skóry i utrzymywaniu jej struktury. Wykorzystanie naturalnego systemu sygnalizacji warstwy rogowej do ożywienia cery i zapewnienia jej młodzieńczego wyglądu to sekret mojej metody.

Skóra, podobnie jak cały twój organizm, dąży do homeostazy, czyli utrzymania stabilnych warunków. Dynamiczny i ciągły proces powstawania nowych komórek naskórka umożliwia skórze utrzymanie ich liczby na stałym poziomie. Kiedy martwe komórki odłączają się od warstwy rogowej, zostają zastąpione nowymi, które przechodzą ku górze od warstwy ziarnistej. Naskórek nie zawiera naczyń krwionośnych, dlatego jego zewnętrzna warstwa nie może inicjować tworzenia się nowych komórek skóry. Systemy informacji zwrotnej i sensory znajdujące się w tej warstwie wykrywają zaburzenia równowagi oraz pojawiające się uszkodzenia. To hormony, czynniki wzrostu i cytokiny odpowiadają za reakcję, która polega na pobudzeniu produkcji nowych komórek. Aby stymulować mechanizmy odnowy, naskórek komunikuje się ze skórą właściwą za pomocą informacji zwrotnej. Metoda Lancera wykorzystuje ten naturalny proces, aby przyspieszyć produkcję nowych i zdrowych komórek skóry. W kolejnym rozdziale bardziej szczegółowo wyjaśnię ci, na czym polega pobudzenie procesów naprawczych w skórze.

Jak z wiekiem zmienia się naskórek?

- Liczba warstw naskórka nie zmienia się, ale stają się one coraz cieńsze.
- Z wiekiem maleje ilość macierzy zewnątrz- i wewnątrzkomórkowej.
- Ilość melanocytów (komórek barwnikowych) zmniejsza się, ale stają się one coraz większe i nierównomiernie ułożone. Z tego powodu w obszarach ciała szczególnie narażonych na działanie promieni słonecznych najszybciej pojawiają się plamy starcze.
- Na skutek powyższych zmian starzejąca się skóra wydaje się coraz się cieńsza i bledsza.
- Cykl wymiany komórek staje się wolniejszy – u 50-letniej kobiety trwa prawie dwa razy dłużej niż u dwudziestolatki.
- Działanie promieni słonecznych i inne czynniki środowiskowe mogą pozbawić naskórek ochronnych antyoksydantów, co nasila stres oksydacyjny.

Jak skóra utrzymuje nawilżenie?

Naskórek odpowiada za utrzymanie optymalnego poziomu nawilżenia skóry. Woda zapewnia jej odpowiednie funkcjonowanie i zdrowy wygląd. Jeśli jednak jest jej w skórze za dużo, komórki pękają z powodu zwiększonej przepuszczalności. Zbyt mała ilość wody z kolei jest przyczyną pojawienia się suchości. Naskórek za pomocą specjalnego mechanizmu kontroluje nawilżenie i utrzymuje równowagę pomiędzy zatrzymywaniem a utratą wody. Naukowcom nadal nie udało się w pełni wyjaśnić jego działania, ale wiedza, jaką już posiadamy, może przynieść ogromne korzyści twojej skórze.

W organizmie każdego człowieka znajdują się akwaporyny, czyli kanały, które umożliwiają transport wody i innych niewielkich cząsteczek. Rozróżniamy ich trzynaście różnych rodzajów. W tej chwili skupimy się jednak na akwaporynach 3 (AQP3), których duże ilości znajdują się w błonach keratynocytów naskórka warstwy podstawnej. Im bliżej powierzchni skóry, tym ilość tych kanałów maleje – w każdej kolejnej warstwie naskórka jest ich mniej. Woda stanowi zaledwie 10–15% warstwy rogowej, podczas gdy w głębszych warstwach jej stężenie sięga 75%. Takie rozmieszczenie pozwala żywym warstwom naskórka utrzymać odpowiedni poziom nawilżenia i zminimalizować utratę wody.

AQP3 transportują do komórek wodę i glicerol. Glicerol zachowuje się jak humektant, czyli substancja zwiększająca zatrzymywanie wody. Kiedy dyfunduje on do warstwy rogowej i niższych warstw, zabiera ze

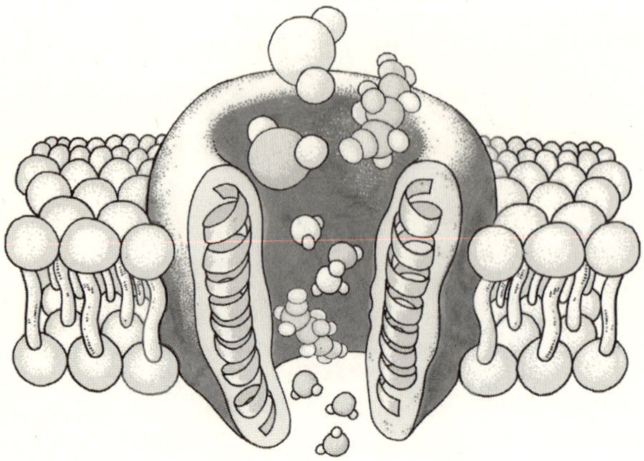

Nawilżenie skóry poprzez kanaliki akwaporyn typu 3

sobą wodę, a tym samym nawilża skórę. Poprawia to elastyczność naskórka i pomaga naprawiać jego barierę ochronną. Glicerol wpływa także na metabolizm i skład lipidów warstwy rogowej. Wraz z wiekiem i przy zwiększonej ekspozycji na działanie promieni słonecznych ilość akwaporyn zmniejsza się, co powoduje suchość starzejącej się i zniszczonej słońcem skóry.

Zdrowy styl życia to za mało, aby wyglądać młodziej! Musisz ulepszyć system pielęgnacji skóry

Pewna spełniona zawodowo producentka filmowa umówiła się na wizytę w mojej klinice z powodu niewinnej uwagi wygłoszonej przez jej pięcioletnią córeczkę. W weekend były na placu zabaw, gdzie spędziły czas razem z grupką innych mam i ich pociech. W drodze do domu jej córka z rozbrajającą szczerością stwierdziła: „Mamusiu, wyglądasz starzej niż inne mamy".

Kobieta była zdumiona! Wprawdzie już dawno przekroczyła trzydziestkę, ale była dumna ze swojej szczupłej figury i świetnej kondycji fizycznej. Była przekonana, że dobrze sobie radzi – odniosła sukces w pracy, miała udane małżeństwo i śliczną córeczkę. Uwaga wygłoszona przez dziecko wywołała jednak niepokój.

Podczas konsultacji podkreśliła, że nie jest zainteresowana inwazyjnymi zabiegami, a w szczególności zastrzykami czy wypełniaczami. Chciała, by jej skóra nabrała kolorów i stała się bardziej promienna. Zdecydowała się wypróbować moją metodę. Już po 2–3 dniach zobaczyła efekty. Wyglądała na mniej zmęczoną, a jej skóra odzyskała świeżość. Zmieniła się. Wygłoszona przez dziecko uwaga stała się inspiracją do zadbania o urodę. Zmiany zachodzące w jej skórze potwierdziły, że aby spowolnić proces starzenia się i wyglądać młodziej, potrzeba czegoś więcej niż zdrowy styl życia.

Wskazówka

Starzejąca się, zaniedbana skóra twarzy i młodzieńcze ciało nie tworzą spójnej całości. Świetlista, gładka cera pozwala ukryć prawdziwy wiek.

Nie możesz biernie podchodzić do tematu pielęgnacji skóry. Teraz, kiedy poznałaś już naukowe podstawy metody Lancera, przyszedł czas na działanie. W następnym rozdziale dowiesz się, co powinnaś robić, aby uwolnić naturalną moc skóry i uzyskać efekt blasku Lancera. Nauczysz się prostej techniki, która pomoże pobudzić skórę do życia. Przygotuj się na to!

W warstwie rogowej znajdują się też inne naturalne czynniki nawilżające, które pomagają utrzymać odpowiedni poziom wody w skórze. Humektantem jest również mocznik, który częściowo czerpiąc ze skóry właściwej, przyciąga wodę do naskórka. Większość dermatologów i producentów kosmetyków przez nawilżanie rozumie aplikowanie produktów działających powierzchniowo. Glicerol i mocznik są składnikami kremów, lotionów, szamponów, maści, past, pianek i żeli do mycia. Metoda Lancera z kolei nie tylko przygotowuje skórę do absorpcji składników nawilżających, ale też zwiększa jej metabolizm i wspomaga transport aktywnych składników zawartych w nakładanych preparatach. Przyspiesza to produkcję nowych keratynocytów, dzięki czemu wspomniany mechanizm staje się efektywniejszy. Akwaporyny pozostają aktywne, glicerol i mocznik są stale produkowane, a skóra jest dobrze nawilżona.

3

PODSTAWOWA ODMŁADZAJĄCA METODA LANCERA

Na początku pierwszej wizyty pytam każdego pacjenta o dwie rzeczy – o to, co mogę dla niego zrobić, i jak dba o swoją skórę w domu. Przez wiele lat prosiłem też o przynoszenie ze sobą stosowanych w domu kosmetyków. Mówiąc bardzo ogólnie, ludzie dzielą się na dwie grupy. Do pierwszej należą pielęgnacyjni minimaliści, którzy oczyszczają skórę żelem lub mydłem i przed pójściem spać nakładają odrobinę preparatu nawilżającego. Takie zabiegi nie ochronią skóry i nie zapewnią jej młodego wyglądu. Drugą określam mianem kosmetykoholików – są to ludzie, którzy wpadają w pułapkę piękna i wierzą w iluzje oraz obietnice machiny marketingowej. Ta grupa wypróbowuje najnowsze eliksiry, które mają zatrzymać czas, i wydaje fortunę w drogeriach. Stosowane przez te osoby programy pielęgnacyjne są czasochłonne, jednak nie przynoszą oczekiwanych efektów. Wszystkim moim pacjentom, niezależnie od tego, jak wyrafinowaną pielęgnację preferują i jak wiele inwazyjnych procedur mają już za sobą, zalecam trzystopniową metodę Lancera.

Jest ona łatwa w stosowaniu i efektywna. Dzięki niej zapewnisz swojej skórze blask i młodzieńczy wygląd, przy umiarkowanym nakładzie czasu i pieniędzy. Metoda Lancera tak efektywnie odwraca naturalne spowolnienie funkcji komórek, że niektórzy ludzie zauważają poprawę już po 3–5 dniach od rozpoczęcia programu. Pomyśl tylko – możesz odmłodzić swoją skórę w domu przez naturalną odbudowę systemu, który niszczy się na skutek upływu czasu i niezdrowego stylu życia. Główną zasadą metody Lancera jest stymulacja skóry do autoregeneracji.

Przełom w odmładzaniu

Sekretem skuteczności metody Lancera jest rewolucyjne podejście do pielęgnacji skóry. Jej unikatowość polega na:

- działaniu na wszystkie typy i kolory skóry,
- oddziaływaniu na naskórek przez uruchomienie kaskady procesów naprawczych, obejmujących również skórę właściwą,
- pobudzaniu komórek skóry do szybszej przemiany, co stymuluje autoregenerację skóry,
- zwalczaniu wielu problemów skórnych bez konieczności stosowania silnych, wysuszających cerę preparatów chemicznych,
- zwiększaniu transportu tlenu przez wszystkie warstwy skóry.

Jedna metoda na wszystko

Jedną z charakterystycznych cech metody Lancera jest to, że w przeciwieństwie do wielu innych programów pielęgnacyjnych, nie opiera się na rozróżnieniu klasycznych typów skóry – tłustej, suchej i mieszanej. Opracowałem co prawda różne warianty programu dla skóry wrażliwej i trądzikowej, ale jego działanie i efekty stosowanych produktów mają taki sam cel – poprawę jakości skóry i jej odmłodzenie. W Lancer Skincare leczymy różne problemy, skupiając się na procesie zapalnym. Proces ten jest naturalną reakcją obronną wyzwalaną przez system immunologiczny w celu ochrony organizmu. Zapalenie jest podstawą wszystkich problemów skóry, od trądziku w wieku młodzieńczym po drobne linie i zmarszczki pojawiające na dojrzałej twarzy. Chociaż może ci się wydawać, że zmarszczki i trądzik nie są w żaden sposób ze sobą powiązane, to u podstaw obydwu leży proces zapalny, powodujący powstawanie wyprysków w wieku nastoletnim i niszczenie włókien kolagenowych u starszych osób. Od zmarszczek, przez trądzik różowaty i przebarwienia, zapalenie prowadzi do powstawania niedoskonałości skóry i jej starzenia się.

Jeśli jednak zapalenie jest w odpowiedni sposób wywoływane i kontrolowane, może się przyczynić do odbudowy skóry. Kontrolowany proces zapalny, nazywany też kontrolowaną stymulacją, leży u podstaw metody Lancera, ponieważ stwarza skórze odpowiednie warunki do rewitalizacji.

Kolejnym kluczowym aspektem podejścia Lancera są działania, które podejmujemy po uprzednim poznaniu genetycznej historii pacjenta, czyli pochodzenia jego przodków. Globalizacja jest jednym ze znaków naszych czasów, a kolor cery przestał być wyznacznikiem narodowości. Każdy odcień skóry inaczej reaguje na zranienie, starzenie się i składniki aktywne. W rozdziale 5 zapoznam cię z Etniczną Skalą Lancera, która pomaga lepiej zrozumieć historię genetyczną pacjenta i sposób, w jaki jego skóra reaguje na różne zabiegi i procedury. Osoby ze skórą trądzikową, wrażliwą lub z trądzikiem różowatym w trakcie stosowania metody Lancera będą używać różnych preparatów pielęgnacyjnych. Schemat pielęgnacji pozostanie jednak bez zmian. Przed rozpoczęciem programu przeczytaj dokładnie cały rozdział, aby właściwie rozpoznać problemy twojej cery.

Cele metody Lancera

Naskórek

Metoda Lancera zmienia tradycyjne podejście do pielęgnacji skóry, przenosząc uwagę ze skóry właściwej na naskórek. Większość dostępnych dziś produktów i zabiegów anti-aging skupia się na środkowej warstwie skóry. Jednym z powodów nieskuteczności tego typu preparatów jest to, że ich składniki (nawet te bardzo egzotyczne) nie są w stanie wesprzeć odnowy skóry tak efektywnie, jak jej własne, wewnętrzne systemy. Nawet jeśli substancje te rzeczywiście mają terapeutyczną moc, zwykle nie trafiają do miejsca, w którym mają działać. Najdroższe składniki kremów odmładzających i serum nie będą w stanie odnowić i zregenerować skóry, jeśli nie dotrą do skóry właściwej. Skóra do regeneracji potrzebuje stymulacji!

Aby wyglądać młodziej, twoja skóra potrzebuje codziennego złuszczania

Stosowanie metody Lancera rozpoczniesz od codziennego złuszczania naskórka, dzięki czemu zbudujesz fundamenty, na których oprze się przemiana skóry. Dermatolodzy zwykle poświęcają złuszczaniu niewiele uwagi, uważając je za etap oczyszczania. Większość ekspertów zaleca delikatne mycie skóry, po nim przetarcie twarzy tonikiem, który usuwa pozostałości preparatu myjącego, a następnie aplikację silnie odżywczego kremu i kremu z filtrem przeciwsłonecznym. Ja postrzegam złuszczanie – lub jak lubię je nazywać: wygładzanie – jako klucz do ożywienia komórek skóry, które wraz z wiekiem stają się trochę ospałe. Wygładzanie jest kluczowym krokiem ku rewitalizacji i odbudowie skóry.

Co? Bez toniku?

Większość programów pielęgnacyjnych zaleca tonizację skóry, ale tak naprawdę nie zawsze jest ona potrzebna. Zadaniem toniku jest przede wszystkim przywrócenie naturalnego poziomu pH skóry. Stopień pH określa równowagę kwasowo-zasadową organizmu. Optymalny dla skóry twarzy odczyn pH powinien być lekko kwaśny, ponieważ zapobiega on rozwojowi bakterii, które mogą powodować trądzik, i wspiera funkcję barierową skóry. Dzięki właściwie działającej barierze wilgoć jest zatrzymywana wewnątrz skóry, a substancje szkodliwe nie mogą wniknąć do wnętrza organizmu. Skóra o odczynie zasadowym jest bardziej podatna na powstawanie zmarszczek i fotouszkodzeń.

To wszystko jest prawdą, ale jeśli masz normalną, zdrową skórę, złuszczasz ją regularnie i oczyszczasz środkiem, który nie wysusza, to sama powinna być w stanie utrzymać właściwe pH. Zmiana stylu życia załatwi resztę.

Nowy porządek

Pierwszym krokiem metody Lancera jest wygładzanie, potem oczyszczanie, a ostatnim odżywianie. Ta zmiana w tradycyjnej kolejności pozwala na głębsze oczyszczenie, bardziej efektywne dostarczanie składników aktywnych i szybszą odnowę komórkową. Pozwól, że wyjaśnię ci to w bardziej obrazowy sposób. Załóżmy, że planujemy wymianę płytek podłogowych. Jeśli naskórek byłby podłogą, to złuszczanie jest procesem delikatnego skuwania, które pomaga ściągnąć stare, zużyte płytki. Następnie musimy zebrać i wymieść gruz i kurz, co następuje podczas drugiego kroku – oczyszczania, które zmywa pozostałości środka złuszczającego, tłuszczu i zanieczyszczeń. Na zakończenie należy położyć nowe, świeżutkie płytki, co robimy, aplikując na twarz preparat odżywczy, który stymuluje i przyspiesza regenerację skóry.

Aby zapewnić skórze młody i świeży wygląd, metoda Lancera wykorzystuje kontrolowany proces zapalny

Złuszczanie jest przyczyną „kontrolowanego uszkodzenia". Delikatna eksfoliacja wysyła sygnał do naskórka, który pobudza regenerację i dostarczanie nowych korneocytów, przyspieszając tym samym cykl przemiany komórkowej. Jeśli jesteś młoda, proces ten przebiega szybko, dlatego twoja skóra jest nieustająco gładka i promienna. Z wiekiem tempo odnowy komórkowej spada. Wywołane złuszczaniem uszkodzenie skóry odwraca ten proces, przyspieszając regenerację i zapewniając młodszy i świeższy wygląd.

Kontrolowana i regularnie powtarzana mechaniczna stymulacja polepsza wygląd całej skóry, ponieważ obejmuje warstwy położone głębiej niż naskórek. Wyzwala też kaskadę reakcji odbudowy. Kompleksowy proces odnowy polega dokładnie na tym samym, co dzieje się w przypadku prawdziwego uszkodzenia skóry. Kiedy bariera naskórkowa ulega „uszkodzeniu", ścieżki reakcji zapalnej są aktywowane przez cytokiny produkowane w układzie immunologicznym, czynniki wzrostu i hormony. Naskórkowe czynniki wzrostu to białka regulujące wzrost i aktywność komórek. Odpowiednie przekaźniki wytwarzają odpowiedź immunologiczną na powstający proces zapalny (lub postrzegany przez organizm jako zapalny), której zadaniem jest szybko i skutecznie zagoić ranę. Epidermalne czynniki wzrostu stymulują odnowę komórkową, zwiększając produkcję białek, fibroblastów, kolagenu i naczyń krwionośnych oraz poprawiając krążenie. Dzięki temu skóra zachowuje młody wygląd. Promienie ultrafioletowe zmniejszają produkcję naskórkowego czynnika wzrostu, co automatycznie pogarsza zdolność skóry do regeneracji. To jeden z głównych powodów, dla których ekspozycja na działanie promieni słonecznych bez odpowiedniej ochrony powoduje przedwczesne starzenie się skóry.

Podczas złuszczania sygnalizujesz organizmowi wystąpienie kontrolowanego procesu zapalnego. Uszkodzenie, któremu ulega skóra, wywołuje uczucie podobne do bólu mięśni po intensywnym wysiłku. Mój trener zawsze powtarzał, że bez bólu nie ma efektów, i jest w tym trochę prawdy. Potrzebujesz kontrolowanego uszkodzenia lub procesu zapalnego, aby osiągnąć pożądane rezultaty – młodszą i gładką skórę. Kontrolowany proces zapalny, który wytworzysz, złuszczając skórę, spowoduje rozszerzenie się tętniczych naczyń włosowatych. Wypełnia je intensywnie czerwona krew, która dostarcza skórze tlen. Właśnie z tego powodu po złuszczaniu skóra jest zwykle zaróżowiona. Zwiększony metabolizm komórkowy tlenu w skórze właściwej aktywuje działania komórkowe, które zmniejszają widoczność oznak starzenia się. Kiedy naczynia krwionośne rozciągają się, z ich wnętrza zostają uwolnione sygnały hormonalne, stymulujące fibroblasty. Komórki objęte procesem zapalnym puchną i ulegają zniekształceniu. Pobudza to wnętrze fibroblastu do produkcji kolagenu. Kontrolowany proces zapalny pobudza wewnątrz skóry potężny mechanizm przeciwstarzeniowy, który stymuluje organizm do odbudowy kolagenu. To klucz do rewitalizacji skóry.

Metoda Lancera opiera się na budowie skóry i jej zdolności do natlenienia, produkcji czynnika wzrostu, kolagenu, glicerolu, kwasu hialuronowego i innych utrzymujących młodość elementów, które bez dodatkowej stymulacji zanikają wraz z wiekiem.

W dżungli produktów

Wejdź do działu pielęgnacyjnego w drogerii, odwiedź odpowiedni sektor w markecie lub przejrzyj magazyn dla kobiet. Liczba atrakcyjnie opakowanych produktów pełnych obietnic jest oszałamiająca. Regały z artykułami do pielęgnacji skóry przypominają dżunglę pełną egzotycznych roślin, pnączy i kwiatów. Ogromny wybór może wręcz sparaliżować. Niewyobrażalna liczba produktów kusi odmładzającą mocą, ale tylko niektóre z nich rzeczywiście mogą ci pomóc zwalczyć oznaki starzenia się. Jak wybrać najlepsze i najbardziej efektywne kosmetyki? Przeprowadzę cię przez ten labirynt i pomogę podjąć właściwe decyzje.

W tym rozdziale pokażę ci najskuteczniejsze produkty, rozpoczynając od mojej własnej marki Lancer Skincare i innych luksusowych linii, przez artykuły ze średniej półki cenowej, aż do tych w bardzo przystępnej cenie. Wiedza o tym, co naprawdę działa, pomaga ominąć pułapki przemysłu urodowego. Firmy kosmetyczne bez ustanku promują nowe substancje aktywne, o których magicznym działaniu zapewniają promowane przez nie hasła reklamowe. Mogę ci szczerze powiedzieć, że one wcale nie są skuteczne, a tym bardziej magiczne. A ponieważ często etykiety produktów brzmią, jakby były napisane w obcym języku, zaznajomię cię ze składnikami aktywnymi, których warto szukać, i z tymi, których lepiej unikać.

Utrzymaj efektywność stosowanych kosmetyków

Dobrym sposobem na przedłużenie ważności stosowanych preparatów kosmetycznych jest trzymanie ich w lodówce. Jeśli zainwestowałaś w produkty wysokiej klasy, warto, byś zadbała również o to, aby zachowały swoje właściwości i odpowiednią konsystencję. Powinno ci również zależeć na tym, by nie zostały skolonizowane przez bakterie. Wyrzuć kosmetyki, których zawartość ściemniała. Zmiana barwy oznacza, że preparat się utlenił i stracił swoje właściwości. Wiele moich pacjentek ma w sypialni podręczne kosmetyczne lodówki.

Rozszerz działanie zabiegów

Jeśli nie chcesz zrezygnować z głębokich dekoltów i z niesmakiem patrzysz na golfy oraz szaliki, musisz zadbać o delikatną skórę szyi i dekoltu. Zbyt wiele osób skupia się tylko na twarzy, ignorując jej bliskie okolice, które również są narażone na działanie promieni słonecznych. Zapamiętaj, że twoja szyja i klatka piersiowa zasługują na taką samą uwagę jak twarz, a może nawet na większą. W obydwu tych obszarach bardzo wcześnie uwidoczniają się oznaki starzenia. Wynika to z faktu, że skóra szyi i dekoltu jest cieńsza i nie zawiera tak wielu włókien kolagenowych. W tych miejscach mamy też mniej gruczołów łojowych. Skóra dekoltu jest bardziej wrażliwa niż w innych miejscach ciała, ma mniejszą elastyczność i mniej poduszeczkowatej tkanki tłuszczowej.

Mam nadzieję, że rozumiesz już, dlaczego szyja staje się pomarszczona i obwisła, a skórę w okolicy załamania między piersiami pokrywają zmarszczki, przebarwienia, zaczerwienienia i plamy. Dzięki metodzie Lancera zadbasz o swoją skórę przynajmniej dwa razy dziennie. Pielęgnacja obejmie nie tylko twarz, ale też szyję, klatkę piersiową, ramiona i górną częścią pleców. Dłońmi i rękami zajmiemy się za kilka chwil. Moją trzystopniową metodę powinnaś stosować od skóry przy linii włosów aż po obszar klatki piersiowej, który zwykle zakrywasz, włącznie z ramionami i plecami. Nigdy nie wiadomo, kiedy założysz sukienkę bez ramion lub taką z głęboko wyciętymi plecami. Jeśli chcesz, by skóra tych okolic była zadbana, pielęgnuj ją tak samo, jak skórę twarzy. Indycza szyja i pomarszczony dekolt postarzą cię niezależnie od tego, jak dobrze wygląda twoja twarz. Nie zapominaj o rękach i dłoniach, szczególnie jeśli dużo jeździsz autem. Promienie UV przenikają przez przednią szybę samochodu.

Zmywanie makijażu

Przed wieczornym złuszczeniem skóry musisz zmyć makijaż. Nie musisz kupować specjalnego płynu do demakijażu. Pieniądze, które w ten sposób zaoszczędzisz, wydaj na wysokiej jakości produkty pielęgnacyjne. Kosmetyczki w Lancer Skincare do demakijażu używają oliwy z oliwek lub oleju z pestek winogron. Jeśli oliwa jest dla twojej skóry za ciężka, wypróbuj olejek z pestek winogron. Przechowuj je w niewielkich, plastikowych buteleczkach razem z pozostałymi kosmetykami. Wyciśnij odrobinę na dłoń i opuszkami palców rozprowadź olej na twarzy, szyi i tam, gdzie jeszcze nakładałaś makijaż. Delikatnie zetrzyj kolorowe kosmetyki miękką chusteczką. Opłucz skórę twarzy i szyi ciepłą wodą i pozostaw wilgotną, ale nie mokrą.

Kolejnym sposobem na usunięcie makijażu jest użycie żelu do mycia twarzy, a potem złuszczanie i ponowne użycie środka oczyszczającego. Jeśli kosmetyk do mycia twarzy jest w stanie zmyć sebum i zanieczyszczenia, powinien też bez problemu poradzić sobie z makijażem, nawet z maskarą. Pamiętaj, że po zmyciu kolorowych kosmetyków należy wykonać zalecane trzy kroki pielęgnacji.

Metoda Lancera: złuszczaj, oczyszczaj, odżywiaj

Metoda Lancera zmienia kolejność działań pielęgnacyjnych. Zgodnie z większością schematów najpierw należy umyć, a potem nawilżyć skórę. Jak już wiesz, złuszczanie jest istotną częścią mojego programu, a dopiero po nim następuje oczyszczanie i odżywianie. Złuszczać będziesz tylko raz dziennie – to wszystko, czego potrzebujesz, aby odpowiednio stymulować skórę. Zalecam wykonywanie eksfoliacji wieczorem, przed pójściem spać. Skóra regeneruje się najefektywniej w czasie snu. Kiedy śpisz, inne procesy zachodzące w organizmie zwalniają. Przy mniejszych wymaganiach z zewnątrz twoje ciało może przekierować energię na uzdrawianie i regenerację skóry.

Złuszczaj skórę wieczorem, a rano zrezygnuj z tego kroku. Po przebudzeniu będziesz musiała jednak wykonać trzy zabiegi pielęgnacyjne. Zamiast złuszczania na zakończenie porannego programu zastosujesz ochronę przeciwsłoneczną. Nie rezerwuj kremów z filtrem tylko na plażę. Aplikacja faktora na skórę twarzy, szyi, dekoltu, dłoni i rąk oraz na wszystkie inne miejsca narażone w ciągu dnia na działanie promieni UV ma kluczowe znaczenie dla zachowania młodego wyglądu. Codzienna ochrona jest na tyle ważna, że umieściłem ją w moim programie pielęgnacyjnym. Wśród twoich kosmetyków powinien znaleźć się krem z filtrem ochronnym, który będziesz nosiła zawsze przy sobie, aby w razie konieczności nałożyć go ponownie na skórę.

Podstawowa przeciwstarzeniowa metoda Lancera

Mój program pielęgnacyjny jest prosty, a jego stosowanie nie zajmie ci więcej niż 10 minut dziennie. To naprawdę niewiele, zwłaszcza że takie postępowanie zapewni ci wspaniałe rezultaty. Wiele osób zauważa pozytywne zmiany w wyglądzie skóry już w ciągu kilku dni.

Jeśli nie masz warkoczyków, dredów i nie nosisz kasku, z pewnością szczotkujesz lub rozczesujesz swoje włosy kilka razy w ciągu dnia. Robisz to praktycznie bez zastanowienia. Patrząc z nieco dłuższej perspektywy, higiena skóry jest jeszcze ważniejsza dla twojego wyglądu niż czesanie. Działaj automatycznie. Wyrób sobie nowe nawyki, które będą kluczowymi elementami dbania o urodę. Wykonywanie trzech kroków podczas porannego i wieczornego programu nie stanowi dużego wyzwania. Kiedy zobaczysz, w jaki sposób metoda Lancera odmienia skórę, pielęgnacja stanie się przyjemnością.

Aby przywrócić skórze blask, zmniejszyć widoczność porów, wygładzić nierówności w kolorycie cery, ożywić ją i zminimalizować oznaki starzenia, musisz jej regularnie zapewniać:

Rano

1. Oczyszczanie
2. Odżywianie
3. Ochronę

Wieczorem

1. Złuszczanie
2. Oczyszczanie
3. Odżywianie

I o to właśnie chodzi! Trzy proste kroki to wszystko, co musisz robić, aby zadbać o swoją skórę. Nawet najbardziej zabiegana osoba poradzi sobie z nimi bez problemu. Być może trudno ci uwierzyć, że tak proste działania zapewniają widoczne efekty. Wypróbuj mój program, a staniesz się fanką metody Lancera.

Krok 1 – złuszczanie

Polerowanie skóry dodaje jej energii i jest podstawą metody Lancera. Używam słowa „polerowanie" specjalnie, ponieważ oddaje ono lepiej istotę tej czynności – usuwanie martwych komórek skóry przypomina czyszczenie powierzchni srebra z patyny. Dzięki temu skóra staje się świeża i promienna. Największą zaletą tego kroku jest błyskawiczna poprawa kondycji cery – staje się ona gładsza i jedwabista. Oczywiście za złuszczaniem stoi coś więcej. Ten etap zmienia fizjologię skóry i sprawia, że staje się ona młodsza. Przywrócenie promiennego blasku to efekt ciężkiej pracy wspierającej odnowę komórkową, zwiększającej produkcję kolagenu i zachodzącej pod powierzchnią skóry.

Możesz złuszczać skórę na dwa różne sposoby: mechanicznie i chemicznie. Do peelingu mechanicznego możesz używać luffy, szorstkiej szmatki lub preparatu z drobnymi ziarenkami czy kryształkami, które usuwają martwe

Odmładzające właściwości złuszczania

Wykonując peeling:

- usuwasz martwe komórki, które sprawiały, że cera była ziemista i pozbawiona życia,
- przywracasz skórze blask i zdrowy koloryt, dzięki jej dotlenieniu,
- stymulujesz produkcję naskórkowego czynnika wzrostu,
- pobudzasz spowalniający się wraz z wiekiem cykl odnowy komórkowej,
- ujędrniasz skórę dzięki wywoływaniu kontrolowanego procesu zapalnego, który zwiększa produkcję kolagenu,
- usuwasz z powierzchni skóry martwe komórki, co sprawia, że aktywne składniki kosmetyków wnikają głębiej,
- polepszasz nawilżenie skóry poprzez stymulację naturalnego czynnika nawilżającego (NMF).

komórki naskórka. Z kolei peelingi chemiczne zawierają enzymy roślinne, np. z papai czy ananasa, które je po prostu rozpuszczają. Najlepszy efekt uzyskasz, stosując kombinację drobnych ziaren i enzymów. Sama luffa czy peelingujące gąbeczki nie działają już tak dobrze. Poza tym jeśli nie pierzesz ich po każdym zastosowaniu, mogą się stać siedliskiem bakterii.

Technika złuszczania

Sekret złuszczania tkwi w delikatności. Pamiętaj, że nie wolno mocno trzeć skóry! Pozwól, aby to produkt mógł zadziałać. Peeling najwygodniej stosować pod prysznicem, kiedy możesz jednocześnie złuszczać skórę twarzy, szyi, dekoltu, ramion i górnej części pleców. Łatwiej też będzie ci go zmyć. Jeśli nie bierzesz prysznica wieczorem, i tak musisz zadbać o ten etap pielęgnacji przed pójściem spać. Po prostu zmyj peeling nad umywalką. Złuszczanie powinno trwać 60–90 sekund. Przez kilka pierwszych dni możesz nastawić stoper, żeby nauczyć się, ile czasu powinna zajmować ci ta czynność.

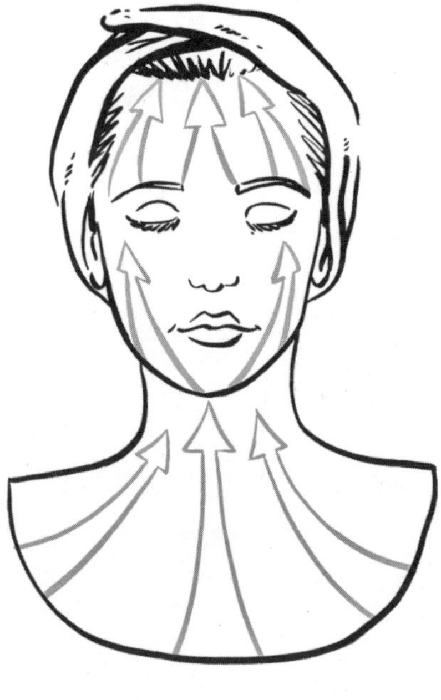

Może się okazać, że musisz stopniowo przyzwyczajać skórę do złuszczania. Jeśli wcześniej nie stosowałaś peelingu lub używałaś go sporadycznie, skóra może zareagować zaczerwienieniem i suchością. Nie bój się jednak, jeśli tak się stanie, bo to znak, że eksfoliacja działa. Jeżeli skóra stała się sucha i łuskowata, stosuj peeling co drugi dzień, do momentu aż się przyzwyczai.

Kiedy złuszczasz, oczyszczasz lub odżywiasz, zawsze wykonuj ruchy ku górze, przeciwdziałając sile grawitacji. Zacznij od linii żuchwy i podążaj w kierunku włosów. Potem skup się na obszarach, w których skóra jest cieńsza – od klatki piersiowej, przez szyję do żuchwy. Nie zapominaj o bocznych stronach szyi i górnej części pleców.

Każdego wieczora postępuj zgodnie z poniższą instrukcją:

- zwilż skórę twarzy, szyi i dekoltu ciepłą wodą,
- nałóż na opuszki palców porcję peelingu wielkości ziarna grochu,

- dokładaj kolejne porcje preparatu, kiedy poczujesz, że jest go za mało; na samą twarz możesz potrzebować nawet 10 niewielkich porcji!
- zacznij od podbródka i wykonując koliste ruchy, delikatnie masuj skórę; pamiętaj, by kierować się ku górze; szczególną uwagę poświęć podbródkowi, nosowi i czołu, czyli obszarom, gdzie pojawiają się zaskórniki i niedoskonałości,
- jeśli masz zmarszczki przy ustach, wypchnij ten obszar od wewnątrz językiem i dokładnie go wymasuj,
- odchyl dłonią nos w jedną stronę i złuszcz delikatnie skórę w załamaniu skrzydełka, a następnie powtórz tę czynność z drugiej strony,
- nie zapominaj o ustach,
- nie złuszczaj delikatnej skóry wokół oczu,
- kiedy skończysz złuszczać twarz, skup się na dekolcie – rozpocznij od linii wyznaczonej przez górną krawędź biustonosza i wykonując te same, koliste ruchy, przesuwaj się po klatce piersiowej i szyi aż do linii żuchwy (jeśli to konieczne, zwiększ porcję peelingu i nie zapomnij o bocznych stronach szyi), zastosuj peeling także na ramiona i górną część pleców,
- zmyj preparat letnią wodą; na skórze powinien pozostać delikatny film, który jest częścią synergicznego działania substancji chemicznych.

Właśnie uruchomiłaś proces odmładzania na poziomie komórkowym.

Czego szukać w peelingu?

Preferuję peelingi oparte na kombinacji mechanicznych, naturalnych i syntetycznych składników eksfoliujących. Jako mechaniczne cząstki złuszczające wykorzystuje się często morskie minerały, a jako chemiczne – ekstrakty z owoców. Większość produktów zawiera którąś z tych substancji. Jeśli musisz dokonać wyboru, zdecyduj się na peeling mechaniczny, najlepiej z zawartością minerałów. Przed dokonaniem zakupu postaraj się skorzystać z testera. Drobinki powinny być niewielkie, a peeling nie może przypominać papieru ściernego. Aby można go było komfortowo stosować, musi mieć dostatecznie dużo emolientów, które są oznaką wysokiej jakości produktu. Pamiętaj także, że duże cząstki ścierające mogą uszkadzać skórę, wywołując podrażnienie.

Jeśli wolisz zastosować peeling, który rozpuszcza martwe komórki naskórka, poszukaj preparatu zawierającego naturalnie złuszczające enzymy. W Lancer Skincare używamy fitoskładników, czyli substancji pochodzących z roślin. Enzymy z owoców są mniej drażniące i łatwiej przewidzieć,

Zalecane peelingi

Luksusowe

Lancer Skincare The Method: Polish
Chanel Gommeage Microperle Elcat
AmorePacific Bio-Enzyme Refuning Complex Self-Activating Skin Polisher
Kanebo Sensual Silky Pufufying Cleansing Gel with Scrub
La Mer The Refining Facial

Średnia półka

Dermalogica Multivitamin Thermafoliant
Elizabeth Arden Ceramide Plump Perfect Gentle Line Smoothing Exfoliator

Ogólnodostępne

RoC Daily Resurfacing Disks
L'Oreal Paris Go 360' Clean Deep Exfoliating Scrub

Nie kupuj peelingów z proszkiem z łupin orzechów włoskich i migdałów. Są to ostre cząsteczki o nierównych krawędziach, które są zbyt szorstkie i drażniące, aby stosować je na twarz.

* Polskie kosmetyki zatwierdzone przez dr. Lancera: s. 251.

jak skóra na nie zareaguje. Ponieważ eksfoliacja jest kluczem do pięknej cery, warto zainwestować w dobrej jakości peeling.

Krok 2 – oczyszczanie

Jeśli pomyślimy o złuszczaniu jako o wybuchu, który kruszy pierwszą warstwę ukrywającą skarby, to oczyszczane jest swego rodzaju pojemnikiem, do którego możesz zebrać odłamki i gruz. Ten etap pomoże ci pozbyć się resztek wszystkiego, co zostało poruszone w czasie złuszczania. Wiele produktów oczyszczających zawiera dodatek chemicznych substancji złuszczających. Zastosowanie takiego preparatu wzmocni eksfoliację, spotęguje proces odnowy warstwy rogowej i świetnie przygotuje skórę na odżywienie. Polecam ci więc stosowanie produktów oczyszczających z dodatkiem składników złuszczających.

Podczas mycia twarzy chcesz usunąć wszystkie pozostałości makijażu i kremu z filtrem przeciwsłonecznym, a także zanieczyszczeń i bakterii. Nie chcesz jednak zetrzeć skóry i pozostawić jej suchej i podrażnionej. Oczyszczanie pomaga usunąć sebum i inne tłuste substancje, które zatkały pory skóry, ale powinno też pomagać w zachowaniu naturalnego natłuszczenia cery. Zachowanie takiej równowagi to prawdziwa sztuka, lecz dobry preparat oczyszczający poradzi sobie z tym zadaniem. Zaskakująco

Odmładzające korzyści oczyszczania

- Ten etap pielęgnacji delikatnie usuwa zanieczyszczenia, makijaż, pot, brud, sebum i bakterie, które mogą osłabiać skórę.
- Dzięki zastosowaniu odpowiedniego produktu pozwala kontynuować proces złuszczania.
- Likwiduje zaskórniki.
- Zapobiega zatykaniu się porów, dzięki czemu skóra może oddychać.
- Zmniejsza rozszerzone pory.
- Przygotowuje skórę do przyjęcia aktywnych składników dostarczanych podczas etapu odżywiania.
- Skład chemiczny produktu do oczyszczania powinien korelować ze składem peelingu i preparatu odżywczego, co zapewni ci maksymalne korzyści.

dobrym rozwiązaniem jest stosowanie szamponu dla dzieci – delikatnego, ale gruntownie oczyszczającego produktu, który może być stosowany przez dorosłych do mycia twarzy i ciała.

Czego szukać w preparacie oczyszczającym?

Skup się na odnalezieniu produktu, który nie będzie drażnił i wywoływał stanów zapalnych, podziała kojąco i jednocześnie gruntownie oczyści skórę. Trzymaj się z dala od silnie perfumowanych preparatów. Po umyciu na skórze nie powinien pozostawać żaden ochronny film, ale też nie może być ona tak silnie oczyszczona, by stała się napięta i szczypała tak jak po użyciu mydła. Mydło pozbawia cerę naturalnych substancji lipidowych, a jednocześnie jego resztki pozostają na skórze. Warto zainwestować w preparat opracowany specjalnie do głębokiego oczyszczania twarzy, który nie będzie uszkadzał cery. Dobry kosmetyk do mycia może być stosowany na całą twarz, łącznie z powiekami, szyją i dekoltem. Jeśli zwykle oczyszczałaś cerę, używając kostki mydła lub porcji mydła w płynie, najwyższy czas zmienić ten nawyk, szczególnie jeśli chcesz wyglądać młodziej.

Polecam stosowanie produktów z dodatkiem środków złuszczających. Na etykietach kosmetyków szukaj kwasu salicylowego lub alfahydroksykwasów (AHA). Chociaż preparat myjący jest na skórze tylko przez chwilę, to te składniki dodatkowo pomogą usunąć martwe komórki i wspomogą proces regeneracji skóry.

Aby uniknąć wysuszającego działania tego typu preparatów, wielu producentów dodaje do nich substancje wspomagające zatrzymywanie wody (tzw. humektanty) i inne nawilżacze. Problem polega jednak na tym, że takie kosmetyki pozostawiają na skórze film. Aby odmłodzić skórę, musisz używać mocniejszego środka oczyszczającego bez zawartości nawilżających dodatków.

W większości preparatów myjących stosowane są syntetyczne substancje oczyszczające (tzw. syndety), które mają neutralne pH i nie pozostawiają na skórze ochronnej warstewki. Dwa najczęściej spotykane syndety to pozyskiwany z kokosa *sodium cocoyl isethionate* oraz *sodium palmitate* uzyskiwany z drzewa palmowego. Z kolei w kosmetykach Lancer Skincare znajdziesz sól sodową kwasu piraglutaminowego (*sodium* PCA), która przygotowuje skórę na przyjęcie odżywczych składników i wiąże wodę do jej powierzchni. W naszej recepturze znajdują się również glikozydy pochodzące z aloesu i pobudzające odnowę komórek. Proteiny z ryżu i aminokwasy regulują transport wody przez akwaporyny na poziomie komórkowym, sprawiając, że skóra jest gładka, nawilżona i ukojona.

Jeśli masz taką możliwość, wypróbuj produkt myjący przed zakupem. Wetrzyj odrobinę kosmetyku w miękką skórę po wewnętrznej stronie przedramienia. Jeśli nie wywołuje zaczerwienienia i nie podrażnia, prawdopodobnie będzie też odpowiedni do stosowania na twarz, szyję i dekolt.

Technika oczyszczania

Umycie twarzy powinno zajmować ci tylko minutę. Niezależnie od tego, jak bardzo jesteś zmęczona, nie pomijaj tego etapu pielęgnacji. Położenie się do łóżka z oczyszczoną i świeżo odżywioną skórą pozwoli jej odpowiednio się zregenerować. Właściwe zadbanie o skórę jest kluczem do młodszego wyglądu. Powinnaś zastosować taka samą technikę jak podczas złuszczania.

- Wieczorem po wykonaniu peelingu twoja skóra będzie wilgotna, a rano będziesz musiała ją lekko zmoczyć przed umyciem.
- Nałóż na palce kroplę preparatu wielkości ziarna grochu i zacznij myć skórę od linii żuchwy ku górze. Delikatnie masuj skórę, nie pomijając okolicy oczu. Jeśli będzie taka potrzeba, użyj większej ilości preparatu.
- Opłucz twarz letnią wodą i delikatnie osusz.
- Kierując się w górę od linii biustonosza, powtórz całą procedurę na dekolcie, ramionach, górnej części pleców i szyi.

Pamiętaj, że skóra jest organem absorbującym. Codziennie jest narażona na działanie wielu zanieczyszczeń, chemikaliów i bakterii, wywołują-

Zalecane produkty oczyszczające

Stosowanie środka myjącego stworzonego specjalnie do oczyszczania twarzy pomoże ochronić i odbudować skórę. Jestem zwolennikiem preparatów zawierających delikatnie substancje eksfoliujące, które potęgują efekt kroku pierwszego – złuszczania. Te kosmetyki nie wysuszają skóry i nie pozostawiają na niej tłustego filmu.

Luksusowe

- Lancer Skincare The Method: Cleanse
- Chanel Sublimage Essential Comfort Cleanser
- AmorePacific Treatment Cleansing Oil Face&Eyes
- Le Metier de Beaute Skin renewal Cleanser
- Kanèbo Sensai Silky Purifuing Cleansing Milk

Średnia półka

- Dermalogica Dermal Clay Cleanser
- Elizabeth Arden Ceramide Purifying Cream Cleanser
- Kiehl's Clearly Corrective Purifying Foaming Cleanser
- Estee Lauder Perfectly Clean Foam Cleanser/Purifying Mask

Ogólnodostępne

- RoC MAX Resurfacing Facial Cleanser
- L'Oreal Paris Youth Code Youth Regenerating Skincare Foaming Gel Cleanser

* Polskie kosmetyki zatwierdzone przez dr. Lancera: s. 251.

cych niekontrolowane procesy zapalne. Dokładne oczyszczanie skóry pomaga zredukować ilość toksyn w całym organizmie, a zapobieganie ich gromadzeniu się jest bardzo skuteczną strategią anti-aging.

Właściwe oczyszczenie przygotowuje skórę na przyjęcie składników odżywczych, które nałożysz na nią na następnym etapie.

Krok 3 – odżywianie

Ten krok można nazwać karmieniem skóry. Stosując dobrze opracowany produkt, dostarczasz skórze ważnych składników odżywczych, których potrzebuje do regeneracji i ochrony przed procesami starzenia. Choć większość preparatów odżywczych pomaga skórze w zatrzymaniu wilgoci, to ich głównym zadaniem jest dostarczanie do warstwy rogowej naskórka i niższych warstw antyoksydantów, witamin i innych składników przeciwstarzeniowych.

Produkty odżywcze z linii Lancer Skincare dodatkowo wzbogacono składnikami ujędrniającymi i przeciwzapalnymi. Dobry preparat odżywczy powinien wyciszać i kontrolować procesy zapalne. Poprzez właściwe złuszczanie i oczyszczanie otwierasz drzwi do wnętrza skóry i pozwalasz aktywnym składnikom penetrować w jej głąb. Jest to jednak możliwe tylko wtedy, gdy mają one odpowiednią formułę. Wysokiej jakości preparaty uszczelniają skórę i zamykają w niej składniki odżywcze, które pozwalają leczyć kontrolowany stan zapalny i są niezbędne do autoregeneracji.

Czego szukać w preparacie odżywczym?

Preparaty odżywcze dostępne są w wielu postaciach (emulsje, kremy, serum) i pod wieloma nazwami. Mogą być oznaczone jako „serum naprawcze", „krem anti-aging" lub „kuracja przeciwzmarszczkowa". Ich najważniejszym składnikiem są antyoksydanty. W kosmetykach stosuje się wiele różnych przeciwutleniaczy – jeden niekoniecznie musi być lepszy od drugiego. Substancje te chronią skórę, uaktywniając różne mechanizmy metaboliczne. W recepturach kosmetycznych najczęściej występują witaminy C i E. Stosowane w odpowiedniej ilości i w stabilnej formie są bardzo efektywne.

Witamina C pomaga w zwalczaniu powstających pod wpływem promieni słonecznych wolnych rodników, może nawet stanowić barierę dla promieniowania UV. Chroni kolagen i stymuluje fibroblasty do zwiększonej produkcji tego białka. Wybierając preparat odżywczy, poszukuj witaminy C w postaci kwasu L-askorbinowego, który jest jej najbardziej efektywną formą.

Witamina E to kolejny bardzo skuteczny składnik antyoksydacyjny, który zwalcza procesy zapalne. Pomaga utrzymać odpowiedni poziom nawilżenia skóry, a dodatkowo jest też konserwantem, który chroni kosmetyki przed zepsuciem. W spisie składników preparatu występuje głównie jako alfa-toloferol. Jeśli dostrzeżesz ją w składzie preparatu, upewnij się, że znajduje się na wysokiej pozycji na liście składników. W przeciwnym razie ten antyoksydant jest zastosowany tylko jako konserwant, co może oznaczać, że nie ma go wystarczająco dużo, by działał odmładzająco.

Dobry preparat odżywczy powinien zawierać peptydy lub pentapeptydy. Budująca cegiełki protein peptydowa grupa aminokwasów wykazuje cały wachlarz działań przeciwstarzeniowych. Kiedy włókna kolagenowe pękają, formują peptydy, które dają sygnał skórze do produkcji nowego kolagenu. Powierzchownie aplikowane peptydy mają takie same właściwości.

Wybierz preparat, który podczas stosowania zapewnia miłe odczucia. Proponuję unikać kremów i serum, które są silnie perfumowane, ponieważ środki zapachowe mogą podrażniać skórę. Jeśli wybrany przez ciebie preparat będzie gwarantował przyjemne doznania, a skóra po jego użyciu będzie miękka, będziesz czekała na jego aplikację i na pewno nie zdarzy ci się o nim przypadkiem zapomnieć. Pielęgnacja powinna być wyczekiwaną formą dopieszczania skóry. Kiedy efekty metody Lancera zaczną być widoczne, stanie się ona nieodłączną częścią twojego programu pielęgnacyjnego, z którego nie będziesz chciała pod żadnym pozorem rezygnować.

Zalecane produkty odżywcze

Luksusowe
- Lancer Skincare The Method: Nourish
- Chanel Subimage La Creme
- AmorePacific Time Response Renewal Creme
- La Prairie Anit-Aging Day Cream SPF 30
- Kanebo Sensai Silk Emulsion (Moist)

Średnia półka
- Dermalogica Dynamic Skin Recovery SPF 30
- Kiehl's Powerful Wrinkle Reducing Cream
- Estee Lauder DayWear Oil-Free

Ogólnodostępne
- RoC Deep Wrinkle Daily Moisturizer with SPF
- Jergens Age Defying Multi-Vitamin Moisturizer
- L'Oreal Paris Revitallft Anti-Wrinkle & Firming Day Cream SPF 18

* Polskie kosmetyki zatwierdzone przez dr. Lancera: s. 251.

Technika odżywiania skóry

Wieczorem odżywianie skóry będzie twoim ostatnim krokiem. Rano natomiast poprzedzi aplikację preparatu ochronnego. W obydwu przypadkach twoja skóra zostanie wcześniej odpowiednio przygotowana do przyjęcia odmładzających składników, które pomogą zachować lub odbudować jej jędrność i wyraźnie zmniejszą widoczność drobnych linii i zmarszczek. Zastosujesz odżywczy krem, lotion czy serum na tych samych obszarach, o które zadbałaś, wykonując wcześniejsze kroki.

- Nałóż na palce porcję kremu, lotionu lub serum o wielości ziarna grochu.
- Aplikuj preparat na skórę delikatnymi, kolistymi ruchami, zaczynając od żuchwy i przesuwając się ku linii włosów.
- Większość odżywczych preparatów może być nakładana na delikatną skórę wokół oczu.
- Jeśli to konieczne, użyj większej ilości kosmetyku.

- Powtórz ten schemat, zaczynając od linii biustonosza, przez dekolt aż do linii żuchwy. Pamiętaj o bocznych stronach szyi i górnej części pleców.

Poranny krok 3 – ochrona

Ekspozycja na słońce przyspiesza starzenie się skóry – to oczywiste. Możesz używać najlepszego serum, kremu i lotionu, ale pamiętaj, że nie będą one mogły zadziałać, jeśli wystawiasz swoją skórę na słońce bez żadnej ochrony. Postępując w ten sposób, marnujesz swój czas i pieniądze. Niszczące działanie promieni UV zneutralizuje lecznicze właściwości peptydów, antyoksydantów i innych składników pielęgnujących. Ochrona przed promieniowaniem UV musi stać się częścią twojej codziennej pielęgnacji.

Stopień fotostarzenia wywołany promieniowaniem UV zależy od pigmentacji twojej skóry i czasu, który w ciągu życia spędziłaś na słońcu. Melanina zapewnia pewien stopień ochrony przeciwsłonecznej. Osoby o ciemnej karnacji mają więcej pigmentu niż te z jasną skórą, dlatego oparzenia posłoneczne pojawiają się u nich później. Skóra sama chroni się przed niszczącym działaniem słońca, zwiększając produkcję brązowego barwnika (melaniny), czego efektem jest opalenizna. Chociaż osoby o jasnej karnacji zauważają więcej oznak starzenia na skutek ekspozycji na słońce od tych o ciemnej karnacji, to nawet najciemniejsza skóra ulega uszkodzeniu pod wpływem promieni UV. Przy ciemnej cerze melanocyty stają się nadaktywne, w efekcie na skórze pojawiają się plamy i przebarwienia. Wszystkie rodzaje karnacji są narażone na powstawanie zmarszczek posłonecznych. Nikt nie jest zwolniony ze stosowania kremu z filtrem, nawet jeśli problem oparzeń go nie dotyczy. Dobra wiadomość jest taka, że od momentu, w którym zaczniesz chronić skórę, zapobiegasz dalszym zniszczeniom i odwracasz efekty tych, które były wcześniej widoczne.

Oprócz starzenia się, poważnym zagrożeniem jest rak skóry. Dane pochodzące ze Skin Cancer Foundation są niepokojące:

- u jednego na pięciu Amerykanów w ciągu dorosłego życia rozwinie się rak skóry,
- jeden na trzy nowotwory diagnozowane w USA jest rakiem skóry,
- około 80% przypadków raka skóry lokalizuje się na głowie, szyi i dłoniach, które są najbardziej narażone na działanie słońca,
- liczba osób przed 30. rokiem życia, u których rozwija się czerniak, zwiększa się szybciej niż w innych grupach demograficznych – od 1980 roku wzrosła o 50% w grupie młodych kobiet.

Uważaj na łączenie niektórych leków i składników chemicznych z ekspozycją na słońce

Oto kolejny argument przemawiający za codziennym stosowaniem filtrów ochronnych. Pod wpływem promieni UV niektóre leki i substancje mogą zwiększać wrażliwość skóry na słońce. Efektem fotowrażliwości są procesy zapalne – poparzenie słoneczne, egzema czy wysypka. Fotowrażliwość może przyjąć postać reakcji alergicznej lub bezpośredniego efektu toksycznego. W czasie reakcji fotoalergicznej promienie słoneczne zmieniają strukturę leku w taki sposób, że system immunologiczny postrzega go jako substancję atakującą lub antygen. Układ obronny uruchamia odpowiedź alergiczną, która powoduje reakcję zapalną skóry w miejscach narażonych na działanie słońca. Odpowiedź ta przypomina egzemę i jest długotrwała. W reakcji fototoksycznej lek jest aktywowany przez ekspozycję na słońce i powoduje uszkodzenie skóry. Reakcja przypomina silne poparzenie słoneczne.

Jeśli przyjmujesz jakieś leki lub używasz produktów zawierających substancje fotoczułe (spójrz na poniższą listę), unikaj słońca i bardzo uważaj podczas ekspozycji na działanie promieni UV.

Efekt toksyczny wywołują

- niesteroidowe leki przeciwzapalne (NLP, czyli np. ibuprofen lub aspiryna),
- antybiotyki,
- leki diuretyczne,
- antydepresanty,
- leki przeciwlękowe,
- leki psychotropowe,
- pochodne smoły węglowej,
- retinoidy i leki zawierające kwas retinowy,
- doustne leki stosowane w leczeniu cukrzycy,
- leki przeciwgrzybicze,
- leki przeciwmalaryczne,
- chemioterapeutyki.

Reakcje alergiczne wywołują

- substancje zapachowe obecne w kosmetykach,
- filtry słoneczne z dodatkiem PABA,
- przemysłowe środki czystości zawierające salicyloanilidy.

Filtry przeciwsłoneczne zawierające cynk lub tytan mogą chronić przed fotowrażliwością.

Nie wszystkie nowotwory skóry są śmiertelne, ale ich leczenie jest skomplikowane, kosztowne i może powodować powstawanie blizn. Ekspozycja na działanie promieni słonecznych zwiększa ryzyko powstawania najgroźniejszego z nowotworów skóry – czerniaka. Skin Cancer Foundation ogłosiła, że liczba przypadków tego złośliwego nowotworu rośnie. Szanse na przeżycie są duże, jeśli zostanie on wykryty wcześnie, ale maleją do 15%, kiedy choroba jest w zaawansowanym stadium. Codzienne stosowanie filtrów ochronnych pomoże chronić skórę przed powstawaniem nowotworów.

Całodobowa ochrona nie istnieje

Na rynku znajdziesz wiele produktów chroniących przed słońcem. I bardzo dobrze! Niestety pojawieniu się nowych preparatów towarzyszy wiele obietnic i zamieszania, a jeśli chodzi o ochronę skóry, potrzebujesz wyłącznie faktów. Nie daj się oszukać – żaden filtr nie zapewni ci całodziennej ochrony. Pamiętaj, że skrót SPF oznacza współczynnik ochrony przeciwsłonecznej (*sun protection factor*) i określa to, jak długo możesz przebywać na słońcu bez poparzenia. Liczba ta powstaje przez porównanie czasu, w którym osoba przebywająca na słońcu bez ochrony ulegnie poparzeniu, do czasu, po którym dojdzie do poparzenia po zastosowaniu filtra ochronnego.

Filtry SPF pomagają chronić skórę przed działaniem krótkofalowych promieni UVB, ale nie radzą sobie z większą długością fali UVA. Ważne, aby stosować filtr o szerokim spektrum działania, chroniący zarówno przed UVA, jak i UVB. Jak pewnie pamiętasz, UVB odpowiada za poparzenie skóry, a UVA powoduje uszkodzenia posłoneczne.

Współczynnik SPF pozwala określić maksymalny czas przebywania na słońcu, po którym nie doznamy poparzenia. Jeśli więc standardowo poparzenie pojawia się u ciebie po 10 minutach bez ochrony, to po zastosowaniu faktora z SPF 15 czas bezpiecznego przebywania na słońcu wydłuża się do 150 minut. To tylko teoria, bo nie jest to jednak dokładny pomiar. Efektywność działania filtra zależy od typu karnacji, nałożonej ilości kosmetyku ochronnego, pory dnia, w której przebywasz na słońcu, oraz rodzaju aktywności. Logiczne wydawałoby się, że faktor SPF 30 jest dwa razy lepszy od tego z SPF 15, ale tak nie jest. Filtr ze współczynnikiem SPF 15 blokuje ok. 94% promieni UVB, przy SPF 30 zablokowane zostaje 97% promieniowania, a przy SPF 45 już 98%. Filtry z wysokim współczynnikiem SPF blokują odrobinę szersze spektrum promieniowania UVB, ale żaden nie zapewnia 100% ochrony. Współczynniki SPF zwykle wykraczają poza 30, lecz wyścig pomiędzy producentami filtrów trwa – dążą do tego, by stworzyć jak najwyższy współczynnik. Nie pozwól jednak, aby wysoki SPF zapewnił ci fałszywe poczucie bezpieczeństwa.

Różnica pomiędzy działaniem SPF 100 a 30 jest niewielka. Jeśli chcesz zapobiec pojawianiu się oznak starzenia skóry, musisz bardzo odpowiedzialnie chronić skórę przed działaniem słońca.

Filtry przeciwsłoneczne

Zalecam stosowanie produktów łączących właściwości ochronne z nawilżającymi.

Luksusowe

- Lancer Skincare Sheer Fluid Sun Shield SPF 30
- Chanel UV Essential SPF 30
- AmorePacific Natural Protector SPF30/PA+++
- La Prairie Advanced Marine Biology Day Cream SPF 20
- Erno Laszlo Firmarine Moisturizer SPF 30
- Jurlique Sun Lotion SPF 30+
- Aesop Sage & Zing Facial Hydrating Cream SPF 15

Średnia półka

- Dermalogica Daily Defense Block SPF 15
- Elizabeth Arden Ceramide Premiere Activation Cream SPF 30
- Estee Lauder DayWear Advanced Multi-Protection Anit-Oxidant & UV Defense SPF 50
- Clarins Bright Plus HP Brightening Hydrating Day Lotion SPF 20
- Clarins Sun Control Stick For Sun-Sensitive Areas SPF 30
- Clinique City Block Sheer Oil-Free Daily Face Protector Board Spectrum SPF 25

Ogólnodostępne

- Neutrogena Clear Face Liquid_Lotion Sunscreen Board Spectrum SPF 30
- La Roche-Posay Anthelios 45 Ultra Light Fluid For Face
- L'Oreal Paris Sublime Sun Advanced Sunscreen Liquid Silk Lotion SPF 30
- Aveeno Positively Radiant Daily Moisturizer Broad Spectrum SPF 30
- Cetaphil Daily Facial Moisturizer With Sunscreen Board Spectrum SPF 15

* Polskie kosmetyki zatwierdzone przez dr. Lancera: s. 251.

Zaangażuj się

To, czy będziesz wyglądać młodziej, zależy tylko od ciebie. Metoda Lancera, którą możesz stosować w domu, jest doskonałym sposobem na zadbanie o skórę. Musisz sobie obiecać, że będziesz wykonywać punkty programu dwa razy dziennie niezależnie od okoliczności. Moja metoda nie wymaga zbyt wiele czasu – aby pobudzić swoją skórę potrzebujesz 5–10 minut dziennie. Żeby zobaczyć poprawę, musisz być systematyczna. Zawsze jestem w stanie stwierdzić, czy moi pacjenci przestrzegają programu. Jego efekty widać jak na dłoni. Jeśli nie będziesz regularnie go stosować, martwe komórki, które usuwałaś przez złuszczanie i oczyszczanie, nagromadzą się na powierzchni skóry, a odnowa komórkowa zwolni tempo. Skóra jest żywym organem, dlatego możesz ją zmieniać i poprawiać jej jakość. Jeśli przestaniesz o nią dbać, szybko powróci do wcześniejszego stanu.

Kto nie stosuje, niech żałuje

Pewnego piątkowego wieczoru zostałem w moim biurze do północy, aby zająć się 40-letnim, wpływowym producentem telewizyjnym. Jego asystent twierdził, że człowiek ten bardzo potrzebuje mojej pomocy. Przyjechał do kliniki prosto z lotniska. Przez ponad pięć ostatnich lat zachowywał się niczym pędzący na oślep koń wyścigowy.

Kiedy przyjechał, miał tak czerwoną i opuchniętą twarz, że ledwie otwierał oczy. Obsesja na punkcie utrzymania perfekcyjnego wyglądu wpędziła go w tarapaty. Wiedział, że posunął się za daleko, i postanowił odwiedzić klinikę Lancer Skincare. Na co dzień spotykał makijażystów i innych ekspertów, którzy stale polecali mu nowe produkty i zabiegi. Miał nadzieję, że dzięki ich stosowaniu będzie nadal podziwiany i utrzyma zainteresowanie swoją osobą. Tym razem skusił się na nowy odmładzający zabieg. Za swoją słabość zapłacił poparzeniem twarzy. Po czterech godzinach zabiegów opuścił moją klinikę, wyglądając i czując się lepiej. Zdecydował, że już nigdy nie zignoruje moich zaleceń.

Wskazówka

Kiedy odkryjesz program pielęgnacyjny, który działa, nie daj się skusić nowościom. Możesz jednak modyfikować swój program, żeby nie był zbyt monotonny.

Już wiesz jak osiągnąć magiczny efekt Lancera. Program, którego się nauczyłaś, musi stać się twoim nawykiem. Niezależnie od tego, czy rano biegasz w wielkim pośpiechu, czy wracasz późno w nocy i marzysz o położeniu się do łóżka, te trzy kroki musisz wykonywać automatycznie. Nie wyszłabyś z domu rano bez umycia zębów. Tak samo metoda Lancera musi stać się częścią codziennej rutyny. Jej stosowanie rano i wieczorem będzie łatwe, szczególnie kiedy zaczniesz dostrzegać efekty nowej pielęgnacji.

Kiedy opracowałem teorię samodzielnej, kontrolowanej stymulacji wywołującej korzystne zmiany w skórze, byłem przekonany o jej skuteczności. Mniej wierzyłem w to, że dostępne na rynku produkty będą w stanie wyzwolić mechanizm autoodnowy konieczny do tego, by skóra wyglądała na młodszą. Dlatego stworzyłem własną linię produktów – Lancer Skincare. Wierzyłem, że jeśli zastosuję składniki o udowodnionym działaniu terapeutycznym, w odpowiednich proporcjach, we właściwej sekwencji i połączę w formuły tak przyjemne w stosowaniu, że ludzie będą ich używać z radością, to kombinacja metody Lancera z tymi produktami w wyraźny sposób polepszy stan skóry moich pacjentów. Nie wstydzę się przyznać, że jestem przekonany o najwyższej jakości moich kosmetyków, ale moja metoda sprawdzi się również przy stosowaniu innych preparatów dostępnych na rynku. Jeśli będziesz ich odpowiednio używać, doświadczysz rezultatów działania metody Lancera. Chciałbym, aby wszyscy, niezależnie od budżetu, którym dysponują, poznali korzyści płynące z opracowanego przeze mnie programu. Z tego powodu polecam wam też kosmetyki, które możecie znaleźć w drogeriach czy w sklepach kosmetycznych.

Przegląd składników

Poniższa lista to krótki przegląd składników pożądanych w recepturach kosmetyków oraz takich, których obecności w preparatach lepiej unikać.

Pożądane składniki aktywne

Kwas hialuronowy: składnik tkanki łącznej, który wypełnia i nawilża. Naturalnie występuje w skórze w dużych ilościach, które jednak maleją wraz z wiekiem. Palenie i zła dieta również obniżają jego poziom. Stosowany jest powierzchownie wraz z witaminą C w zabiegach dla skóry ze zmarszczkami.

Peptydy: krótkie łańcuchy połączonych ze sobą aminokwasów, które redukują widoczność zmarszczek i drobnych linii. Stymulują też produkcję kolagenu.

Witaminy A, C i E: antyoksydanty chroniące przed atakiem wolnych rodników i redukujące utlenianie.

Bioaktywne składniki roślinne: fitoskładniki to nowe, niezwykłe substancje pozyskiwane z roślin. Są nie tylko naturalne, ale też bardzo efektywne. Wysokiej jakości kosmetyki często zawierają naturalne enzymy roślinne, składniki nawilżające pochodzące z alg morskich i aloesu, polifenole z winogron, komórki macierzyste z lilii, składniki rozjaśniające z korzenia lukrecji i przeciwzapalne z imbiru. Udowodniono również skuteczność naturalnych olejków z drzewa herbacianego, rumianku i oleju z maruli.

Składniki, których należy unikać

DEA (dietanoloamina) i TEA (trietanoloamina): te dodatki spełniają podwójną funkcję – wyrównują pH produktu i działają jako emulgator. Mogą łączyć się z azotanami, tworząc kancerogeny, które niszczą wątrobę i nerki.

Triklosan: antybakteryjny środek chemiczny, który może zaburzać działanie hormonów.

Ropa i substancje ropopochodne: przetworzona ropa naftowa jest stosowana jako czynnik przeciwdziałający spienianiu się produktów. Jest toksyczna w każdej postaci.

DMDM hydantoina: konserwant, który wchodząc w reakcję z innymi substancjami, może powodować uwolnienie neurotoksycznego i kancerogennego formaldehydu.

Ftalany (*dibutyl phthalate*): szeroko stosowane wzmacniacze zapachu, które zaburzają działanie hormonów i mogą wpływać na płodność.

Barwnik smoły węglowej: składnik pozyskiwany z ropy naftowej, używany w leczeniu łuszczycy i łupieżu. Na etykietach występuje pod nazwą „FD&C" lub „D&C". ▸

BHT (butylohydroksytoluen): stosowany jako konserwant i antyoksydant. Spowalnia zmianę zabarwienia produktu. BHT został zakazany w wielu krajach. Zaburza równowagę hormonalną, powodując stres metaboliczny.

Parabeny: rodzina środków konserwujących o właściwościach antybakteryjnych, które imitują działanie estrogenu i są kojarzone z rakiem piersi.

Nadtlenek benzoilu: składnik przeciwtrądzikowy, może podrażniać skórę, oczy i płuca.

Sztuczne barwniki: niektóre sztuczne kolory, jak Niebieski 1 i Zielony 3, są kancerogenne. Oznaczone są jako „FD&C" lub „D&C".

PABA (kwas p-aminobenzoesowy): kiedyś popularny składnik kremów z filtrem przeciwsłonecznym. Może wywoływać nadwrażliwość na promienie słoneczne i ma potencjał kancerogenny.

Benzen: obecny w ropie naftowej, benzynie i dymie papierosowym rozpuszczalnik stosowany w lakierach do paznokci. Może być toksyczny i podrażniać skórę, oczy oraz płuca. Jest środkiem kancerogennym.

A także wszystkie substancje, które wywołują u ciebie podrażnienie.

Niewykluczone, że gdy stan skóry na twojej twarzy, szyi, dekolcie i ramionach się poprawi, zaczniesz zauważać oznaki starzenia się w innych miejscach. Odmładzająca metoda Lancera pomoże ci odnowić skórę całego ciała.

4

METODA LANCERA ODMŁADZAJĄCA CIAŁO

Często wydajemy dużo pieniędzy i poświęcamy wiele czasu na dbanie o skórę twarzy, zapominając o reszcie ciała. Z poprzedniego rozdziału dowiedziałaś się, że twoja twarz, szyja, dekolt, ramiona i górna część pleców muszą do siebie pasować. Kościste dłonie z cienką jak papier skórą i wystającymi błękitnymi żyłami oraz chropowata skóra na łokciach nie będą pasowały do świeżej i promiennej cery. Twoje kolana, uda i stopy powinny wyglądać równie dobrze. Obwisła i sucha skóra na nogach i popękane pięty będą kontrastowały z piękną twarzą i dekoltem. Taka różnica spowoduje, że ludzie zaczną się zastanawiać, dlaczego twoja buzia tak bardzo nie pasuje do reszty ciała.

Legginsy i spodnie mogą zamaskować brzydkie kolana, długie rękawy – łokcie, a odpowiednie buty – brzydkie stopy. Jednak nikt nie chce się cały czas zakrywać. Zastanów się przez chwilę – brak ograniczeń w wyborze ubrań sprawi, że będziesz wyglądała i czuła się młodziej, a twój styl z pewnością na tym zyska. Cellulit nie powinien cię powstrzymywać przed założeniem stroju kąpielowego bez pareo czy innej zasłony. Niezależnie od tego, jak dobrze dbasz o swoją twarz, ciało, które pokazuje zbyt wiele niedoskonałości, po prostu cię postarza.

Plamy starcze, cellulit, popękane naczynka na ramionach, ciemne, szorstkie łokcie i kolana oraz pękające pięty to naturalne skutki procesu starzenia. Z niewytłumaczalnych względów na twoim ciele pojawia się coraz więcej niedoskonałości – skórka pomarańczowa i rogowacenie okołomieszkowe, szorstkie, łuszczące się placki, różne brodawki i plamy, a także głębokie zmarszczki. Te oznaki upływającego czasu dotyczą wszystkich, bez wyjątku. Wraz z wiekiem system immunologiczny spowalnia swoją pracę. Dzięki metodzie Lancera odmładzającej ciało możesz pobudzić metabolizm komórkowy.

Z upływem czasu ciało potrzebuje coraz więcej opieki. Musisz pracować ciężej, aby utrzymać je w dobrym stanie, bo problemy ujawniają się coraz szybciej. Im wcześniej zajmiesz się nowymi, niechcianymi oznakami starzenia, tym łatwiej będzie ci je skorygować. Potrzebujesz 5 minut dziennie, aby metoda Lancera odmładzająca ciało poprawiła stan twojej skóry i ją ujędrniła. Jeśli odpowiednio zajmiesz się swoim ciałem, utrzymanie go w dobrej kondycji będzie łatwiejsze. Jeżeli sporo zmian jest już widocznych, możesz starać się je odwrócić i zmniejszyć tempo powstawania dalszych zniszczeń.

Każdy musi dbać o ciało

Po wielu namowach swojego agenta trafiła do mnie pewna piękna 27-letnia aktorka. Za trzy miesiące miała zagrać główną rolę w dużej produkcji, do której zdjęcia miały powstawać przez pół roku w bardzo egzotycznym miejscu. Miała grać... 15-latkę. Instrukcje od agenta były wyjątkowo proste – powiedział jej: „zajmij się wszystkim". Nie mogła mieć żadnych zmarszczek wokół ust, a jej całe ciało miało wyglądać wręcz dziewiczo.

Śródziemnomorska skóra dziewczyny była praktycznie bez skazy. Aby jednak wyglądała na młodszą, niż faktycznie była, trzeba było zastosować kompleksową pielęgnację. Każdy centymetr jej ciała musiał być promienny, gładki i świeży. Przez te trzy miesiące stosowała metodę Lancera na twarz i ciało. Skupiliśmy się na pielęgnacji dłoni, łokci i kolan. Do czasu wyjazdu na zdjęcia stała się zapierającą dech w piersiach młodą kobietą.

Wskazówka

Nie trzeba długo czekać, aby zobaczyć efekty stosowania metody Lancera. Najszybciej jednak dostrzeżesz zmianę na twarzy.

Inny pejzaż

Skóra twojego ciała bardzo różni się od tej na twarzy, szyi i dekolcie. Tak naprawdę już tylko na twarzy masz jej wiele odmian. Grubość naskórka, struktura unaczynienia, układ komórek, rozmieszczenie gruczołów łojowych, porów i wiele innych czynników znacznie różni się w zależności od obszaru ciała. Czy wiesz, że przez samo badanie komórek skóry znalezionych pod paznokciami ofiar zbrodni naukowcy są w stanie określić, z jakiej części ciała oprawcy te komórki pochodzą? Dzięki temu mogą przekazać policji konkretne wskazówki (np. „zbrodnię popełnił mężczyzna z zadrapaniami po lewej stronie szyi"). Skóra na czole zdecydowanie różni się od tej na dłoniach, a dodatkowo pomiędzy różnymi ludźmi występują jeszcze inne różnice. Ta złożoność pozwala na wyjaśnienie, dlaczego to, co działa na skórę jednych ludzi, nie działa na innych.

Skóra na twoim ciele jest zupełnie inna niż ta na twarzy, na co wskazuje także tempo zmian – jej stan poprawia się znacznie wolniej. Efekty, które możesz zauważyć na twarzy już po miesiącu, na szyi i dekolcie dostrzeżesz po dwóch lub trzech. Skóra ciała jest też trudniejsza w pielęgnacji. Poniżej linii szczęki ma zdecydowanie mniejszą tolerancję na uszkodzenia, co wynika z innej cyrkulacji krwi i różnicy w przydatkach skóry. A więc skoro skóra na ciele regeneruje się wolniej niż ta na twarzy, to pozytywne skutki działania metody Lancera odmładzającej ciało pojawią się później – po około 6 miesiącach. Poszczególne obszary ciała charakteryzują reakcje biologiczne zachodzące na innych poziomach. Ponieważ procesy naprawcze są nieprzewidywalne, nie każdą procedurę możesz przeprowadzić na wszystkich obszarach ciała.

Skóra poniżej linii biustu jest inna, więc jeśli chcesz poprawić jej wygląd, musisz zastosować produkty opracowane specjalnie dla tego obszaru. Mój program pielęgnacji ciała opiera się na trzystopniowej metodzie odmładzającej, którą przedstawiłem ci już w poprzednim rozdziale. Aby odmłodzić skórę, musisz ją złuszczać, oczyszczać i odżywiać, zwłaszcza w miejscach, w których pojawiły się już oznaki procesu starzenia. Zanim w kolejnym rozdziale zdradzę ci szczegóły pełnego programu pielęgnacji ciała, chciałbym, żebyś przyjrzała się tym okolicom, które wraz z wiekiem wymagają większej uwagi.

Punkty zapalne

Niektóre obszary ciała są szczególnie podatne na zmiany pojawiające się wraz z upływem czasu. Przyczyniają się do tego siła grawitacji, tarcie, ruch, ekspozycja na promieniowanie UV i stres. Jeśli zlekceważysz te informacje, będziesz wyglądała starzej. Metoda Lancera odmładzająca ciało to swoiste uproszczenie pielęgnacyjne obszarów narażonych na starzenie bez potrzeby stosowania specjalistycznych kosmetyków, zabiegów i sprzętu. Ta oparta na naturalnych mechanizmach regeneracyjnych procedura jest odpowiednia dla każdego, kto chce poprawić stan swojej skóry. Wykonywany za pomocą odpowiednich produktów do ciała trzystopniowy program (zob. str. 76) wykracza daleko poza samą korektę i zapobieganie powstawaniu oznak starzenia się.

Zaopiekuj się swoim ciałem i zobacz, jak podczas codziennego stosowania mojej metody twoja skóra pięknieje. Przed rozpoczęciem kuracji zrób zdjęcie całej sylwetki oraz kilka zbliżeń obszarów, na których dostrzegasz niedoskonałości. Fotografuj te miejsca co miesiąc i porównuj zdjęcia.

Przed rozpoczęciem programu musisz rozwiązać palące problemy. Od ramion i dłoni przez tułów i pośladki aż do nóg i stóp – całe twoje ciało zasługuje na pielęgnację, zmiękczenie i wygładzenie.

Dłonie

Na dłoniach bardzo szybko widać upływający czas. Utrata kolagenu i elastyny jest przyczyną spadku objętości tych substancji, co powoduje uwidacznianie się żył, kości i ścięgien. Starsze dłonie są po prostu wychudzone. Pojawiające się na skutek uszkodzeń posłonecznych plamy starcze właściwie z każdym dniem są coraz wyraźniejsze. Codzienne złuszczanie pobudzi produkcję kolagenu i pomoże rozjaśnić nierówną pigmentację.

Do mycia dłoni nie używaj zasadowych mydeł i płynnych preparatów zawierających alkohol. Przebarwienia rozjaśnią się dzięki stosowaniu środka myjącego z dodatkiem AHA. Po każdym myciu rąk odżywiaj skórę. Skrupulatne stosowanie kremów z filtrem zapobiegnie powstawaniu nowych przebarwień. Jeśli ciemne plamy nie wyblakły, skonsultuj się z dermatologiem, który może zalecić terapię specjalnym laserem (fluorescencyjnym światłem pulsującym).

Jeśli cierpisz z powodu nadmiernej suchości dłoni, która nasila się, kiedy jest zimno, powinnaś zastosować intensywną pielęgnację domową. Wieczorem nanieś na ręce grubą warstwę odżywczego kremu i produktu z zawartością komórek macierzystych, nałóż białe bawełniane rękawiczki i tak połóż się spać. Produkty będą działać w nocy i kiedy rano zdejmiesz rękawiczki, dłonie będą miękkie i elastyczne.

Łokcie

Guzowate i niezgrabne łokcie to niezbyt atrakcyjna część naszego ciała. Jednak pojawiające się na nich fałdy i zmarszczki są bardzo naturalnym zjawiskiem. Bez dodatkowej skóry nie mogłabyś przecież zginać rąk. Kiedy ramiona są wyprostowane, skóra na łokciach przybiera postać fałdek, na których często pojawiają się pierwsze oznaki suchości i braku jędrności skóry. Na łokciach nie ma gruczołów łojowych, które odpowiadają za nawilżenie skóry, dlatego ta część ciała może być sucha i pomarszczona jak skóra słonia. Szorstkie łokcie przypominające papier ścierny mogą nawet zahaczać o długie rękawy, wywołując dyskomfort.

Z tego powodu zawsze nakładaj na łokcie krem z filtrem przeciwsłonecznym, ponieważ słońce przyciemnia ich skórę zdecydowanie szybciej niż pozostałych obszarów ciała. Jeśli są bardzo szorstkie i suche, pękają, krwawią, są pokryte bąblami lub bolą, skontaktuj się z dermatologiem, aby upewnić się, że nie chorujesz na łuszczycę albo egzemę.

Unikaj opierania przedramion i łokci na stołach i innych twardych powierzchniach. Nacisk i tarcie mogą pogorszyć ich stan, powodując odciski, które będą jeszcze ciemniejsze od otaczającej je skóry. Nie odrywaj też zrogowaciałych skórek – ten problem rozwiąże codzienny peeling. Odżywianie dwa razy dziennie przywróci skórze właściwe nawilżenie. Jeśli twoje łokcie pieką i palą, zastosuj zimny kompres, który złagodzi to uczucie.

Codzienne złuszczanie pomoże ci pozbyć się martwych komórek naskórka gromadzących się w fałdach skóry i przyspieszy odnowę komórkową. Dobry preparat myjący będzie kontynuował złuszczanie i pomoże skórze przygotować się na wchłonięcie składników, których dostarczysz jej w fazie odżywiania. Dzięki metodzie Lancera odmładzającej ciało rozwiążesz swoje problemy z łokciami.

Rogowacenie okołomieszkowe

Zlewające się w plamy czerwone krostki, które tworzą się na bocznych stronach ramion, ud i na pośladkach, fachowo noszą nazwę rogowacenia okołomieszkowego. Mogą występować jako niepodrażnione różowo-czerwone krostki lub przyjmować postać czerwonych wyprysków w stanie zapalnym. Ponieważ u 50% osób dotkniętych tą dolegliwością jej przypadki notowano wcześniej u innych członków rodziny, podejrzewa się, że rogowacenie okołomieszkowe ma podłoże genetyczne. Problem dotyczy około 50–80% nastolatków oraz 40% dorosłych.

Czerwone krostki są efektem zaczopowania ujść mieszków włosowych kreatyną, co wywołuje stan zapalny. Najlepszym sposobem na ich odblokowanie jest eksfoliacja, a więc etap złuszczania ma ogromne znaczenie. AHA (alfa-hydroksywasy) działają na powierzchni, a BHA (beta-hydroksykwasy) w postaci kwasu salicylowego, docierają głębiej, zapewniając działanie antybakteryjne i przeciwzapalne. Nie drap skóry podczas złuszczania i oczyszczania, bo tylko pogorszysz stan zapalny. Jeśli zabieg eksfoliacji nie wystarcza, porozmawiaj ze swoim dermatologiem – może zapisać ci maść z mleczanem amonu, kurację retinoidami lub kortykosteroidami.

Włókniaki

Wraz z upływem czasu na skórze pojawiają się włókniaki. To małe łącznotkankowe guzki, które wyglądają jak kawałki wiszącej skóry. Pojawiają się głównie w miejscach, w których skóra się o siebie ociera – pod pachami i piersiami, w pachwinach, na klatce piersiowej, szyi i powiekach. Zwykle zauważamy je w złamaniach skóry i fałdach. Włókniaki to przede wszystkim nieprawidłowe włókna kolagenowe. Skłonność do ich powstawania jest do pewnego stopnia dziedziczna. Osoby z nadwagą, kobiety w ciąży i diabetycy są bardziej podatni na powstawanie tego typu zmian.

Na początku włókniaki są małe i płaskie, niczym główki od szpilki. Na tym etapie codzienne złuszczanie może sprawić, że znikną bez bólu. Pamiętaj, że tylko w początkowym okresie reagują na powierzchowne zabiegi. Jeśli zmiany, które masz, są uciążliwe, umów się na zabieg, w czasie którego dermatolog skutecznie je usunie. Lekarz będzie mógł również zdiagnozować, czy to tylko włókniak czy poważniejsza zmiana.

Nogi

Jeśli golisz nogi, jednocześnie je złuszczasz. Stosując metodę Lancera odmładzającą ciało będziesz je złuszczać dwa razy częściej – podczas fazy eksfoliacji oraz oczyszczania. Trzecim krokiem będzie odżywianie. Skóra na nogach łatwo się przesusza, a więc zapewne szybko poczujesz różnicę. Jeśli nie chroniłaś nóg kremem z filtrem lub miałaś poparzenia słoneczne, na ich powierzchni mogą się pojawiać plamy barwnikowe. Metoda Lancera pomoże ci pozbyć się tych ciemnych plam i poprawi stan skóry twoich nóg.

Kolana

Moda na odkrywanie nóg ujawniła, że nawet niektóre piękności mają obwisłe i nieatrakcyjnie wyglądające kolana. Z wiekiem skóra kolan traci jędrność, pojawiają się na nich fałdy i zmarszczki, a nawet cellulit. Wszystkie te przykre efekty mogą spotkać każdego, niezależnie od wagi. Utrata spoistości skóry jest skutkiem naturalnej degradacji kolagenu, elastyny i masy mięśniowej. Podobnie jak łokcie, kolana ciężko pracują. Ich skóra jest ciągle zmuszana do zginania się i rozciągania, a w niektórych pozycjach kolana muszą utrzymywać ciężar całego ciała. Rzadko jednak poddajemy je zabiegom przeciwstarzeniowym, co jest błędem. Odpowiednie działania pozwolą ci zachować atrakcyjny wygląd kolan.

Niewielka koncentracja gruczołów łojowych sprawia, że kolana przedwcześnie się starzeją. Odpowiednia pielęgnacja zapewnia wyraźną poprawę ich wyglądu. Codzienne złuszczanie zrewitalizuje skórę na poziomie komórkowym. Odżywianie, które zapewnia właściwe nawilżenie i stymuluje produkcję kolagenu, również ma bardzo duże znaczenie. Ćwiczenia fizyczne wzmocnią mięśnie, które z kolei zapobiegną obwisaniu skóry i wypełnią zapadnięte miejsca w widocznych częściach kolan. Joga i pilates pomogą ci utrzymać siłę i elastyczność. Zapomnij jednak o chirurgicznym liftingu kolan. Jest to kosztowny zabieg, pozostawiający dużą bliznę, która może się rozszerzać z powodu ruchu. Blizny mogą się też pogrubiać, wznosić nad powierzchnię skóry i ciemnieć. Nawet jeśli twój problem jest poważny, najlepszym wyjściem są zabiegi poprawiające napięcie skóry.

Cellulit

Syndrom skórki pomarańczowej to tylko jedno z ciekawych określeń cellulitu – pofałdowanej skóry z widocznymi grudkami i zapadnięciami, obserwowanej na tylnej stronie ud, na pośladkach, kolanach, brzuchu i w górnej części ramion u 90% kobiet i u wielu mężczyzn. Nie wszystkie osoby z cellulitem mają nadwagę. Nawet nie zdajesz sobie sprawy

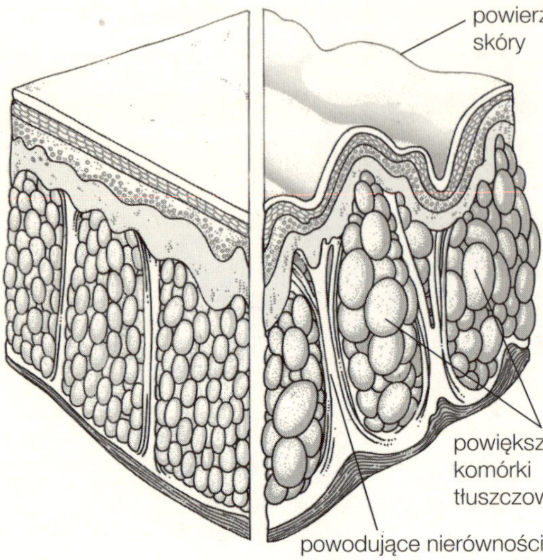

z tego, ile czasu fotografowie potrzebują, aby wyretuszować zdjęcia sławnych osób, które też mają cellulit. Defekt ten staje się coraz bardziej widoczny z wiekiem, kiedy skóra traci elastyczność.

Cellulit wynika z nierówności tkanki tłuszczowej, która znajduje się pod powierzchnią skóry. Guzowaty wygląd powstaje, kiedy tłuszcz uciska tkankę łączną, przytwierdzającą skórę do znajdujących się poniżej mięśni. Kiedy komórki tłuszczowe gromadzą się, wybijają się w kierunku powierzchni skóry, podczas gdy tkanka łączna ciągnie je w dół, powodując fałdowanie się skóry znajdującej się powyżej.

To dość oczywisty powód powstawania cellulitu, jednak założę się, że słyszałaś już różne teorie.

- Rzeczywiście geny mogą odgrywać pewną rolę. Niektóre cechy dziedziczne, takie jak wolny metabolizm, determinują rozmieszczenie tkanki tłuszczowej oraz niewłaściwą cyrkulację krwi i limfy.

Zmniejsz widoczność cellulitu

Metoda Lancera odmładzająca ciało zmniejsza widoczność cellulitu i niweluje nierówności poprzez ujędrnienie i uelastycznienie skóry. Nie wierz w obietnice producentów kremów antycellulitowych, ponieważ ich skuteczność nie została udowodniona. Aplikowana na skórę kofeina wykazuje znikomą aktywność. Opracowano również wiele zabiegów terapeutycznych, które pomagają w walce z cellulitem – drenaż limfatyczny, terapię ciepłem, ultradźwięki, radiofrekwencję, fale radiowe, ujędrniającą elektrostymulację oraz zabiegi chirurgiczne. W ciężkich przypadkach zdarzało mi się stosować wypełniacze. Jednak zanim zdecydujesz się na wypróbowanie różnych zabiegów, powinnaś dać szansę metodzie Lancera, aby podjąć próbę zmiany wyglądu skóry bez stosowania inwazyjnych kuracji. Stan skóry nawet w najbardziej opornych przypadkach z czasem się poprawia. Jeśli wytrwasz, zobaczysz różnicę.

- Podejrzewa się również, że wpływ na rozwój cellulitu mają także czynniki hormonalne, w szczególności nadmiar estrogenu i hormonów powiązanych ze stresem.
- Na pewno istotną rolę odgrywa styl życia. Dieta bogata w tłuszcze, węglowodany proste i sól, z niską zawartością błonnika najprawdopodobniej zwiększa cellulit.
- Podobnie jak ciągłe odwodnienie i stosowanie diet powodujących efekt jo-jo.
- Poza tym cellulit może być bardziej nasilony u palaczy, osób mało aktywnych i tych, które spędzają większość czasu w pozycji stojącej lub siedzącej.
- Co ciekawe, skórka pomarańczowa jest mniej widoczna na ciemnej skórze.

Stopy

Twoje stopy mają ciężko – przez cały dzień noszą ciężar całego ciała, często w niewygodnych butach na wysokim obcasie i z wąskimi czubkami. Zbyt luźne obuwie powoduje takie same szkody. Tarcie w miejscach, które nie muszą znosić obciążenia, powoduje powstawanie odcisków i pęcherzy. Modzele powstają od przeciążeń na podeszwach stóp i na piętach. Najlepszym sposobem na utrzymanie stóp w dobrej kondycji jest noszenie codziennie innego obuwia. Różnicuj wysokość obcasów i fason butów.

Peeling podczas kąpieli czy pod prysznicem sprawi, że stopy będą miękkie i zyskają jednolity kolor. Nie polecam używania pumeksów, bo zbyt trudno oczyścić je tak, by nie namnażały się na nich bakterie. Codzienne złuszczanie skóry i pielęgnacja w postaci pedicure dwa razy w miesiącu powinny wystarczyć, aby skóra twoich stóp pozostała miękka i nie nosiła oznak starzenia się. Oto kilka wskazówek, które pomogą ci utrzymać stopy w optymalnym zdrowiu:

- codziennie nakładaj na grzbiety stóp i skórę wokół kostek krem z filtrem przeciwsłonecznym,
- każdego dnia złuszczaj podeszwy, pięty i palce stóp,
- kiedy twoje stopy zmoczą się, dokładnie je osuszaj – szczególnie między palcami, dzięki czemu unikniesz grzybicy; wycieraj również resztki kremu nawilżającego spomiędzy palców,
- w szatniach sportowych lub w pomieszczeniach z wilgotnymi podłogami zawsze noś klapki,

- aby zapobiegać powtarzalnemu uciskowi i tarciu w tych samych miejscach stóp, codziennie zmieniaj buty,
- używaj poduszeczkowatych wkładek do butów,
- aby zapewnić stopom intensywne nawilżenie, przed pójściem spać posmaruj je obficie kosmetykiem z komórkami macierzystymi i nałóż na nie białe, bawełniane skarpetki.

Zakładając w lecie sandały, chcesz, żeby twoje stopy wyglądały ładnie. Jeśli nad nimi popracujesz, wypięknieją. Jeżeli są zaniedbane i w kiepskim stanie, umów się na wizytę do podologa, który zaleci stosowne zabiegi i pielęgnację.

Paznokcie

Paznokcie są zbudowane z utwardzonej keratyny, czyli tego samego białka, które występuje w skórze i we włosach. Keratyna, która buduje paznokcie, jest wytwarzana przez komórki znajdujące się w palcach dłoni i stóp. Paznokcie u dłoni rosną średnio dwa razy szybciej niż te u stóp. Tak jak skóra odzwierciedla twoje zdrowie, paznokcie obrazują to, co dzieje się wewnątrz organizmu. Dlatego problemy z paznokciami nasilają się wraz z upływem czasu. Praktycznie każdy z nas doświadczył w swoim życiu zranienia płytki, wrastania paznokci stóp czy infekcji grzybiczej, ale już zmiany w zabarwieniu, kształcie czy grubości płytki, podobnie jak puchnięcie, krwawienie czy ból, mogą być oznakami poważnych problemów zdrowotnych związanych m.in. z sercem, wątrobą, tarczycą, chorobami nerek, cukrzycą lub anemią.

Dermatolog może zidentyfikować objawy uwidaczniające się na płytkach paznokci, np. krwiaki Splintera – cienkie, czerwono-brązowe linie pod płytką paznokcia, które mogą być objawem choroby serca. Jeśli zaobserwujesz ciemne przebarwienia obejmujące też skórkę paznokcia, nie bagatelizuj ich, ponieważ może to być czerniak – najbardziej złośliwy z nowotworów skóry. Pamiętaj również, że każda zmiana w wyglądzie płytek – inna tekstura czy kolor, pojawienie się bruzdowania na powierzchni płytek, wzniesień, zaklęśnięć czy wygięć, powinna być skonsultowana z dermatologiem. Zmiany na paznokciach mogą sygnalizować poważne problemy zdrowotne, które należy pilnie zdiagnozować.

Aby paznokcie były zdrowe, smaruj je codziennie kremem nawilżającym, zwracając szczególną uwagę na skórki. Nie odrywaj skórek i błonek ani ich nie wycinaj. Odżywiaj je kremem i delikatnie odpychaj. Przestań obgryzać paznokcie. Jeśli pokonasz stres i lęk, przyjdzie ci to znacznie łatwiej. Co dwa tygodnie powinnaś fundować sobie (sama lub u kosmetyczki) porządny manicure i pedicure. Jeśli chodzisz na profesjonalny manicure i pedicure, zainwestuj we własne przyrządy do zabiegu, zamiast narażać się na ryzyko infekcji. Pamiętaj, że tylko podolog może używać ostrza w czasie zabiegu pielęgnacji stóp. Wygładzanie stóp po moczeniu powinno być odpowiednio dostosowane do potrzeb zredukowania odcisków i modzeli. Dbaj o to, aby paznokcie były zawsze krótko obcięte, a płytki przycięte na równo (zaokrąglone paznokcie mogą wrastać). Jeśli masz problem z wrastającym paznokciem, nie próbuj sama temu zaradzić. Aby uniknąć groźnej infekcji, umów się do dermatologa.

Starzejące się włosy

Pojawiające się po 30. roku życia siwe włosy to jedna z pierwszych oznak starzenia. Wraz z wiekiem mieszki włosowe produkują coraz mniej melaniny, przez co kolor włosów nie jest już tak intensywny jak wcześniej. Twój organizm wytwarza mniejsze ilości keratyny, czyli proteiny, która zapewnia włosom siłę i zdrowie. Bez wystarczającej ilości tego białka kosmyki stają się cieńsze, bardziej porowate, a końcówki włosów częściej się rozdwajają. W konsekwencji włosy większości ludzi powyżej 30. roku życia stają cieńsze i rzadsze. Częściowo jest to skutek spowolnienia faz wzrostu włosów i procesu ich odrastania, co dotyczy także rzęs.

Wahania hormonów podczas menopauzy również wpływają na stan włosów. Podczas gdy zmniejsza się poziom estrogenu, androgeny mogą je osłabiać w miejscach, w których chciałabyś, by pozostały gęste, i powodować pojawianie się niepożądanego owłosienia, np. na twarzy. U mężczyzn, którzy są genetycznie skłonni do łysienia, testosteron zamienia się w DHT – mocniejszą formę męskiego hormonu, która wiąże komórki mieszków włosowych i zabija je.

Z wiekiem zmienia się też struktura włosów. Na skutek spadku produkcji sebum, którego ilość zmniejsza się średnio o 10% co 10 lat, stają się one suche i porowate. Sebum nawilża zarówno skórę, jak i włosy. Połączenie starzenia się, niszczącego wpływu środowiska, stylizowania na gorąco oraz farbowania i chemicznych środków do układania znacznie osłabia twoje włosy i sprawia, że stają się one coraz rzadsze. W efekcie matowieją, są łamliwe, przepalone i przesuszone.

Ogromne znaczenie dla zdrowia włosów ma również twój styl życia. Stres wpływa niekorzystnie nie tylko na skórę – niszczy też włosy. Niezależnie od

Natura rzadko się myli

Chris McMillan to znany w Beverly Hills stylista fryzur, który stworzył słynną fryzurę Jennifer Aniston w serialu *Przyjaciele* (zresztą od tego momentu na stałe współpracuje ze wspomnianą aktorką). Dzięki swojej nonszalancji zmienił standardy stylizacji fryzur gwiazd. Jego pomysły widziałaś na okładkach wszystkich luksusowych magazynów, takich jak „Vogue", „Harper's Bazaar", „Vanity Fair", „InStyle", „Rolling Stone" czy „GQ". Jego filozofia dotycząca farbowania włosów w pełni pokrywa się z moim mottem – działać należy wolno i możliwie naturalnie.

Wierzę w to, że kolor włosów, z którym się urodziliśmy, to odcień najbardziej pasujący do tonacji naszej cery. Osobiście nie sądzę, aby natura myliła się w większości przypadków! Przyjrzyj się swoim zdjęciom z dzieciństwa, kiedy twoje włosy miały naturalny kolor. Patrząc na te fotografie, raczej nie myślisz sobie, że gdybyś wtedy tylko odrobinę przyciemniła fryzurę, byłabyś znacznie ładniejszym dzieckiem. Jest wręcz przeciwnie. Często marzymy o powrocie do naszych naturalnych, zdrowych i niefarbowanych włosów.

Kiedy konsultuję moich klientów, zalecam im, żeby przypomnieli sobie czasy dzieciństwa. Zauważ, że większość z nas rozpoczyna przygodę ze zmianą koloru włosów od delikatnych refleksów, a więc od podkreślenia naszego bazowego koloru. Nie zmieniamy chemicznie całych włosów. Kiedy zaczynamy eksperymentować, radykalne zmiany stają się coraz bardziej kuszące. Tylko dwie grupy osób decydują się na całkowitą zmianę kolor włosów – do pierwszej zaliczamy ludzi, którzy chcą ukryć siwe kosmyki, a do drugiej – tych, którzy są gotowi na całkowitą zmianę wizerunku. Osoby pragnące zamaskować siwiznę powinny dążyć do uzyskania odcienia możliwie jak najbliższego ich naturalnemu kolorowi włosów. To z kolei znów prowadzi do stwierdzenia, że to, z czym się urodziliśmy, jest najbardziej pasującym nam rozwiązaniem i lepiej się go trzymać.

Pamiętaj, że rezygnując z radykalnego farbowania włosów, możesz przecież wprowadzić inne zmiany, które zrekompensują ci brak szaleństw na głowie – nowe kolory w makijażu czy opaleniznę. Dzięki temu zachowasz autentyczny wygląd. Piękno powinno wyglądać na klasyczne i osiągnięte bez wysiłku. Używaj tego, co naturalne jako przewodnika. ponieważ natura rzadko się myli.

tego, czy zostałaś dłużej w pracy, by skończyć ważny projekt, opiekowałaś się schorowanymi rodzicami czy nastoletnimi dziećmi, stres zwiększa produkcję hormonów powodujących stan zapalny. Zapalenie może z kolei zaburzyć funkcje barierowe skóry głowy. W efekcie produkty do pielęgnacji włosów, których używałaś do tej pory, mogą nagle wywołać kłucie, mrowienie i swędzenie. Dzieje się tak, ponieważ skóra głowy i włosy stają się bardziej suche i chemiczne składniki produktu penetrują głębiej, wywołując niepożądaną reakcję.

Każdy kosmyk włosów jest osobnym mikroświatem, wyposażonym w swój własny gruczoł łojowy, mięsień i system krążenia. Podczas stresu, a więc na skutek zwiększonej produkcji adrenaliny, mieszek włosowy staje się napięty i sztywny. Pewne reakcje chemiczne sprawiają, że adrenalina zmienia się w androgeny, które powodują wypadanie włosów. Chroniczny stres prowadzi też do rozregulowania produkcji insuliny, co wywołuje stan zapalny w całym organizmie. Obciążenie fizyczne lub psychiczne, którego doświadczasz np. podczas rozwodu, operacji czy kiedy umiera ktoś bliski, może spowodować utratę włosów. Proces ten może wywoływać tzw. łysienie telogenowe, kiedy włosy w fazie wzrostu zmuszone są do przejścia w fazę spoczynku. Duża utrata wagi również może zmniejszyć wytwarzanie hormonów i prowadzić do przerzedzenia się twojej fryzury. Jeśli podczas czesania lub mycia głowy dostrzegasz zwiększone wypadanie włosów, skontaktuj się z dermatologiem. Ich nagła i większa utrata może być sygnałem ukrytych dolegliwości. Pamiętaj także, że niektóre leki i suplementy mogą powodować wypadanie większej liczby włosów. Leki antykoagulacyjne (np. warfaryna), antydepresanty, doustne środki antykoncepcyjne oraz leki na artretyzm i nadciśnienie to często przepisywane środki, które mogą być przyczyną przerzedzenia się fryzury.

Jednym ze sposobów na utrzymanie mocnych i błyszczących włosów jest spożywanie składników odżywczych, które poprawiają ich kondycję. To, co jesz, może wzmocnić mieszki włosowe i otaczającą je skórę głowy. Kluczowe znaczenie odgrywają proteiny. Jeśli twoja dieta będzie uboga w białko, nowe włosy będą ci rosły zdecydowanie wolniej. Z kolei te, które wypadły na skutek naturalnych procesów, nie odrosną już tak szybko.

Zorganizowałem ci wyczerpującą wycieczkę po starzejących się obszarach ciała. Teraz wyjaśnię, jak sprawić, aby skóra była piękna od stóp do głów.

Metoda Lancera odmładzająca ciało

Kilka lat temu Jay Leno nazwał mnie lekarzem polerującym hollywoodzkie popiersia. Rzeczywiście jest w tym trochę prawdy – oczywiście w sensie metaforycznym. Metoda Lancera odmładzająca ciało wykorzystuje ten sam proces autoregneracji, co program na twarz, szyję i dekolt. Będziesz wykonywać trzy kroki – wygładzanie, oczyszczanie i odżywianie – codziennie i wszędzie. W czasie stosowania programu na ciało będziesz złuszczać skórę, niezależnie od tego, czy kąpiesz się w wannie czy bierzesz prysznic. Dzięki temu będziesz stymułować skórę do młodzieńczego zachowania, wykorzystując jej uzdrawiające moce. Polepszysz odnowę komórkową, a podczas peelingu będziesz stymulować produkcję kolagenu i elastyny, tak samo jak w czasie złuszczania skóry twarzy, szyi i dekoltu. Potem przejdziesz do oczyszczania, a więc kontynuacji procesu złuszczania i zmywania martwych komórek, zanieczyszczeń oraz nadmiaru sebum. Będziesz odżywiać skórę preparatem, który nie tylko ją nawilży i wygładzi, ale będzie także zwalczał wolne rodniki i dostarczał komórkom tlen.

Złuszczanie jest kluczowe dla zniwelowania oznak starzenia się skóry. Jeśli nie mieszkasz w tropikalnym raju, większa część twojej skóry zwykle nie jest narażona na działanie szkodliwych czynników. Dobra wiadomość jest taka, że ta nieeksponowana skóra powinna być w dość dobrej kondycji. Stosując mój program, zachowasz ją w tym stanie. Z kolei na tych częściach ciała, które są wystawiane na promienie słoneczne, czyli na dłoniach, ramionach, nogach i stopach, złuszczanie pomoże ci w zniwelowaniu uszkodzeń posłonecznych, wyrównaniu kolorytu skóry i opóźnieniu niektórych oznak starzenia się. Na koniec zastosujesz kolejne kroki – oczyszczanie i odżywianie, które poprawią stan i koloryt skóry.

Metoda Lancera odmładzająca ciało

Złuszczaj skórę ciała w czasie każdej kąpieli i prysznica. Nie zalecam stosowania gąbek typu luffa, myjek czy rękawic, o ile nie pierzesz ich po każdym użyciu. Mokre przyrządy do mechanicznej eksfoliacji stanowią pożywkę dla bakterii. Środki złuszczające znajdujące się w peelingu sprawdzą się zdecydowanie lepiej. Po złuszczaniu umyj ciało, a przed pójściem spać odżyw skórę. Rano przed wyjściem na dwór nakładaj na ręce, przedramiona, nogi, stopy i inne odkryte miejsca krem z filtrem przeciwsłonecznym.

Złuszczanie skóry ciała

Pierwszym krokiem jest eksfoliacja. Twoim celem jest usunięcie suchych, martwych komórek, nadmiaru sebum i innych pozostałości z całego dnia, dzięki czemu odsłonisz gładszą i młodziej wyglądającą skórę. Złuszczanie zrewitalizuje skórę i sprawi, że będzie ona miękka w dotyku.

- Nakładaj umiarkowaną ilość peelingu suchymi dłońmi na suchą skórę.
- Podziel ciało na części: zacznij od jednej stopy i przechodź w górę do kolana, a potem powtórz to na drugiej nodze, delikatnie masując skórę kolistymi ruchami za pomocą mokrych rąk. Każdej nodze poświeć minutę.

- Złuszcz dłonie, przedramiona i ramiona, poświęcając minutę na każdą stronę ciała.
- Specjalną uwagę poświęć obszarom z widocznymi oznakami starzenia – dłoniom, łokciom, tylnej stronie ud, kolanom, piętom, palcom u stóp i przestrzeniom pomiędzy nimi. Gdziekolwiek widzisz zgrubiałą skórę, łuski, zniszczenia posłoneczne, obwisłą skórę, dołki i zmarszczki, dokładnie złuszczaj.
- Opłucz ciało letnią wodą i dokładnie osusz. Upewnij się, czy dokładnie spłukałaś drobinki peelingu.

Zalecane peelingi do ciała

Powinnaś poszukać peelingu do ciała, który będzie zawierał mechaniczne i chemiczne substancje złuszczające, a także antyoksydanty i składniki przeciwzapalne.

Luksusowe

Lancer Skincare The Method: Body Polish
La Prairie Cellular Mineral Body Exfoliator
Sisley-Paris Energizing Foaming Exfoliant

Średnia półka

Kiehl's Laveneder Gently Exfoliating Body Scrub
Clinique Sparkle Skin Body Exfoliator

Ogólnodostępne

Dove Gentle Exfoliating Body Wash with NutriumMoisture
Burt's Bees Radiance Exfoliating Body Wash

* Polskie kosmetyki zatwierdzone przez dr. Lancera: s. 251.

Oczyszczanie skóry ciała

Umyj ciało w ten sam sposób, w jaki nakładałaś peeling, i dokładnie je spłucz. Unikaj używania gąbek i myjek – jeśli nie będziesz ich prać po każdym użyciu, rozwiną się na nich bakterie.

Odżywianie skóry ciała

Nawilżanie całego ciała po kąpieli opóźnia pojawianie się oznak starzenia się, poprawia stan i napięcie skóry. Nakładanie odżywczego kosmetyku na wilgotną skórę zwiększa poziom absorpcji aktywnych składników preparatu.

- Nakładaj kosmetyk obficie na starzejące się obszary – łokcie, pięty i kolana.
- Dokładnie osusz skórę pomiędzy palcami stóp i nie nawilżaj jej.

Zalecane produkty do mycia ciała

Wybierz kosmetyk z chemicznymi składnikami złuszczającymi. Powinien też działać kojąco na suchą skórę.

Luksusowe

Lancer Skincare The Method: Body Cleanse
Erno Laszlo Sea Mud Deep Cleansing Bar
La Prairie Cellular Energizing Bath and Shower Gelee

Średnia półka

Kiehl's Coriander Bath & Shower Liquid Body Cleanser
Clinique Deep Comfort Body Wash

Ogólnodostępne

Dove VisibleCare Radiance Creme Body Wash
Aveeno Stress Relief Body Wash

* Polskie kosmetyki zatwierdzone przez dr. Lancera: s. 251.

Zalecane kosmetyki nawilżające do ciała

Dobry preparat powinien zawierać antyoksydanty, substancje ujędrniające, AHA i liposomy dotleniające skórę.

Luksusowe

Lancer Skincare The Method: Body Nourish
Chanel Creme Lissante Jeunesse et Fermete (Firming and Rejuvenating Cream)
AmorePacific Moisture Bound Vitalizing Body Lotion

Średnia półka

Kiehl's Deluxe Hand & Body Lotion with Aloe Vera & Oatmeal
Clinique Deep Comfort Body Butter

Ogólnodostępne

Eucerin Skin Calming Daily Moisturizing Creme
Aveeno Daily Moisturizing Lotion

* Polskie kosmetyki zatwierdzone przez dr. Lancera: s. 251.

Podejrzane znamiona

W Stanach Zjednoczonych rak skóry jest najczęściej występującym nowotworem. Co roku liczba jego przypadków przewyższa łączną sumę zachorowań na nowotwory piersi, prostaty, płuc i jelita grubego. Przewiduje się, że u jednego na pięciu Amerykanów w ciągu dorosłego życia wystąpi rak skóry. Musisz więc być świadoma jego objawów. Jeśli jakieś znamię lub plamka budzą twoje podejrzenia, niezwłocznie skonsultuj się z dermatologiem.

Chociaż nowotwory skóry mogą przyjmować różne postaci, przede wszystkim powinnaś znać ich trzy główne typy.

Rak podstawnokomórkowy

Najczęściej występuje u osób z jasną karnacją, rzadko pojawia się u ludzi z ciemną skórą. Rozwija się w komórkach warstwy podstawnej naskórka. Twoją uwagę powinny zwrócić:

- małe, gładkie i mięsiste guzki, które mogą mieć zagłębienie na środku,
- guzki, które krwawią i goją się z powstawaniem strupka, a potem znowu krwawią,
- delikatna, płaska, czerwona plamka, która łatwo krwawi,
- twarda, przypominająca bliznę zmiana.

Płaskonabłonkowy (kolczystokomórkowy) rak skóry

Ten rodzaj guza pojawia się najczęściej w miejscach narażonych na działanie promieni słonecznych. Zwykle komórki raka płaskonabłonkowego znajdują się na czole, nosie, uszach, dolnej wardze, dłoniach i przy linii włosów. Ten rodzaj nowotworu może się pojawić w obszarach skóry, które były poparzone promieniowaniem UV, narażone na działanie chemikaliów lub radioterapii. Rak płaskonabłonkowy może szybko rosnąć i dawać przerzuty do blisko położonych węzłów chłonnych. Rzadko pojawia się u osób z ciemną karnacją, ale u tych z jasną skórą jest drugim najczęściej występującym nowotworem skóry. Oto jego oznaki:

- twardy, czerwony guzek,
- łuszcząca się plama na skórze lub guzek, który krwawi bądź tworzy strup,
- niegojące się owrzodzenie, rana.

Czerniak (melanoma)

To poważna, złośliwa postać raka, która może dawać przerzuty do kości i innych organów. Rozwija się w melanocytach warstwy podstawnej naskórka. Jak zapewne pamiętasz, melanocyty produkują melaninę – pigment, który chroni przed uszkodzeniem przez promienie słoneczne głębszych warstw skóry. Melanoma często występuje rodzinnie. Nowotwór rozwija się wtedy, gdy szkodliwe promienie UV niszczą komórki skóry. Zmiana wielkości, kształtu lub koloru znamienia lub innej narośli to objaw, którego nie wolno ignorować. Powinno cię zaalarmować pojawienie się:

- pogrubionego lub wznoszącego się pieprzyka, który wcześniej był płaski,
- łuszczącej się, krwawiącej, sączącej się nadżerki lub powstających na powierzchni skóry strupków,
- puchnącej, zaczerwienionej skóry wokół znamienia lub plamki zmieniającej kolor na otaczającej go skórze,
- piekącego, swędzącego lub łaskoczącego znamienia,
- zmiękczonej skóry lub odpadania jej małych kawałeczków.

Zapewne wiesz, jak ważne dla wczesnego wykrycia choroby jest samodzielne badanie piersi. Powinnaś myśleć w ten sam sposób o wczesnych objawach nowotworów skóry. Co miesiąc musisz dokładnie oglądać swoje ciało w poszukiwaniu jakichkolwiek zmian i nowych defektów.

Koncepcja brzydkich kaczątek, czyli zmian wyróżniających się na tle innych, pomoże ci w zidentyfikowaniu znamion o charakterze czerniaka. W większości przypadków czerniak różni się wyglądem od otaczających pieprzyków i piegów. Normalne znamiona barwnikowe są do siebie podobne, jednak zmiana nowotworowa wygląda inaczej. Reguła ABCDE, którą za chwilę ci przedstawię, została stworzona po to, by pomóc ci różnicować zmiany skórne i zidentyfikować czerniaka.

A – Asymetria (*asymmetry*): jeśli przez środek pieprzyka poprowadzisz linię, to jego połówki będą się od siebie różniły.

B – Krawędź (*border*): krawędzie czerniaka na wczesnym etapie rozwoju nowotworu są zwykle nieregularne – mogą być wyszczerbione lub wygięte.

C – Kolor (*color*): jeśli pieprzyk lub znamię ma niejednolitą barwę w odcieniach brązu, opalenizny lub czerni, nie ignoruj tego znaku ostrzegawczego; pamiętaj także, że mogą się pojawić inne kolory – niebieski, fioletowy, czerwony, biały.

D – Średnica (*diameter*): czerniak zwykle ma większą średnicę niż gumka znajdująca się na końcu ołówka – zazwyczaj ma ok. 0,5 cm, choć na początku zmiany bywają mniejsze.

E – Zmiana (*evolution*): jakakolwiek zmiana w rozmiarze, kształcie, zabarwieniu lub wypukłości znamienia i każdy nowy objaw, taki jak krwawienie, pojawianie się strupków czy pieczenie, wymaga konsultacji z dermatologiem.

Jeśli dermatolog zidentyfikuje zmianę nowotworową skóry, przeprowadzi jej biopsję, czyli wycięcie chirurgiczne, aby określić rodzaj nowotworu i to, jaką terapię należy zastosować.

Łatwo przegapić nowotwór skóry

Jeden z moich pacjentów, który jest znaną postacią w Hollywood, podarował swojej specjalistce od reklamy zaproszenie na wizytę w mojej klinice. Kobieta, która odwiedziła gabinet, miała 50 lat, jasną karnację i była chodzącym problemem dermatologicznym. Niezbyt dobrze dbała o swoją skórę. Kiedy poprosiłem ją o wskazanie niepokojących ją problemów, skupiła się na utracie jędrności skóry w okolicy żuchwy i szyi.

Kiedy ją badałem, zauważyłem trzy guzki nowotworowe. Jeden znajdował się plecach, drugi na wewnętrznej stronie kolana, a ostatni na boku lewej piersi. Zarówno ona, jak lekarze, których odwiedzała, byli przekonani, że to plamy posłoneczne. Doświadczony dermatolog nie przegapi zmiany nowotworowej. To ważny powód do regularnych wizyt u specjalisty (przynajmniej raz w roku). Wcześnie wykryty nowotwór skóry może być wyleczony bez komplikacji.

Wskazówka

Raz w miesiącu oglądaj dokładnie skórę całego ciała w poszukiwaniu zmian nowotworowych. Nie zapominaj o plecach. Jeśli masz trudności z ich obejrzeniem, poproś o pomoc kogoś bliskiego.

* * *

Poznałaś już mój autorski program pielęgnacyjny dla twarzy, szyi i klatki piersiowej oraz jego drugą wersję obejmującą pielęgnację całego ciała. Gwarantuję ci, że jeśli będziesz stosowała metodę Lancera codziennie, szybko zauważysz jej efekty. Jeżeli przerwiesz jej stosowanie, jak najszybciej nadrób zaległości. Nie pozwól swojej skórze ponownie zasnąć. Jeśli jesteś jak większość moich pacjentów, zmiany widoczne na skórze będą motywowały cię do wytrwania w programie. Kiedy ludzie zauważą różnicę, przekonasz się, że warto było go stosować. Gdy uzyskasz słynny efekt „blasku Lancera", znajomi będą cię pytać, co w sobie zmieniłaś lub gdzie byłaś na wakacjach!

W kolejnych rozdziałach dowiesz się, jak podkręcić jeszcze mój program dla spotęgowania działania anti-aging, leczenia trądziku, trądziku różowatego i w przypadku skóry wrażliwej – czyli czterech głównych problemów dermatologicznych. Te dolegliwości są efektem permanentnego stanu zapalnego skóry. Aby zrozumieć specyficzne rodzaje zabiegów stosowanych w metodzie Lancera, zapoznasz się także ze Skalą Etniczną Lancera. Wiele problemów twojej skóry wynika z cech twoich przodków, a skłonności genetyczne wpływają na to, jak twoja skóra reaguje na zabiegi.

CZĘŚĆ DRUGA

ZAAWANSOWANA METODA LANCERA

5

ANALIZA DRZEWA GENEALOGICZNEGO

Porady i wskazówki, których udzielam pacjentom podczas pierwszego spotkania, nie opierają się wyłącznie na ich wyglądzie zewnętrznym. Zawsze pytam o ich rodzinę, a szczególnie interesuje mnie pochodzenie dziadków z obydwu stron. Żyjemy w świecie mieszających się kultur, w którym zielonooki, blady rudzielec z piegowatą cerą może być potomkiem ciemnoskórego Portugalczyka, Hiszpana czy Marokańczyka. Afroamerykanin z kolei może mieć babcię pochodzącą ze Szwecji, która jest blondynką o jasnej cerze. Ilość pigmentu w skórze nie zawsze dosłownie odzwierciedla nasze dziedzictwo genetyczne. Jasna cera może zachowywać się jak ciemna i odwrotnie, co zależy od niepowtarzalnej mieszanki genetycznej i wykracza poza dostrzegalne prawidłowości. Rozejrzyj się uważnie podczas spotkań z rodziną, przestudiuj stary album rodzinny i porozmawiaj z krewnymi. Często mają oni różne typy karnacji. Czasem zdarza się, że prababcia pochodząca z Wielkiej Brytanii wyszła za Hindusa, a cera wnuków jest mieszanką cech tych zupełnie odmiennych typów skóry. Wiele lat temu odkryłem, że prześledzenie i zrozumienie etnicznego pochodzenia pacjenta jest bardzo ważne.

Doznałem objawienia podczas międzynarodowej konferencji medycznej w Bostonie w 1997 roku. Jeden z paneli dyskusyjnych prowadzonych przez doświadczonych i znanych dermatologów dotyczył złych wyników zabiegów działających na powierzchnię skóry. Lekarze mówili o komplikacjach, które pojawiały się po prostych zabiegach laserowych. U części pacjentów dochodziło do oparzeń II i III stopnia po zastosowaniu lasera lub substancji chemicznych, które u innych osób dawały świetne rezultaty. Kilku pechowców spędziło wiele miesięcy na oddziałach pooparzeniowych, gdzie poddawano ich terapii hiperbarycznej, która wspomaga leczenie ran i regenerację skóry. Ponieważ zabarwienie skóry jest dziedziczne, sposób, w jaki goją się rany oraz kontrolowane uszkodzenia wywoływane przez laser, również wynika z genetyki. Wiemy, że zabiegi, które świetnie sprawdzają się u niebieskookich blondynek z Europy Północnej, niekoniecznie są najlepszym rozwiązaniem dla ciemnoskórych mieszkanek Afryki, Środkowego Wschodu, krajów śródziemnomorskich, Azjatów, mieszkańców Indii czy rdzennych Amerykanów. Kiedy tak rozmyślałem nad tymi obserwacjami, nagle zrozumiałem, że bez znajomości korzeni pacjenta zabieg może przynieść nieprzewidziane rezultaty i zniszczyć skórę.

W czasie lotu powrotnego przeglądałem magazyn, który znalazłem w materiałach schowanych w kieszeni fotela samolotowego. Moją uwagę przyciągnęła mapa, na której zaznaczono kierunki lotów linii lotniczych. I nagle zrozumiałem, że dla dermatologii nazwa kraju wcale nie jest aż tak ważna.

Zdecydowanie większe znaczenie ma położenie geograficzne. Przyjrzyj się teraz mapie obrazującej pigmentację skóry, którą znajdziesz na str. 87. Przez chwilę możesz pomyśleć, że tonacji skóry jest tyle, ile osób żyje na świecie. Kolor skóry i włosów zależy od ilości, rodzaju i koncentracji melaniny – pigmentu, którego ilość jest uwarunkowana genetycznie. Niewiele wiadomo o genetycznym podłożu pigmentacji. Nie mamy jednego specyficznego genu koloru skóry. Właściwie jej odcień jest efektem działania wielu genów, ale ma także dużo wspólnego z geografią i ewolucją. Różne kolory skóry różnią się nie tylko odcieniem, lecz także budową – ilością kolagenu i elastyny, ułożeniem naczyń krwionośnych i limfatycznych, włókien nerwowych oraz gruczołów, a także systemem immunologicznym i reaktywnością. Nie ma ustalonych standardów, dlatego przeprowadzanie zabiegu zawsze wymaga od lekarza wielkiego skupienia i rozwagi.

Mapa kolorów skóry

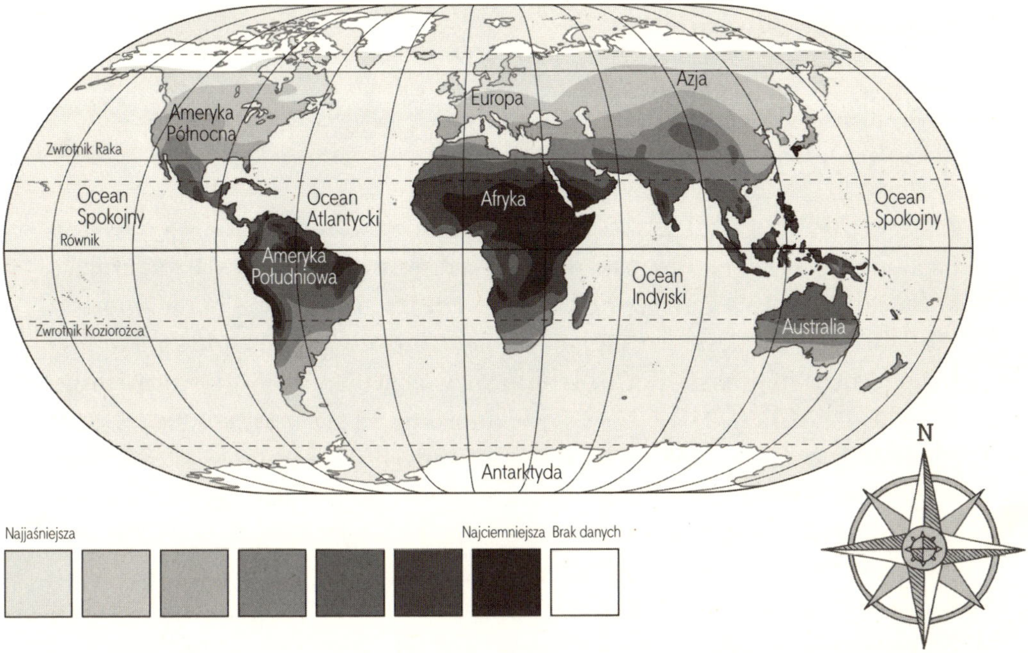

Życie ze słońcem

Różne odcienie skóry wykształciły się na skutek adaptacji ludzi do zmieniających się warunków geograficznych i poziomu nasłonecznienia. Melanina pełni ważną, fizjologiczną funkcję w ochronie skóry przed niszczącym działaniem UV. Im bliżej równika mieszkali twoi przodkowie, tym więcej melaniny ich skóra potrzebowała do ochrony.

Promienie ultrafioletowe pomagają organizmowi w syntezie witaminy D, która zwiększa absorpcję wapnia, niezbędnego dla zdrowia kości. Zbyt duża ekspozycja na promienie słoneczne może jednak usuwać z organizmu kwas foliowy – składnik niezbędny do rozwoju płodu. Pigment skóry jest sposobem na zachowanie równowagi pomiędzy zapotrzebowaniem na witaminę D i kwas foliowy. Ciemniejsza karnacja występuje w okolicach równika, gdzie zapobiega deficytom kwasu foliowego. Pamiętaj, że ewolucja sprzyja sukcesowi reprodukcyjnemu. Kiedy nasi przodkowie zaczęli zasiedlać obszary oddalone od równika, do których docierały mniejsze ilości promieni UV, natura zaczęła sprzyjać jaśniejszej skórze, która pozwalała na ich lepsze przenikanie i odpowiednią produkcję witaminy D. Obecnie w tych samych rejonach świata żyją ludzie o różnych odcieniach skóry, ale nadal istnieje silna zależność pomiędzy typem karnacji a nasłonecznieniem danego obszaru.

O tym, dlaczego ciemna skóra dłużej wygląda młodo, i o innych różnicach etnicznych

Zabarwienie skóry zależy od ilości i jakości melaniny, czasu spędzanego na słońcu oraz od genów. Melanina to naturalny barwnik zabezpieczający komórki skóry przed działaniem promieni UV. Produkują ją melanocyty. Melanina jest zamknięta w melanosomach, które występują głównie w warstwie podstawnej naskórka i chronią rozwijające się komórki przed niszczącym działaniem UV. Chociaż melanosomy są skoncentrowane w warstwie podstawnej, znajdują się także w innych warstwach naskórka. Ich największa koncentracja występuje w skórze głowy i przedramion. Wszyscy mamy porównywalną ilość komórek barwnikowych, jednak w zależności od koloru skóry mają one różną wielkość i są różnie rozmieszczone.

Melanosomy w ciemnej skórze są większe i bardziej rozproszone. U osób o jasnej karnacji są mniejsze i łączą się w grupy składające się z dwóch lub więcej cząstek. Najjaśniejsze rodzaje karnacji mają mniej więcej połowę ilości melaniny, która znajduje się w ciemnej skórze, przez co są bardziej wrażliwe na niszczące działanie promieni słonecznych. Ponieważ melanina jest naszą naturalną ochroną przeciwsłoneczną, wpływa na zmiany związane z procesem fotostarzenia. Na ciemniejszej skórze oznaki starzenia pojawiają się później niż na tej z małą ilością pigmentu. Jasna cera wcześniej pokrywa się zmarszczkami i szybciej traci jędrność, z kolei na ciemnej w miejscach zranień i stanów zapalnych mogą się pojawiać zmiany pigmentacyjne, przebarwienia i nierówności.

Naukowcy odkryli, że ciemniejsza skóra ma zazwyczaj więcej korneocytów w warstwie rogowej niż jasna, ale różnica ta nie wpływa na jej grubość. W przypadku ciemnej karnacji korneocyty są bardziej zwarte i ściśle do siebie przylegają. Taka budowa warstwy rogowej wzmacnia funkcje barierowe skóry. Bardzo ciemnej karnacji zwykle towarzyszą powiększone pory i większa produkcja sebum.

Księżniczka na ziarnku grochu

W pokoju zabiegowym czekała na mnie piękna, młoda kobieta o euroazjatyckim typie urody. Na pierwszy rzut oka jej skóra była bliska ideału. Nie zauważyłem zniszczeń posłonecznych, jasna, lekko żółtawa cera miała równe zabarwienie, a pory nie były widoczne. Z pewnością przywiązywała wagę do odpowiedniej pielęgnacji.

Kiedy zapytałem, co ją do mnie sprowadza, wskazała cienką, ciemną i długą na około 7 cm linię, która ciągnęła się wzdłuż żuchwy. W pierwszym momencie nawet jej nie zauważyłem. Pacjentka opowiedziała mi, że kilka miesięcy wcześniej zadrapała się w tym miejscu paznokciem. Zamiast jednak zagoić się, skóra w miejscu uszkodzenia stała się ciemnobrązowa.

Nie byłem zaskoczony informacją, że jej przodkowie pochodzili ze Szwecji, Afryki, Ameryki i Chin. Wyjaśniało to powstałą w reakcji na uszkodzenie hiperpigmentację. Skóra z wysoką zawartością melaniny, reagując na proces zapalny wywołany zranieniem, wytwarza większe ilości pigmentu. Taka odpowiedź może powodować powstawanie ciemnych plam i przebarwień. Pacjentka z pewnością nie powinna poddawać się zabiegom laserowym. W jej przypadku jedynym możliwym wyjściem była medyczna odnowa skóry.

Wskazówka

Wygląd może być zwodniczy. Uwarunkowania genetyczne naszej skóry są bardzo złożone i nie wiesz, jakie cechy tak naprawdę odziedziczyłaś po swoich przodkach. Bez odpowiedniego przeanalizowania drzewa genealogicznego nie będziesz w stanie zidentyfikować potencjalnych problemów przed ich wystąpieniem.

Etniczna Skala Lancera

Jeden z moich wykładowców na Harvardzie – prof. Tomas Fitzpatrick, opracował Skalę Klasyfikacji Typów Skóry. Jest to standardowa metoda określania poziomu pigmentacji. Profesor dokonywał pomiarów zdolności skóry do absorbcji światła lub promieni UV, aby określić optymalną dawkę promieni UVA w leczeniu łuszczycy. Zgodnie z tym podziałem wyróżniamy sześć typów skóry: bardzo jasną, jasną, jasnozłocistą, oliwkową, brązową i ciemnobrązową.

Rozszerzyłem tę koncepcję fototypów skóry, wprowadzając do niej informacje o pochodzeniu przodków danej osoby. W poniższej tabeli znajdziesz opracowaną przeze mnie Skalę Etniczną Lancera, uwzględniającą położenie geograficzne i uwarunkowania genetyczne.

ETNICZNA SKALA LANCERA (LES)

POCHODZENIE ETNICZNE	TYP SKÓRY (W SKALI LES)
KORZENIE AFRYKAŃSKIE	
Afryka Centralna, Wschodnia i Zachodnia	V
Erytrea i Etiopia	V
Afryka Północna i Arabia Środkowowschodnia	V
Żydzi sefardyjscy	IV
KORZENIE AZJATYCKIE	
Chiny, Korea, Japonia, Tajlandia, Wietnam	IV
Filipiny, Polinezja	IV
KORZENIE EUROPEJSKIE	
Europejscy Żydzi	III
Celtyckie	I
Europa Środkowa i Wschodnia	II
Nordyckie	I
Europa Północna	I–II
Europa Południowa, kraje śródziemnomorskie	II–IV
KORZENIE POŁUDNIOWO- I ŚRODKOWOAMERYKAŃSKIE	
Indianie z Ameryki Środkowej i Południowej	IV
KORZENIE PÓŁNOCNOAMERYKAŃSKIE	
Rodowici Amerykanie (łącznie z Eskimosami)	III

Możesz bardzo łatwo określić swój typ skóry w skali LES. Po prostu dodaj do siebie liczby odpowiadające pochodzeniu twoich dziadków i podziel wynik przez cztery. Im wyższą liczbę uzyskasz, tym bardziej prawdopodobne jest to, że doświadczysz komplikacji w czasie gojenia się skóry po przeprowadzonym zabiegu estetycznym. Wysoki wynik sugeruje także, że możesz być narażona na wzmożoną reakcję po przeprowadzeniu agresywnych procedur powierzchniowych – m.in. zabiegów laserowych i peelingów chemicznych. Kiedy określisz swój typ w skali LES, przyjrzyj się kolejnej tabelce, z której wywnioskujesz, jakie jest prawdopodobieństwo wystąpienia silnej reakcji na inwazyjne procedury.

TYP SKÓRY Z SKALI LES	RYZYKO
LES I	Bardzo niskie
LES II	Niskie
LES III	Średnie
LES IV	Znaczące
LES V	Poważne

Chociaż opracowałem Skalę Etniczną Lancera po to, by dało się przewidywać komplikacje po różnych zabiegach, może ona także służyć do opracowania właściwej pielęgnacji skóry. Typy w skali LES są jak zielone, żółte i czerwone światło dla pielęgnacji – zarówno dla stosowania kosmetyków, jak i zabiegów. W zależności od typu, którym jesteś, twoja skóra będzie inaczej reagowała na kosmetyki. Pozwól, że wyjaśnię ci to w bardziej szczegółowy sposób.

LES I lub II: tym typom skóry nie można odpuszczać. Choć w ich przypadku hiperpigmentacja nie stanowi wielkiego problemu, jasna karnacja wymaga delikatnej pielęgnacji. Taka skóra jest nie tylko podatna na fotouszkodzenia, ale może też być bardzo wrażliwa i reaktywna. Często zmaga się z nadmierną suchością i trądzikiem różowatym. Naczynia krwionośne mogą być nadaktywne, a przez to niestabilne. Właśnie z powodu tej nadwrażliwości przygotowałem rozdział o pielęgnacji skóry wrażliwej i ochronie przed przedwczesnym starzeniem się. Pamiętaj również, że może ona stać się problemem każdego typu skóry. Kiedy cera jest reaktywna, musisz stopniowo wprowadzać nowe produkty pielęgnacyjne. Aby uniknąć podrażnienia, osoby z tym typem LES muszą ostrożnie złuszczać skórę i powoli wprowadzać pielęgnację przeciwstarzeniową.

LES II lub III: te typy karnacji są zwodnicze. Przy charakterystycznym dla nich poziomie pigmentacji skóra nie ulega zbyt łatwo poparzeniu, ale widoczne są na niej zmarszczki i brak jędrności. Przy obydwu rodzajach łatwo powstają blizny, a likwidacja przebarwień może wymagać wielu lat pracy. Generalnie, rozjaśniające środki chemiczne wyciszają reakcję hiperpigmentacyjną, jednak pamiętaj, że przy tym typie karnacji mogą też uśmiercić komórki barwnikowe. Skutkiem będzie zbyt słabe lub zbyt mocne zabarwienie skóry i powstawanie plam. Jeśli masz ten rodzaj skóry, musisz ją delikatnie oswajać z regularnym złuszczaniem, ponieważ przekazywanie sygnałów z warstwy rogowej może być zbyt mocne i powodować hiperpigmentację.

LES III lub IV: skórę oliwkową trzeba traktować ze szczególną uwagą. Może się ona wolno starzeć, ale łatwo rozwijają się w niej stany zapalne. Charakteryzuje się stosunkowo małymi porami. Ich kombinacja z nadaktywnymi gruczołami łojowymi może wywoływać trądzik. Na skórze osób o oliwkowej cerze często pojawiają się również plamy, przebarwienia oraz ciemne kręgi pod oczami. Niekiedy zdarza się, że oliwkowa skóra tylko częściowo reaguje na korekcję koloru. W rozdziale 7 zaprezentuję ci program pielęgnacji przeznaczony do skóry z trądzikiem i niedoskonałościami.

LES V: podobnie jak inne rodzaje skóry, także czarna ma wiele odmian. Może być wyjątkowo wrażliwa. Jeśli nie jesteś wyczulona na znaki,

Nie śpiesz się z zabiegami

Pewien znany chirurg plastyczny polecił mnie pacjentowi z Dubaju. Kiedy ten mężczyzna wszedł do mojego gabinetu, od razu wiedziałem, że wiele czasu spędzał na swoim jachcie. Miał ciemną skórę, rozszerzone pory, szarawą, plamistą cerę i ciemne kręgi wokół oczu. Podczas rozmowy o przodkach okazało się, że jest kombinacją LES III, IV i V. Mężczyzna wspomniał, że uważa mnie za cudotwórcę zabiegów laserowych i że od razu chciałby zacząć intensywną kurację. Planował przebywać w Beverly Hills przez... 36 godzin. Wyjaśniłem mu, że nie podejmę się takiego wyzwania, ponieważ szybki zabieg mógłby tylko pogorszyć stan jego skóry i doprowadzić do komplikacji, których leczenie trwałoby wiele miesięcy. Wyjaśniłem również, że jestem znany jako guru pielęgnacji skóry i zapewniłem, że może poprawić swój wygląd, stosując domowy program bez ryzyka nieodwracalnego uszkodzenia skóry. Dałem mu instrukcje obejmujące stosowanie produktów z kwasem glikolowym, witaminą C, komórkami macierzystymi oraz retinoidami i poprosiłem, by wypróbował je przed poddaniem się inwazyjnym zabiegom. Aby skóra miała szansę się zregenerować, musiał się nauczyć, jak ją pielęgnować.

Wskazówka

Oliwkowa karnacja może reagować w bardzo nieprzewidywalny sposób i należy ją traktować z dużą ostrożnością. Nieodpowiedni zabieg może doprowadzić do trwałego uszkodzenia skóry, które będzie wymagało długiego leczenia.

które ci wysyła, możesz przegapić ważne objawy różnych reakcji. Skóra typu LES V bywa tak wrażliwa, że zareaguje ciężkim stanem zapalnym nawet na niewielkie podrażnienie. Pigment może się także nierównomiernie rozmieszczać, czego efektem będzie hiperpigmentacja (nagromadzenie barwnika) lub hipopigmentacja (jego niedobór). U wielu osób z tym typem skóry bardzo widoczne są naczynia krwionośne. Zdarza się również, że ludzie ci mają szorstką skórę na powiekach. Bardzo ciemna skóra ma także skłonność do tworzenia się blizn przerostowych (keloidów) lub wyniosłych, które powodują powstawanie nierówności. Niektóre ze składników leków przeciwtrądzikowych lub produktów anti-aging mogą pozostawiać na ciemnej skórze biały bądź szarawy film i powodować rozwój stanu zapalnego. Podstawą pielęgnacji jest stosowanie odpowiednich preparatów. W rozdziałach dotyczących pielęgnacji skóry wrażliwej, z trądzikiem i zaawansowanej pielęgnacji anti-aging znajdziesz także informacje ważne dla osób o ciemnej skórze.

* * *

W kolejnym rozdziale przeniosę podstawową metodę Lancera o poziom wyżej. Być może już bazowy, trzystopniowy program zapewni ci wystarczającą poprawę kondycji skóry. Jeśli jednak po kilku miesiącach (3–6) stosowania podstawowej metody Lancera zechcesz jeszcze bardziej pobudzić mechanizmy naprawcze twojej skóry, zdecyduj się na zaawansowaną metodę. Nie zapominaj jednak, że nadrzędną rzeczą, o którą cię proszę, jest brak pośpiechu! Zmiany wymagają czasu!

6

ZAAWANSOWANA ODMŁADZAJĄCA METODA LANCERA

Teraz, kiedy poznałaś już trzy kroki podstawowej metody Lancera i jesteś zadowolona z jej efektów, możesz spróbować intensywniejszego programu. Kolejnym etapem jest wzbogacenie codziennej pielęgnacji o silnie odmładzające działania. Jeśli twoja cera jest zniszczona z powodu promieniowania UV, to rozszerzone postępowanie przyniesie bardzo dobre efekty. Zanim jednak zdecydujesz się na rozszerzenie programu, powinnaś przynajmniej przez miesiąc stosować trzy podstawowe kroki metody Lancera. Musisz dać skórze kilka chwil na odzyskanie witalności. Pamiętaj, że nie wolno ci jej przeciążać. Po miesiącu sumiennej pielęgnacji zauważysz rozświetlenie skóry. Będzie bardziej jędrna i gładsza, a jej koloryt się wyrówna. Zmiany mogą być wyraźne lub subtelne, ale pojawią się i sprawią, że będziesz chciała pójść o krok dalej.

Poprawę kondycji skóry możesz porównać do utraty wagi. Im więcej kilogramów musisz zrzucić, tym łatwiej ich ubywa, szczególnie na początku. Jeśli wcześniej nie dbałaś o skórę zbyt sumiennie, to zmiany, jakie zauważysz dzięki mojej trzystopniowej metodzie, pojawią się szybko i będą spektakularne. Jeśli jednak wcześniej testowałaś wszystkie odmładzające preparaty, proces ten będzie odrobinę przypominał stosowanie diet z efektem jo-jo, co oznacza, że będziesz musiała ciężej pracować na efekty. Wypróbowujesz najnowsze produkty i zabiegi, o których wspominali twoi znajomi, ale nic nie działa? Jeśli stale walczysz o zachowanie atrakcyjnego wyglądu, to poruszasz się po równi pochyłej. Brak regularnego powtarzania drogich zabiegów sprawi, że ostatecznie będziesz wyglądać gorzej niż przed ich wykonaniem. Pozwól też, że nie wspomnę nawet o ewentualnych komplikacjach. W czasach, kiedy oczekujemy szybkich rozwiązań, może być ci trudno zachować cierpliwość i wiarę, a także sumiennie pracować na efekty. Możesz pomyśleć, że nie warto zawracać sobie głowy pielęgnacją, skoro jeden zabieg błyskawicznie rozwiąże większość problemów twojej skóry. Ale nie wolno ci zapominać, że każdy zabieg wiąże się z pewnym ryzykiem. Podczas wielu lat pracy zawodowej przekonałem się, że niektóre kuracje działają na część ludzi tylko przez jakiś czas, a ich rezultaty nie zawsze da się przewidzieć. Z tej właśnie przyczyny jestem dość ostrożny w kwestii planowania zabiegów.

Twój plan walki z oznakami starzenia

Pewnego dnia od rana czekała na mnie w gabinecie drobna 46-letnia kobieta, o mieszanych europejskich korzeniach, w typie LES III do IV. Jej skóra była poszarzała i pokryta oparzeniami I i II stopnia. Okazało się, że poddała się peelingowi u znanego dermatologa. Choć wcześniej nie miała stałego planu pielęgnacyjnego, jej skóra przed zabiegiem była w dość dobrej kondycji. Zamiast prostej pielęgnacji wybrała jednak szybki zabieg, dzięki któremu miała świetnie wyglądać w czasie przyjęcia weselnego jej syna.

Dermatolog, do którego się udała, zalecił jej łagodny i bezpieczny peeling. Aby usunąć sebum i martwe korneocyty, oczyścił jej skórę preparatem z glikolem. Potem nałożył preparat złuszczający. Przed zneutralizowaniem kwasu skóra może zacząć lekko piec. Po wystąpieniu tego objawu zmywa się go zimną wodą. Głębsza eksfoliacja powoduje złuszczanie i oddzielanie się naskórka przez 3–4 dni. Po tygodniu skóra powinna być już jednak gładsza i wyglądać zdrowiej. Pacjentka trafiła do mnie, bo w jej przypadku opisana reakcja wyraźnie odbiegała od normy.

Po dokładnym przyjrzeniu się oparzeniom odkryłem, że przed nałożeniem preparatu złuszczającego skóra pacjentki została niepoprawnie oczyszczona, co spowodowało ▸

nierównomierne nasycenie peelingiem. Oddzielanie się złuszczonych komórek było niekompletne i spowodowało pojawienie się nierówności na powierzchni skóry.

Kobieta wyglądała, jakby zasnęła na słońcu. Jej cerę pokrywały blizny, a skóra była krucha i w stanie zapalnym. W gabinecie poprzedniego lekarza przez tydzień codzienne poddawała się zabiegom, które miały nawilżyć, wzmocnić i złuszczyć poparzoną powierzchnię. Przed wizytą w Lancer Skincare konsultowała się również z trzema innymi lekarzami i dwiema kosmetyczkami. Moje oczy ujrzały zupełnie zmaltretowaną skórę. Aby uspokoić jej cerę, jedna z kosmetyczek w Lancer Skincare wykonała zabieg naświetlania czerwonym światłem LED i objaśniła pacjentce zasady mojego trzystopniowego programu.

Nie potrafię ci powiedzieć, ile razy widziałem, jak odmładzające zabiegi niszczyły skórę ludzi, którzy chcieli o siebie zadbać. Stosowanie różnych procedur bez przemyślanego planu może spowodować powstanie nierówności, brązowych plam, trądziku i znaczne ścieńczenie skóry. Stosowanie zabiegów poza ustalonym programem zawsze wiąże się z ogromnym ryzykiem. Może się okazać, że będziesz musiała walczyć o odbudowę skóry, aby powróciła choćby do stanu wyjściowego. Walka ze starzeniem się wymaga odpowiedniego podejścia i planu. Nie wkraczaj do świata anti-aging tylko po to, by od razu poddać się agresywnie działającym zabiegom. Metoda Lancera przygotuje twoją skórą tak, aby mogła osiągnąć maksymalne korzyści z procedur, którym poddasz się w przyszłości. Dotyczy to powierzchni całego ciała, nie tylko twarzy.

Wskazówka

Dermatolog może ułożyć dla ciebie indywidualny plan łączący stosowanie produktów i zabiegów, dzięki czemu twoja skóra stopniowo będzie się zmieniać na lepsze. Nie przyspieszaj tego procesu.

Po prostu dodaj więcej zabiegów do codziennego programu pielęgnacji

Ostrzeżenie dla osób wrażliwych

Jeśli masz trądzik, trądzik różowaty lub wrażliwą skórę, potraktuj ten rozdział jako ogólne informacje o odmładzaniu. Poczekaj z wprowadzaniem nowych produktów, aż przeczytasz rozdział dotyczący twojego problemu skórnego, ponieważ sam program i zalecane produkty będą się różniły od tych z zaawansowanej odmładzającej Metody Lancera.

Wkrótce rozszerzysz swój domowy program zabiegowy o coś więcej niż stosowanie filtra przeciwsłonecznego. Oto preparaty, które będziesz stopniowo wprowadzać do codziennej pielęgnacji:

- substancje keratolityczne, które zwiększają przenikanie innych produktów i sprawiają, że skóra staje się gładsza,
- antyoksydanty minimalizujące proces niszczenia włókien kolagenowych i chroniące DNA keratynocytów,
- retinoidy, które zwiększają produkcję kolagenu i elastyny, przyspieszają odnowę komórkową i wyrównują zmiany pigmentacyjne,
- składniki rozjaśniające, które neutralizują i wyrównują kolor skóry,
- peptydy – bardzo drogie składniki wzmacniające strukturę skóry,
- komórki macierzyste, które wciąż budzą pewne kontrowersje i wątpliwości, ale też są zupełnie nowym orężem w walce o młodość skóry. Są to niezróżnicowane komórki, z których mogą się rozwijać komórki pełniące różne funkcje w organizmie. Większość naszych komórek jest wbudowana w konkretne systemy i pełni ściśle określone funkcje w różnych organach. Komórki macierzyste mogą dłużej niż inne namnażać się poprzez podział i zmieniać się w wyspecjalizowane komórki, np. skóry. Stosuje się je w produktach kosmetycznych jako czynnik wywołujący kaskadę sygnałów proteinowych, których celem jest naprawa i pobudzenie naszych komórek do działania,
- czynniki stabilizujące i pomagające utrzymać nawilżenie skóry.

Kiedy zaczniesz stosować zaawansowaną, odmładzającą metodę Lancera, nowe produkty będziesz wprowadzać etapami, dodając stopniowo po jednym preparacie. Jeśli na początek zafundujesz sobie mieszankę nowych zabiegów twoja skóra przeżyje szok i „właściwie" na niego zareaguje. Będzie zaczerwieniona i zacznie się łuszczyć. Wprowadzenie nowych działań do programu może zająć ci od czterech do sześciu miesięcy. Pamiętaj, że w metodzie Lancera nie ma błyskawicznych rozwiązań. Twoja skóra będzie zmieniać się stopniowo, wraz z dostarczaniem jej tego, czego potrzebuje do regeneracji.

Krótki przewodnik – składniki odmładzające

Przemyśl na spokojnie swój sposób na rewitalizację skóry. Producenci kosmetyków często przypisują określonym składnikom magiczne właściwości. Nie daj się nabrać na te niepotwierdzone informacje. Poświęć chwilę, aby dowiedzieć się, czego szukać na etykietach opakowań kosmetyków. Substancje, które zaraz opiszę, zostały przebadane i udowodniono ich pozytywny wpływ na skórę. Dzięki temu powstała całkowicie nowa grupa produktów zwanych dermokosmetykami, które działają na strukturę i funkcje skóry podobnie jak leki. Składniki te mają udowodnione działanie odmładzające. Niektóre z nich leczą trądzik, nadwrażliwość czy trądzik różowaty. W końcu one również są efektami trwającego w skórze stanu zapalnego.

Glikozaminoglikany

GAGi są naturalnymi środkami nawilżającymi skórę. Utrzymują wilgoć wewnątrz komórek skóry, zapewniając jej objętość, elastyczność i jędrność. Najbardziej znanym przedstawicielem tej grupy jest kwas hialuronowy.

Substancje keratolityczne: AHA, kwas glikolowy, BHA, kwas salicylowy

To składniki złuszczające, które usuwają z powierzchni skóry martwe i zniszczone komórki, jednocześnie redukując drobne linie, plamy starcze, przebarwienia i blizny potrądzikowe. Ożywiają skórę, dodając jej blasku. Ich mechanizm działania polega na zaburzaniu funkcjonowania warstwy rogowej, dzięki czemu inne odmładzające składniki mogą przenikać szybciej, głębiej i bardziej efektywnie. Kwasy te przerywają wiązanie pomiędzy martwymi komórkami naskórka a znajdującą się pod nimi skórą. Aplikacja AHA może zneutralizować zastosowane na skórę retinoidy.

Alfa-hydroksykwasy (AHA) i kwas glikolowy

AHA rozpuszczają się w wodzie. Dobrze działają na skórę zniszczoną słońcem. Wiążą wilgoć i poprawiają produkcję kolagenu. Kwas glikolowy jest

Zalecane kremy z kwasem glikolowym

Luksusowe

- Lancer Skincare Retexturizing Treatment Cream
- Malin & Goetz 10% Glycolic Acid Pads
- ReVive Glycolic Renewal Peel

Średnia półka

- Peter Thomas Roth Glycolic Acid 10% Moisturizer
- Cane & Austin Retexturizing Treatment Pads

Ogólnodostępne

- NeoStrata Face Cream Plus
- Aqua Glycolic Face Cream

* Polskie kosmetyki zatwierdzone przez dr. Lancera: s. 251.

osobliwym AHA stosowanym w produktach do pielęgnacji. Na ciemniejszej skórze może wywołać podrażnienia i powstawanie blizn. Pamiętaj, by preparaty z AHA wprowadzać do swojego programu stopniowo, zaczynając od stosowania ich raz w tygodniu. Dla ciemniejszej karnacji bezpieczniejsze będą produkty z kwasem migdałowym i jabłkowym.

Beta-hydroksykwasy i kwas salicylowy

Ponieważ kwasy te rozpuszczają się w tłuszczach mogą penetrować w głąb skóry, skutecznie ją oczyszczając i odblokowując. Ich antybakteryjne i przeciwzapalne właściwości sprawiają, że są efektywne w przypadku tłustej, skłonnej do powstawiania zaskórników i trądziku skóry. BHA pomagają w zredukowaniu zaczerwienienia skóry przy trądziku różowatym.

Raz i wystarczy

Powna zadbana ponad 50-letnia pacjentka chciała wypróbować wysokiej jakości pielęgnację i zabiegi gabinetowe. Pięć lat wcześniej poddała się miniliftingowi, ale rezultat zabiegu ją rozczarował. Procedura była bolesna, pozostawiła blizny, a ostateczny efekt nie spełnił jej oczekiwań. Mąż pacjentki bez ogródek przyznał, że był po prostu... stratą pieniędzy. Pacjentka zdecydowała się na niego, ponieważ większość jej koleżanek korzystała z usług chirurga i przez cały czas rozmawiały o zabiegach, którym się poddały. W końcu bohaterka tej historii dołączyła do tego grona i zdecydowała się na minilifting, którego do dziś żałuje.

Trafiła do Lancer Skincare, ponieważ chciała odświeżyć swój wygląd, ale nie zgadzała się już na żadne inwazyjne zabiegi. Rozmawialiśmy przez dłuższą chwilę i bez trudu przekonałem ją do zaawansowanej odmładzającej metody Lancera.

Cieszy mnie, że coraz więcej kobiet dochodzi do podobnych wniosków. Dla wielu z nich jedna próba w zupełności wystarczy. Rzadko trafiają się szczęściary, których oczekiwania zostają zaspokojone. Zmarnowane pieniądze to niestety niejedyny efekt takich zabiegów. Wiele osób doświadcza niepożądanych rezultatów inwazyjnych procedur. Blizny, ból, asymetria twarzy i kolejne wydatki na poprawienie tego stanu sprawiają, że większość z nich nie chce przeżywać tego jeszcze raz. Wolą same zadbać o swoją skórę i regularnie ją pielęgnować, nie stosując żadnych inwazyjnych zabiegów. Przy tak zaawansowanym rozwoju kosmetologii, chirurgia estetyczna i plastyczna wkrótce staną się reliktem przeszłości.

Wskazówka

Pielęgnacja skóry w połączeniu z nieinwazyjnymi zabiegami to rozwiązanie przyszłości.

Antyoksydanty

Antyoksydanty chronią skórę przez negatywnym wpływem środowiska. Przemieniają niszczycielskie wolne rodniki w nieszkodliwe cząsteczki, zapobiegając uszkadzaniu DNA, kolagenu i elastyny. Stosowane na powierzchnię skóry uzupełniają wrodzoną zdolność organizmu do neutralizacji agresywnych cząsteczek. Wzmagają regenerację komórek, stymulują produkcję kolagenu i redukują przebarwienia. Chociaż niektóre pojedyncze antyoksydanty są wielozadaniowe, to największą moc wykazują, działając w grupie, kiedy niszczą wolne rodniki na wiele sposobów. Poniżej przeczytasz o niektórych antyoksydantach i ich właściwościach.

Witamina C (kwas L-askorbinowy)

Jeden z najbardziej efektywnych składników anti-aging jest jednocześnie antyoksydantem, który w największych ilościach występuje w naszej skórze. Neutralizuje prozapalne wolne rodniki i pobudza produkcję kolagenu, jednocześnie pogrubiając skórę oraz redukując zmarszczki i drobne linie. Ten cenny składnik wzmacnia barierę skóry, stymulując produkcję lipidów zapobiegających wysuszeniu cery. Witamina C działa synergistycznie z witaminą E, polepszając działanie filtrów ochronnych i chroniąc skórę przed uszkodzeniem promieniami UV. W stężeniu 5-procentowym lub wyższym koryguje hiperpigmentację. Dodatkowo wzmacnia procesy naprawcze, które będziesz stymulować dzięki zaawansowanej, odmładzającej metodzie Lancera.

Zalecane preparaty z witaminą C

Luksusowe

- Lancer Skincare Advanced C Radiance Cream
- Erno Laszlo Luminous Dual Phase Vitamin C Peel
- Natura Bisse C+C Vitamin Complex
- Sisley-Paris Phyto-Blanc Clearing Essence with Vitamin C

* Polskie kosmetyki zatwierdzone przez dr. Lancera: s. 251.

Średnia półka

- Kiehl's Cleraly Corrective Hydrating Moisture Emulsion
- Dermalogica MAP-15 Regenerator

Ogólnodostępne

- Lumene Vitamin C+ Pure Radiance Day Cream SPF 15
- Aveeno Active Naturals Smart Essentials Nighttime Moisture Infusion

Witamina E (tokoferol, tokotrienol, octan tokoferylu)

Ta rozpuszczalna w tłuszczach witamina znajduje się głównie w warstwie rogowej. Jej zadaniem jest absorbowanie stresu oksydacyjnego powstającego pod wpływem promieniowania UV. Dodatkowo zabezpiecza błony komórkowe, zapobiega niszczeniu kolagenu i wzmacnia naturalne mechanizmy umożliwiające zatrzymywanie wody w skórze. Witamina E zapobiega też powstawianiu plam barwnikowych i blizn.

Kwas alfa-liponowy

To antyoksydant znajdujący się w każdej komórce ciała. Kwas liponowy chroni przed szkodliwymi czynnikami środowiskowymi wywołującymi stres oksydacyjny, m.in. promieniowaniem UV, dymem papierosowym, spalinami i ozonem. Pomaga w usuwaniu drobnych zmarszczek, zmniejsza widoczność porów i nadaje cerze blask. Rozpuszcza się zarówno w wodzie, jak i w tłuszczach, co czyni go bardzo wszechstronnym.

Koenzym Q10

Kiedy się starzejesz, twój organizm produkuje coraz mniej tego antyoksydantu. Udowodniono, że koenzym Q10 zmniejsza zmarszczki na twarzy, szczególnie te powstające w okolicach oczu. Jego działanie odmładzające polega m.in. na wspieraniu proliferacji produkujących kolagen fibroblastów oraz macierzy wewnątrzkomórkowej. Q10 zwiększa również produkcję komórek naskórkowej błony podstawnej.

Selen

Ten kluczowy pierwiastek śladowy ma właściwości przeciwzapalne i antyoksydacyjne. Chroniąc błony komórkowe przed szkodliwym utlenianiem i uszkodzeniem przez UV, zmniejsza ryzyko rozwoju nowotworów skóry. Selen najlepiej działa w połączeniu z witaminą E.

Retinoidy (retinol, palmitynian retinylu)

Retinol ma kluczowe znaczenie dla odnowy skóry. Działa na DNA, pobudzając produkcję zdrowych keratynocytów, co powoduje pogrubienie naskórka. Ta pochodna witaminy A stymuluje także hormony wzrostu do zwiększonej produkcji kolagenu i elastyny, a jednocześnie zmniejsza produkcję kolagaenazy – enzymu niszczącego włókna kolagenowe. Retinoidy usuwają szare, martwe korneocyty oraz przyspieszają cykl przemiany komórek i ich odnowę. Ten skuteczny składnik odmładzający poprawia

Zalecane kosmetyki z retinoidami

Luksusowe

Lancer Skincare Regenerative Serum
La Prairie Cellular Power Change Night
Erno Laszlo Anti Blemish Control Treatment

Średnia półka

Peter Thomas Roth Retinol Fusion AM Moisturizer SPF 30
Kiehl's Powerful-Strenght Line – Reducing Concentrate

Ogólnodostępne

RoC produkty Retinol Correxion
La Roche-Posay Redermic 0,1% Pure Retinol / Retinol Booster Complex

* Polskie kosmetyki zatwierdzone przez dr. Lancera: s. 251.

cyrkulację krwi i zwiększa procesy formowania się naczyń krwionośnych. Retinoidy obkurczają też gruczoły łojowe i napinają skórę.

Na początku stosowania kosmetyków z retinoidami twoja skóra może się łuszczyć. Jeśli taka reakcja wystąpi, ogranicz częstotliwość stosowania preparatu z pochodnymi witaminy A. Nadwrażliwość na produkt nie powinna trwać dłużej niż 6–8 tygodni. Nie zapominaj także, że retinoidy mogą uwrażliwić skórę na słońce nawet na kilka kolejnych miesięcy. Jeśli do swojego programu pielęgnacji wprowadziłaś kosmetyk z pochodnymi witaminy A, obowiązkowo stosuj filtr o wysokim współczynniku ochrony.

Składniki rozjaśniające

Największym pragnieniem większości moich pacjentów jest wyrównanie kolorytu skóry. Chcą pozbyć się plam i cętek, a także zredukować przebarwienia posłoneczne. Preparaty ze składnikami rozjaśniającymi często stosuje się jako wstępną procedurę służącą do redukcji przebarwień prozapalnych u pacjentów należących do IV lub V typu w skali LES. Ich działanie opiera się na blokowaniu tyrozynazy – enzymu, który pobudza skórę do produkcji melaniny.

Ekstrakt z czerwonej algi (palmaria palmata; *oligosacharyd*)

Ten wyciąg z morskiej algi rewitalizuje i nawilża zestresowaną skórę, chroniąc jej macierz oraz stymuluje i wzmacnia barierę naskórkową. Zwalcza też zaczerwienienie i nierówną tonację cery.

Fenyloetyl rezorcyny (Phenylethyl Resorcinol)

Nowy składnik rozjaśniający i rozświetlający skórę. Efektywnie wpływa na proces powstawania pigmentu.

Hydrochinon

Efektywny składnik rozjaśniający, którego zastosowanie może się niekiedy wiązać z pewnym ryzykiem zdrowotnym, szczególnie u osób o ciemniejszej karnacji. Pamiętaj, że hydrochinon na skutek blokowania produkcji melaniny zmniejsza naturalną ochronę skóry przed UV, tym samym zwiększając ryzyko rozwoju nowotworów. Wiele ciemnoskórych kobiet przekonało się, że jego stosowanie może spowodować długotrwałe i nadmierne odbarwienie cery. W niektórych krajach używanie tego związku w preparatach kosmetycznych jest dozwolone, w USA nie został on jednak dopuszczony do tego celu. Jeśli wybierasz produkt rozjaśniający, upewnij się, że ma w składzie inne rozjaśniacze, a jeżeli jest w nim hydrochinon, sprawdź, czy nie znajduje się na samej górze listy składników. Ta substancja może powodować podrażnienia, szczególnie przy stężeniu 4-procentowym lub wyższym oraz w kombinacji z tretynoiną.

Przemysł kosmetyczny wciąż poszukuje substancji rozjaśniających, które byłby bezpieczniejsze, ale równie efektywne.

Alfa-arbutyna

Alfa-arbutynę pozyskuje się z krzewów morwy, jagód, żurawiny oraz mącznicy lekarskiej. Jest to naturalna substancja o takich samych właściwościach rozjaśniających jak hydrochinon. Stwierdzono, że jest jego dość skuteczną i bezpieczniejszą alternatywą.

Resweratrol

Silny antyoksydant i składnik przeciwzapalny pozyskiwany głównie ze skórek czerwonych winogron. Hamuje nadmierną produkcję melaniny i poprawia funkcje mitochondriów, czyli centrów energetycznych komórek. Powszechnie jest znany jako antyoksydant z czerwonego wina. To dzięki zawartości resweratrolu olej z pestek winogron jest bardzo często stosowany w produktach pielęgnacyjnych. Ten cenny składnik znajduje się także w oleju acai wytwarzanym z południowoamerykańskiej jagody oraz w kurkumie.

Zalecane produkty rozjaśniające

Luksusowe

Lancer Skincare Fade Serum Intense
Chanel Le Blanc de Chanel
La Prairie White Caviar Illuminating Serum
Kanebo Sensai Silk Brightening Cream SPF 8
Sisley-Paris Phyto-Blanc Intensive Lightening Serum

Średnia półka

Clinique Even Better Clinical Dark Spot Corrector
Estee Lauder Idealist Even Skintone Illuminator

Ogólnodostępne

La Roche-Posay Mela-D Dark Spots HQ Free, SPF 15
Neutrogena Ageless Intevsives Tone Correcting Daili Moisturizer Broad Spectrum SPF 30

* Polskie kosmetyki zatwierdzone przez dr. Lancera: s. 251.

Kwas azelainowy

Stosowany w leczeniu trądziku naturalny składnik pszenicy, jęczmienia, żyta i innych ziaren. Działa przeciwzapalnie, wzmacnia ściany naczyń krwionośnych i hamuje syntezę melaniny.

Kwas kojowy

Substancja wytwarzana podczas procesu fermentacji ryżu w czasie produkcji sake. Kwas kojowy jest efektywnym inhibitorem melaniny, jednak jego wadą jest niewielka stabilność. W kosmetykach stosuje się dipalmitynian kwasu kojowego, który charakteryzuje się większą trwałością.

Ekstrakt z lukrecji

Pozyskiwany z korzenia lukrecji ekstrakt pomaga w leczeniu egzem, łuszczycy, liszaja i owrzodzeń. Zawarta w nim substancja aktywna – likwirytyna, pomaga w leczeniu zaburzeń pigmentacji zwanych melasmą. Coraz częściej stosuje się go w preparatach kosmetycznych.

Peptydy

Peptydy to krótkie łańcuchy aminokwasów, które budują białka. Są zbyt duże, aby przenikać przez skórę, dlatego przetwarza się je i syntetyzuje w laboratoriach tak, aby mogły przedostać się do warstwy rogowej i wpływać na funkcjonowanie naskórka oraz skóry właściwej. Do peptydów można dodać kwasy tłuszczowe, dzięki czemu powstają lipopeptydy, które wykazują się jeszcze lepszą zdolnością do penetracji w głąb skóry.

Początkowo peptydy stosowano na powierzchnię skóry, aby przyspieszyć gojenie się ran, zmniejszyć tworzenie tkanki bliznowaciejącej i wspomóc produkcję zdrowych komórek skóry. Substancje te pomagają regulować wskaźnik wzrostu komórek skóry, ograniczają utlenianie i tworzą środowisko przeciwzapalne, czyli optymalne warunki do regeneracji. Aby przeciwdziałać efektom starzenia się, skóra potrzebuje silnej odnowy i właśnie z tego powodu peptydy są tak ważne w pielęgnacji cery.

- Pentapeptydy powstają na skutek połączenia się pięciu peptydów. Palmitoyl pentapeptide-3 jest związkiem sygnalizującym, który stymuluje produkcję kolagenu i elastyny.
- Oligopeptydy zawierają sześć, siedem lub więcej połączonych jednostek peptydowych. Te składające się z siedmiu cząstek nazywamy heptapeptydami. Stymulują one wytwarzanie kolagenu, elastyny i kwasu hialuronowego. Związkiem z tej grupy, który często stosuje się do produkcji kosmetyków, jest palmitoyl oligopeptide.
- Peptydy miedzi to połączenie peptydów z cząsteczkami miedzi. Są one na tyle małe, że mogą przenikać do skóry, gdzie stymulują wzrost kolagenu i pobudzają procesy odnowy. Miedź ma również działanie antyoksydacyjne.
- Neuropeptydy oddziałują na znajdujące się w skórze neuroprzekaźniki, rozluźniają komórki nerwowe i blokują przekazywanie sygnałów z nerwów do mięśni twarzy. Heksapeptyd-48 przypomina słabe neurotoksyny i w naturalny sposób uspokaja nerwy. Niweluje także zmarszczki, działając podobnie do toksyny botulinowej.

Nad efektywnością peptydów wciąż prowadzone są badania. Wiemy już jednak, że peptydy pobudzają fibroblasty i inne komórki do większego zaangażowania się w odnowę skóry. Lista leczniczych działań peptydów jasno pokazuje, dlaczego są one tak istotne we wszelkiego rodzaju programach odmładzających:

- stymulują skórne fibroblasty do produkcji kolagenu,
- zmniejszają produkcję kolagenazy, czyli enzymu rozkładającego kolagen,
- stymulują działanie enzymów antyoksydacyjnych,
- wzmacniają proteiny macierzy,
- regulują gojenie się ran i odnowę komórek,

- przyspieszają cykl odnowy naskórkowej,
- modulują pigmentację,
- hamują aktywność mikrobiologiczną.

Peptydy pomagają w osiągnięciu wszystkich celów wyznaczonych w metodzie Lancera.

Tajemnicze komórki macierzyste

Pozwól, że wyjaśnię ci, czym są i jaką funkcję pełnią komórki macierzyste, ponieważ wiem, że budzą one wiele kontrowersji. Około 20 lat temu komórki macierzyste pochodzące z ludzkich płodów hodowano i używano wbrew prawu w leczeniu nowotworów i chorób rdzenia kręgowego oraz w czasie zabiegów odmładzających. Z powodów etycznych ich stosowanie zostało zakazane. Naukowcy podjęli więc kolejną próbę – skupili się na możliwościach wykorzystania komórek macierzystych pochodzących z łożyska i worka owodniowego (uzyskanych już po urodzeniu się dziecka). Komórki te były liofilozowane lub suszone w niskiej temperaturze i przetwarzane na proszek, co pozwalało na zachowanie ich naturalnych właściwości biologicznych. Na skutek liofilizacji żywych komórek macierzystych wytrącają się bioaktywne proteiny i enzymy, które gwarantują skuteczność różnym kosmetykom i zabiegom. Ponad 10 lat temu nastąpił przełom, dzięki któremu komórki macierzyste pozyskuje się z łożysk i worków owodniowych owiec. Zwierzęta są uważnie selekcjonowane i wolne od chorób. Podczas hodowania komórek macierzystych owcom nie dzieje się żadna krzywda. Uzyskiwane produkty są podobne do białek pochodzących z ludzkich komórek macierzystych. Podczas ich przetwarzania powstaje mieszanka proteinowa, odżywcza dla ludzkiej skóry. W tej chwili rośnie również popularność roślinnych komórek macierzystych, choć rzadko myślimy o roślinach jako o potencjalnym źródle tych cząstek. Jedna ze szwajcarskich odmian jabłoni została uznana za zdrowe, niebudzące kontrowersji źródło komórek macierzystych, które stosuje się w wielu znanych produktach. W kosmetykach Lancer Skincare używamy bogatych w proteiny, odżywczych wyciągów z alg oraz komórek macierzystych z dwóch źródeł – z roślin morskich rosnących u wybrzeży Francji oraz z lilii.

Komórki macierzyste mają moc odbudowywania skóry. Zapoznaj się z najważniejszymi korzyściami, jakie zapewniają:

- wyrównują koloryt skóry, pigmentację oraz rozjaśniają piegi i ciemne plamy,

- zwiększają elastyczność i zmniejszają wiotkość skóry,
- nawilżają skórę,
- wygładzają zmarszczki i drobne linie,
- zmniejszają widoczność blizn i rozszerzonych porów,
- regulują produkcję sebum,
- wzmacniają procesy odnowy skóry.

Kuracja z zastosowaniem komórek macierzystych pobudza namnażanie się komórek skóry i polepsza komunikację pomiędzy tymi, które już istnieją. Stosowanie ujędrniającego kremu z tym cennym składnikiem to ważny element zaawansowanej odmładzającej metody Lancera.

Zalecane produkty ujędrniające

Luksusowe

Lancer Skincare lift Serum Intense
AmorePacific Time Response Skin Renewal Gel Creme
La Prairie Skin Caviar Liquid Lift
Kanebo Sensai Cellular Performance Wrinkle Repair Collagenergy SPF 20

Średnia półka

Clarins Extra-Firming Day Wrinkle Lifting Cream
Elizabeth Arden Ceramide Plump Perfect Ultra lift and Firm Moisture Ceram SPF 30

Ogólnodostępne

NeoStrata Skin Acitve Cellular Restoration
Nivea Body Skin Firming Moisturizer Q10 Plus with Advanced Q10
Physicians Formula Rx 132 Expression Line Freeze Serum

* Polskie kosmetyki zatwierdzone przez dr. Lancera: s. 251.

Czynniki stabilizujące

Warstwa rogowa czerpie swoją siłę z lipidów, protein i wody. Ceramidy stanowią połowę lipidów zrogowaciałej warstwy naskórka. Znajdujące się pomiędzy komórkami skóry substancje tłuszczowe spajają je. Ceramidy są kluczowym składnikiem bariery skóry, który pomaga utrzymać odpowiednie nawilżenie i hamuje przenikanie patogenów do organizmu. Dzięki nim skóra jest zdrowa i promienna. Ilość ceramidów maleje na skutek uszkodzeń posłonecznych.

Niacynamid (witamina B_3)

Ta rozpuszczalna w wodzie witamina podwyższa poziom ceramidów, zapobiega utracie wody ze skóry i stymuluje cyrkulację krwi, dzięki temu, że rozszerza naczynia krwionośne. Niacynamid zwiększa ilość białek skóry i produkcję kolagenu, tym samym zmniejszając widoczność linii i zmarszczek. Dodatkowo witamina B_3 jest znana jako składnik rozjaśniający przebarwienia skóry i leczący trądzik. Redukuje również żółtawy odcień cery, który jest efektem glikacji białek zachodzącej wraz z wiekiem. Działanie antyoksydacyjne tej substancji polepsza funkcje barierowe skóry i wycisza procesy zapalne.

Kwas hialuronowy

To produkowany przez organizm polimer cukrowy, który pomaga utrzymać jędrność i nawilżenie tkanek. Znajduje się w skórze, w płynie stawowym i w tkance łącznej. Poziom kwasu hialuronowego obniża się wraz z wiekiem, a także z powodu palenia i niezdrowych nawyków żywieniowych. Substancja ta wiąże wodę i wypełnia skórę. Zastosowana jako składnik preparatów nawilżających, pomaga skórze w odnowie, regeneracji i zwalczeniu suchości, stresu środowiskowego lub podrażnień. W połączeniu z witaminą C efektywnie wygładza cerę.

Kwas linolowy i fosfolipidy

To wolne kwasy tłuszczowe uzupełniające macierz wewnątrzkomórkową i zwiększające naturalne zdolności antyoksydacyjne skóry. Zapobiegają wyczerpaniu się enzymów antyoksydacyjnych i degradacji DNA. Są niezbędne w pielęgnacji skóry wrażliwej i alergicznej.

Zalecane kremy na noc

Luksusowe

Lancer Skincare Invasive Night Treatment
Erno Laszlo Firmarine Night Cream
Sisley-Paris Intensive Night Cream

Średnia półka

Elizabeth Arden Plump Perfect Ultra All Night Repair and Moisture Cream
Dermalogica Overnight Repair Serum
Estee Lauder Advanced Time Zone Night Age Reversing Wriklne/Line Creme

Ogólnodostępne

Aveeno Active Naturals Skin Relief Overnight Cream, Intense Moisture
Neutrogena Naturals Multi-Vitamin Nourishing Night Cream
RoC Multi Correxion Lift Anti-Gravity Night Cream

* Polskie kosmetyki zatwierdzone przez dr. Lancera: s. 251.

Składniki roślinne

W kosmetykach do pielęgnacji skóry stosuje się obecnie wiele naturalnych składników roślinnych. Przedstawię ci tylko kilka najpopularniejszych.

Kofeina

Stosowana na powierzchnię skóry ma działanie antyoksydacyjnie i hamuje rozwój nowotworów. Pomaga też redukować zmarszczki – w szczególności kurze łapki.

Izoflawonoidy (izoflawony)

Pozyskiwane z soi roślinne estrogeny naśladują niektóre z działań naszych hormonów. Fitoestrogeny łączą się z receptorami estorgenowymi zlokalizowanymi w warstwie ziarnistej, zapobiegając ścieńczeniu skóry, utracie elastyczności i wysuszeniu cery. Te zwalczające wolne rodniki antyoksydanty zwiększają też produkcję kolagenu i kwasu hialuronowego.

Zielona herbata

Ma działanie antyoksydacyjne i przeciwzapalne. Za odmładzające właściwości zielonej herbaty odpowiadają polifenole, które są rodzajem flawonoidów. Badania udowodniły, że zielona herbata redukuje zniszczenia posłoneczne, chroni skórę przed nowotworami i zwalnia proces zanikania kolagenu. Podejrzewa się, że polifenole wpływają na procesy prowadzące do regeneracji komórek skóry.

Olej z maruli

Ten olej stosowany jako składnik nawilżający produkuje się z owoców drzewa marula rosnącego w Afryce Południowej. Jest niezwykle bogaty w kwasy tłuszczowe omega i antyoksydanty. Dzięki temu składnikowi skóra staje się miękka i zachowuje odpowiedni poziom nawilżenia.

Z powodu dużego zapotrzebowania na coraz nowsze i lepsze składniki kosmetyczne poszukiwanie odpowiednich produktów odmładzających może cię przyprawić o ból głowy. Firmy kosmetyczne wyolbrzymiają niezwykłe efekty uzyskiwane za pomocą przełomowych składników, a ty powinnaś wiedzieć przede wszystkim, że są odkrywane także takie substancje, które naprawdę działają. Formuły kosmetyków bezustannie zyskują na jakości.

Zaawansowana odmładzająca metoda Lancera

Poniższa lista uwzględnia wszystkie elementy zaawansowanego programu. Twoja skóra przywykła już do trzech kroków metody Lancera – złuszczania, oczyszczania i odżywiania, które stosowałaś przez kilka ostatnich miesięcy. Rozpoczęcie programu zaawansowanego przeniesie twoją skórę na kolejny poziom rewitalizacji – oczywiście jeśli tego potrzebujesz. Wprowadzenie pełnego programu może zająć ci do pół roku, ponieważ nowe zabiegi trzeba dołączać stopniowo. Potraktuj tę listę jako przewodnik, który pomoże ci wykonać poranną i wieczorną pielęgnację. Możesz zwiększyć przenikanie produktów w głębsze warstwy skóry, spryskując ją delikatnie wodą termalną na chwilę przed aplikacją.

Rano

- Oczyszczanie
- Zabieg
  - Krem z kwasem glikolowym
  - Krem pod oczy
- Odżywianie
  - Filtr ochronny SPF 30

Wieczorem

- Złuszczanie
- Oczyszczanie
- Zabieg
  - Krem z witaminą C
  - Ujędrniające serum
  - Krem na noc
  - Serum rozjaśniające
  - Krem pod oczy
- Odżywianie

Jak rozpocząć zaawansowaną odmładzającą metodę Lancera

Aby z sukcesem stosować metodę zaawansowaną, musisz dobrze zrozumieć funkcjonowanie swojej skóry. Podlega ona nieustannym zmianom i z każdym dniem będzie inaczej reagowała na zabiegi. Pogoda, nastrój, poziom stresu, to ile wypiłaś na ostatnim przyjęciu i niezliczona ilość innych czynników wpływają na metabolizm i ilość tlenu, który dociera do twojej skóry. Kiedy się starzejesz, procesy metaboliczne zwalniają, podobnie jak transport tlenu, który napędza regenerację cery. Skóra jest układem dynamicznym, nie statycznym. Dlatego właśnie metoda Lancera jest tak skuteczna. Ten program pobudzi biochemiczne zmiany w skórze, na które twój organizm będzie musiał zareagować. Dostrzeżesz związek pomiędzy zdrowym stylem życia, zabiegami oraz stanem swojej skóry i będziesz uważnie śledzić zachodzące zmiany.

Rozszerzanie metody Lancera jest zabiegiem elastycznym i zindywidualizowanym. Obserwując, jak skóra reaguje na nowe zabiegi, możesz podejść do zaawansowanej metody opisanej w tym i w trzech kolejnych rozdziałach jak prawdziwy artysta. To od ciebie zależy, kiedy zdecydujesz się na zwiększenie częstotliwości stosowania dodatkowych produktów i uznasz, że twoja skóra jest już gotowa na wprowadzenie kolejnego kroku.

Na samym początku niektóre preparaty mogą podrażniać skórę, powodując jej zaczerwienienie. Jeśli reakcja jest silna, cera staje się sucha, czerwona i zaczyna się łuszczyć, używaj nowego preparatu tylko raz w tygodniu aż do momentu, kiedy skóra zacznie dobrze go tolerować. Jeśli reakcja jest średnio nasilona, również nie stosuj produktu codziennie. Nakładaj go co drugi dzień. Pamiętaj także, że to ty sama musisz ocenić, czy twoja cera jest gotowa na kolejny krok. Możesz być pewna jednego – zobaczysz, kiedy będzie niezadowolona. Obserwuj ją dokładnie i zwolnij tempo, jeśli dostrzeżesz jakiekolwiek podrażnienie. Nie musisz się śpieszyć. Kosmetyki, których na ten moment używasz, nadal będą pracowały na to, by twoja skóra wyglądała i zachowywała się młodziej. Cały proces może potrwać dwa, cztery lub nawet sześć miesięcy, w zależności od rodzaju cery.

Zanim zastosujesz pełną zaawansowaną metodę Lancera, proponuję dodawanie do podstawowego programu jednego nowego produktu tygodniowo. Zalecam ci wprowadzanie nowych preparatów w podanym poniżej porządku:

Tydzień 1: krem pod oczy (rano/wieczorem)
Tydzień 2: krem z witaminą C (wieczorem)
Tydzień 3: krem z kwasem glikolowym (rano)
Tydzień 4: krem z retinolem (wieczorem)
Tydzień 5: preparat ujędrniający (wieczorem)
Tydzień 6: krem na noc (wieczorem)
Tydzień 7: serum rozjaśniające (wieczorem)

Zgodnie z podstawowym programem pielęgnacyjnym będziesz już oczyszczać i odżywiać skórę rano i wieczorem, stosować filtr ochronny rano i złuszczać na zakończenie dnia. Nowe produkty wprowadzaj powoli i nakładaj je warstwami, a nie mieszając wszystkie razem. Nie musisz robić przerwy pomiędzy aplikacją kolejnych warstw. Produkty Lancer Skincare uzupełniają się, dzięki czemu jeden kosmetyk zwiększa efektywność kolejnych. Jeśli masz mało czasu, możesz zmieszać kilka preparatów na dłoni i wsmarować taką mieszankę. Oczywiście oddzielnie nałóż krem pod oczy. Nie mieszaj jednak w ten sposób kosmetyków różnych marek, bo mogą mieć niezgodne składy i zawierać składniki, które zakłócą działanie całej metody.

PROGRAM WPROWADZANIA NOWYCH PRODUKTÓW

	Tydzień 1	**Tydzień 2**	**Tydzień 3**	**Tydzień 4**	**Tydzień 5**	**Tydzień 6**	**Tydzień 7**	**Tydzień 8**	**Tydzień 9**	**Tydzień 10**	**Tydzień 11**	**Tydzień 12**	**Tydzień 13**
RANO													
Oczyszczanie	x	x	x	x	x	x	x	x	x	x	x		
Kwas glikolowy			**1 DZIEŃ**	2	3	4	5	6	7				
Krem pod oczy	**1 DZIEŃ**	2	3	4	5	6	7						
Odżywianie	x	x	x	x	x	x	x	x	x	x	x		
Filtr ochronny SPF 30	x	x	x	x	x	x	x	x	x	x	x		
WIECZOREM													
Złuszczanie	x	x	x	x	x	x	x	x	x	x	x		
Oczyszczanie	x	x	x	x	x	x	x	x	x	x	x		
Krem z witaminą C		**1 DZIEŃ**	2	3	4	5	6	7					
Krem z retinolem				**1 DZIEŃ**	2	3	4	5	6	7			
Preparat ujędrniający					**1 DZIEŃ**	2	3	4	5	6	7		
Krem na noc						**1 DZIEŃ**	2	3	4	5	6	7	
Serum rozjaśniające							**1 DZIEŃ**	2	3	4	5	6	7
Krem pod oczy	**1 DZIEŃ**	2	3	4	5	6	7						
Odżywianie	x	x	x	x	x	x	x	x	x	x	x		

W pierwszym tygodniu, w którym wypróbowujesz preparat, użyj go tylko jednego dnia, potem dodawaj po jednym dniu w każdym kolejnym tygodniu. Zgodnie z tą rozpiską będziesz używać wszystkich produktów codziennie od 12. tygodnia, a więc po upływie 3 miesięcy. Pamiętaj, że każdy ma inny metabolizm. Wprowadzanie nowych kosmetyków może więc zająć ci mniej lub więcej czasu. Stosowanie kolejnych preparatów pomoże ci zidentyfikować źródło nadwrażliwości lub innych pojawiających się problemów. Jeśli skóra źle zareaguje na nowo wprowadzony kosmetyk, powinnaś zwolnić i stosować go np. tylko raz w tygodniu przez pierwszy miesiąc.

Nie zniechęcaj się, jeśli ta rozpiska wydaje ci się nieco skomplikowana. Gwarantuję ci, że kiedy tylko ją rozgryziesz, zaczniesz działać automatycznie. Jak wspomniałem wcześniej, jeśli bardzo się śpieszysz, możesz ją skrócić i zamiast nakładać kosmetyki warstwa po warstwie, zmieszać je na dłoni i nałożyć na twarz przygotowaną w ten sposób miksturę. Warstwowa aplikacja jest co prawda efektywniejsza, ale lepiej nałożyć zmieszane preparaty, niż nie nałożyć ich w ogóle.

Nie musisz również przestrzegać rozpiski w stu procentach. Być może będziesz potrzebowała więcej czasu na wprowadzanie nowych preparatów. Po lekturze tego rozdziału, możesz mieć poczucie, że któryś z nich nie jest ci potrzebny. Złuszczanie, oczyszczanie, odżywianie i ochrona to konieczne kroki. Stosowanie pozostałych zależy wyłącznie od ciebie. W pewnym momencie możesz także poczuć, że twoja skóra osiągnęła już maksimum korzyści i sięgniesz po zaawansowane procedury, by przekonać się, czy może być jeszcze lepiej. Pamiętaj jednak, że kiedy rozprawisz się z pewnymi oznakami starzenia, inne problemy mogą stać się bardziej widoczne.

Jeśli chcesz skupić się na specyficznych problemach skóry, skorzystaj z poniższych podpowiedzi:

- **większa równowaga w tonacji skóry:** krem z kwasem glikolowym i preparat rozjaśniający,
- **zwiększenie jędrności i blasku:** krem z witaminą C i serum rozjaśniające,
- **poprawa faktury skóry:** krem z kwasem glikolowym i filtr ochronny,
- **poprawa wyglądu okolicy oczu:** krem pod oczy i serum ujędrniające,
- **wygładzenie i odmłodzenie skóry:** serum ujędrniające i krem na noc.

Aplikacja

Podobnie jak przy odmładzającej metodzie Lancera, zalecam wykonywanie peelingu i oczyszczania pod prysznicem, ponieważ 30 sekund w otoczeniu pary nawilży skórę i pozwoli głębiej ją oczyścić. Na tym etapie powinnaś już być ekspertem w kwestii trzech podstawowych kroków. Pierwszym produktem, który dodasz do pielęgnacji, będzie rozjaśniający krem pod oczy. Najwcześniejsze oznaki starzenia pojawiają się właśnie wokoło oczu, ponieważ skóra w tym miejscu jest cienka i delikatna. Drobne

Zalecane kremy pod oczy

Luksusowe

- Lancer Skincare Eye Contour Lifting Cream
- Chanel Sublimage La Creme Yeux
- AmorePacific Moisture Bound Intensive Vitalizing Eye Complex
- La Mer The Eye Concentrate
- Asop Parsley Seed Anti-Oxidant Eye Cream
- Jurlique Herbal Recovery Eye Cream

Średnia półka

- Dermalogica Age Reversal Eye Complex
- Khiel's Line-Reducing Eye-Brightening Concentrate
- Clinique All About Eyes
- Clarins Super Restorative Total Eye Concentrate
- Valmont Expression Line Reducer Eye Factor

Ogólnodostępne

- RoC Retinol Correxion Eye Cream
- L'Oreal Paris Revitalift Triple Power Eye Treatment
- Neutrogena Rapid Wrinkle Repair Eye Cream
- Aveeno Positively Ageless Lifting & Firming Eye Cream
- La Roche-Posay Substiane (+) Eyes

* Polskie kosmetyki zatwierdzone przez dr. Lancera: s. 251.

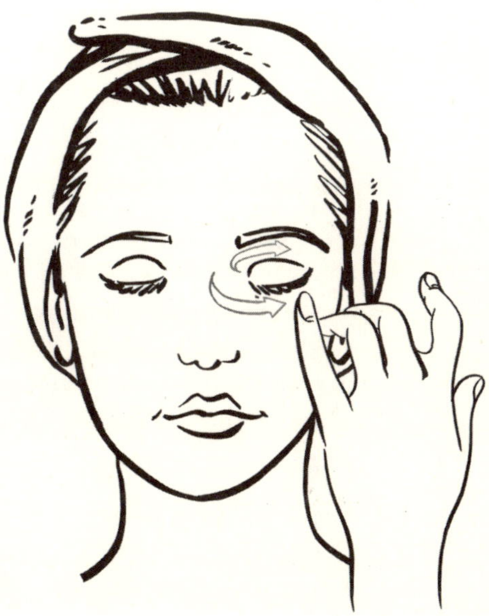

zmarszczki i cienie są zmartwieniem pacjentów w każdym wieku. Nigdy nie jest za wcześnie, aby zacząć zajmować się tym wrażliwym obszarem. Stosowanie dobrze skomponowanych produktów pomoże ci zredukować widoczność drobnych linii, zmarszczek i opuchlizny, a także rozjaśni ciemne kręgi pod oczami. Krem najlepiej nakładać małym palcem dłoni. Zamknij oko i zacznij od dolnej powieki. Kieruj się od grzbietu nosa na zewnątrz i wklepuj preparat wzdłuż dolnej krawędzi kości oczodołu aż do zewnętrznego kącika oka. Następnie delikatnie nałóż małe porcje preparatu na górną powiekę i powtórz procedurę, kierując się od grzbietu nosa wzdłuż górnej krawędzi oczodołu, pod brwią aż do zewnętrznego kącika. Krem zostanie wchłonięty przez skórę i zadziała na całej opracowanej powierzchni.

Dodatkowe wsparcie

Ponad 60-letnia nauczycielka jogi umówiła się do naszej lingeristki, aby wykonać makijaż permanentny brwi. Przyszła do nas nieumalowana i rzeczywiście jej łuki brwiowe nie były zbyt wyraźne. Uważała, że przez wyblakłe brwi wygląda nijako i chciała to zmienić za pomocą zabiegu.

Była weganką i przy wzroście ponad 173 cm ważyła niecałe 50 kg. Wyglądała po prostu niezdrowo i na moje oko brakowało jej zwierzęcego białka. Lingeristka doradziła jej, by bardziej zadbała o swoją skórę. Zaprosiła mnie też do gabinetu, a ja tradycyjnie podałem pacjentce lusterko i wskaźnik, a potem zapytałem, czy coś w jej wyglądzie ją martwi. Dostrzegła jedynie kilka brązowych plam.

Tymczasem jej twarz wyglądała niezdrowo, cera była wręcz papierowa i pokrywały ją zmarszczki. Kobieta miała też zaczątki wola. Mała gęstość kolagenu w skórze mogła wynikać z uwarunkowań genetycznych, niewłaściwej diety i częstej ekspozycji na działanie promieni słonecznych. Objawy zewnętrznego i wewnętrznego starzenia się były dość widoczne na jej twarzy, ale pacjentka ociągała się z podjęciem działań odmładzających. Widziała, jak jej przyjaciółki poddawały się drastycznym procedurom, których efekty były przerażające. Utknęła więc w swoim purystycznym myśleniu, odmawiając sobie wypróbowania jakiejkolwiek zaawansowanej kuracji. Okazało się jednak, że była skłonna skusić się na nieskomplikowaną pielęgnację domową. Zaczęła stosować podstawową metodę Lancera.

Po jakimś czasie zadzwoniła do nas, informując, że czuje się dobrze, a jej skóra nie jest podrażniona ani nadwrażliwa. Kiedy cera stała się bardziej promienna, pacjentka nabrała większego zaufania do zaproponowanej przeze mnie metody. Podczas wprowadzania do codziennego programu nowych produktów otoczyliśmy ją pełną opieką. Negatywne nastawienie i niechęć do pielęgnacji zniknęły. W tej chwili ta kobieta stosuje już zaawansowaną odmładzającą metodę Lancera, a jej skóra świetnie na nią reaguje.

Wskazówka

Pamiętaj, nigdy nie jest za późno, aby poprawić kondycję skóry, szczególnie jeśli wcześniej specjalnie o nią nie dbałaś. Zaangażowanie i zaufanie pacjenta to duża pomoc.

W tym rozdziale opisałem intensywny program, dzięki któremu twoja skóra będzie wyglądała młodzieńczo i zdrowo.

Zaawansowana odmładzająca metoda Lancera opóźnia starzenie, pomaga zachować skórze dobrą kondycję i zapobiega przedwczesnym zniszczeniom. Dodatkowo zwiększa poziom natlenienia skóry i stymuluje cykl przemiany komórkowej, dzięki czemu cera zyskuje świeżość i blask. Czas i wysiłek włożony w uzyskanie gładkiej i promiennej skóry sprawią, że nawet nie pomyślisz o inwazyjnych procedurach. Jeśli lekko się zaniedbałaś, możesz skorygować zniszczenia, zanim będzie na to za późno, po prostu traktując zaawansowaną odmładzającą metodę Lancera jako nowy pomysł na życie. Kolejne trzy rozdziały dotyczą problemów wymagających specjalnego działania: trądziku, trądziku różowatego i skóry wrażliwej. Prawie 85% z nas miało problem z trądzikiem, a ok. 60 milionów mieszkańców USA nadal cierpi z jego powodu. Trądzik różowaty dotyczy 14 milionów osób w USA. Z kolei rezultaty jednego z przeprowadzonych badań wskazują, że około 45% respondentów uważa swoją cerę za wrażliwą. Z doświadczenia wiem, że liczba ta jest jeszcze większa.

Wspomniane dolegliwości skórne zmniejszają poczucie własnej wartości i dotykają mnóstwa osób – bez względu na ich wiek czy kolor skóry. W zależności od istoty problemu zmodyfikowałem klasyczną metodę Lancera tak, aby zapewniała świetne rezultaty. Jeśli do tej pory nie doświadczyłaś tego typu zmian, nie oznacza to, że nie rozwiną się u ciebie w przyszłości. Mogą pojawić się w dowolnym momencie życia. Jeśli masz cerę trądzikową, problemy z trądzikiem różowatym lub wrażliwą skórą, przeczytaj poniższe wskazówki. Jeden z trzech kolejnych rozdziałów jest dla ciebie.

7

ODMŁADZAJĄCA METODA LANCERA DLA SKÓRY TRĄDZIKOWEJ

Jeśli jesteś szczęściarą, której nie dotyczą uciążliwe problemy skórne, zastanów się przez chwilę, dlaczego w książce o odmładzaniu znajduje się rozdział na temat trądziku. Być może uznasz nawet, że pryszcze to jedynie złe wspomnienie z okresu dojrzewania. Prawda jest jednak taka, że 30% kobiet i 20% mężczyzn w wieku 20–60 lat ma problem ze zmianami trądzikowymi. Choć nastoletni chłopcy mają więcej blizn potrądzikowych niż dziewczynki, to właśnie kobiety są bardziej podatne na rozwój trądziku osób dorosłych.

Uporczywy trądzik może mieć negatywny wpływ na poczucie własnej wartości i tak już nieśmiałego nastolatka, ale trądzik lub nawet pojedynczy pryszcz może być źródłem ogromnego stresu i zażenowania dla osoby dorosłej. Zmiany trądzikowe u nastolatków zwykle pojawiają się na górnej połowie twarzy. Trądzik dorosłych natomiast z reguły koncentruje się w jej centralnej części i w okolicy żuchwy. U dorosłych częściej pojawiają się również pojedyncze zmiany, ale za to znacznych rozmiarów i dużo trudniej się goją. Wykwity u nastolatków zwykle są powierzchowne, zaś zmiany trądzikowe u osób starszych znajdują się głęboko pod skórą, tworzą cysty i powodują pojawienie się na skórze oprócz zmiany także rozszerzonych porów i rumienia.

Urodzony przywódca

Moją klinikę regularnie odwiedza bardzo ważna postać ze świata polityki międzynarodowej. Ten 60-letni mężczyzna przyszedł do mnie na konsultację, ponieważ martwił się wyglądem swojej skóry. Od dawna sporo podróżował, a na jego cerze zaczęły być widoczne lata zaniedbań. Skóra przetłuściła się i pojawiły się wykwity. Mężczyzna uznał, że jego wygląd może robić złe wrażenie.

Mój pacjent często brał udział w spotkaniach biznesowych i dyplomatycznych na wysokim szczeblu. Chciał, aby jego wygląd komunikował, że nigdy nie traci zimnej krwi i ma wszystko pod kontrolą.

Przyznał, że ma w swoim zespole doradców, którzy potrafią czytać z nieświadomych ruchów twarzy jego przeciwników politycznych. Zapewnił mnie, że to powszechne zjawisko w tej branży. Był przekonany, że zaczerwieniona, tłusta i pełna niedoskonałości cera sprawia, że wygląda na zdenerwowanego i słabego.

Przeprowadziłem szczegółowy wywiad i prześledziłem jego dietę, będąc już wcześniej pewnym, że spożywa wiele pokarmów z estrogenami. O ich wpływie na skórę przeczytasz w dalszej części tego rozdziału. Stan jego cery po pewnym czasie stosowania się do moich zaleceń znacznie się poprawił, a pewność siebie wróciła.

Wskazówka

Stan skóry może pokazać innym, co dzieje się w twoim wnętrzu.

U niektórych osób trądzik występuje nieustannie od czasów dojrzewania. Inni doświadczyli nawrotu tego problemu po kilku latach spokoju. Wykwity mogą pojawić się po raz pierwszy w czasie ciąży, w okresie przedmenopauzalnym, podczas menopauzy i w czasie ekstremalnego stresu. Wiele kobiet i mężczyzn walczy z trądzikiem jeszcze wtedy, gdy przychodzi odpowiedni moment na podjęcie walki z pierwszymi oznakami starzenia się skóry. Wśród osób dotkniętych trądzikiem jedna trzecia cierpi na tak ciężką postać, że na ich skórze pozostają brzydkie blizny.

Być może zaskoczy cię fakt, że trądzik i starzenie się skóry mają podobne przyczyny. Mechanizm powstawania i procesy fizjologiczne powodujące starzenie się skóry odpowiadają również za powstawanie trądziku.

Zmiany w równowadze naskórkowej powodują wytworzenie się warunków sprzyjających zatykaniu się porów, które z kolei przyczynia się do rozwoju wykwitów. Trądzik wiąże się z zaburzeniami funkcjonowania bariery naskórkowej. Metoda Lancera pomaga leczyć go w ten sam sposób, w jaki rewitalizuje i odbudowuje skórę. Zanim jednak przejdziesz do leczenia, musisz najpierw zrozumieć istotę problemu.

Powstawanie pryszcza

Trądzik jest zaburzeniem funkcjonowania aparatów włosowo-łojowych (w skrócie PSU) znajdujących się w twojej skórze. Są one zbudowane z gruczołu łojowego połączonego z mieszkiem włosowym, który może, ale nie musi, produkować włos. Każdemu włosowi na ciele odpowiada por skóry, ale nie każdy por wytwarza włos. Pory znajdują się wszędzie oprócz wewnętrznych części dłoni, podeszew stóp, dolnej wargi i części narządów intymnych. PSU są najgęściej rozmieszczone na twarzy, szyi, klatce piersiowej i ramionach. To w tych miejscach pojawia się trądzik.

Kiedy kanaliki i ich ujścia zostają zatkane przez tłuszcz i martwe komórki skóry, rozwijają się pryszcze. Tworzą się one również wtedy, gdy gruczoły łojowe produkują zbyt dużo sebum. Stopień nasilenia trądziku odpowiada ilości produkowanych substancji tłuszczowych. Sebum utrzymuje nawilżenie skóry i włosów. Pojawienie się tłustej skóry u nastolatków wiąże się z typową dla tego okresu życia burzą hormonów, która prowadzi do zbyt dużej produkcji sebum. Po 20. roku życia produkcja tłustej substancji ochronnej zmniejsza się. Zaburzona równowaga hormonalna wynikająca z cyklu miesięcznego, ciąży, premenopauzy i menopauzy powoduje zmniejszenie się ilości estrogenu i wzrost poziomu hormonów męskich. Właśnie z tego powodu to kobiety częściej doświadczają trądziku dorosłych. Poziom androgenów podnosi się, zwiększając produkcję sebum, co u niektórych osób powoduje powstanie wykwitów.

Mikrozaskórniki

- Sebum łączy się z keratynocytami nagromadzonymi wewnątrz kanału mieszka włosowego oraz z komórkami gotowymi do złuszczenia i oderwania się od warstwy rogowej. Korneocyty stają się zbyt klejące i nie mogą oddzielić się od powierzchni, za to gromadzą się w porach.
- Mieszanka martwych komórek i tłuszczu może powodować zaczopowanie się ujścia kanału. Jeśli materiału pojawia się coraz więcej, tworzy

Zaskórniki

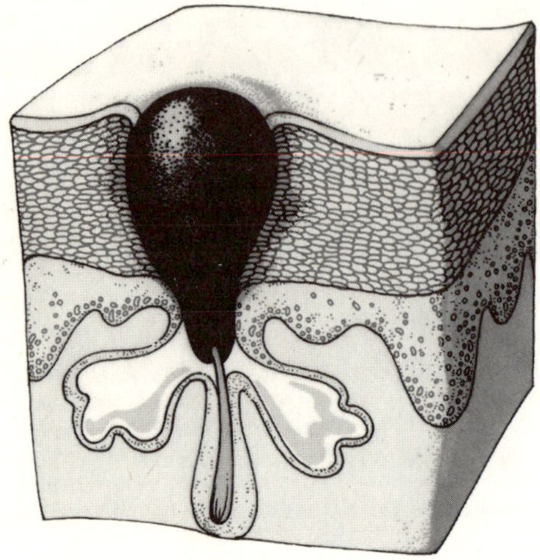

Zaskórnik czarny
lub otwarty

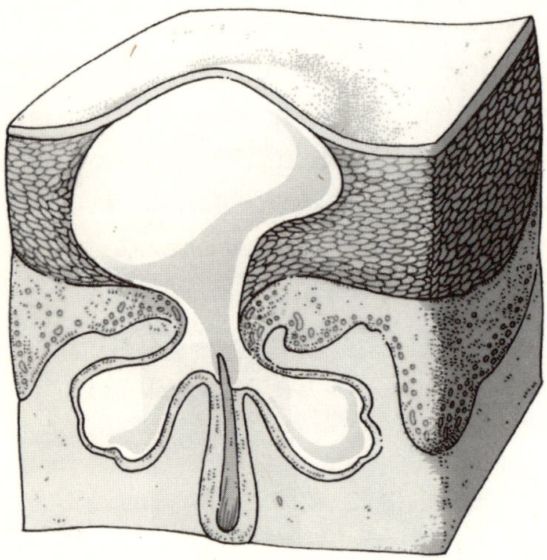

Zaskórnik biały
lub zamknięty

się mikrozaskórnik, który jest niewidocznym prekursorem zmiany trądzikowej. Mikrozaskórniki mogą się rozwijać, tworząc niedoskonałości objęte (lub nie) stanem zapalnym.

Zapalna reakcja immunologiczna

- Bytująca normalnie na ludzkiej skórze bakteria *P. acnes* (*Propionibacterium acnes*) zaczyna żywić się mieszanką sebum i martwych komórek skóry, rozmnaża się i zapoczątkowuje odpowiedź immunologiczną, aktywującą białe krwinki do walki z zapaleniem.

Rozsadzenie mieszka włosowego

- Kiedy zapchany kanalik mieszka włosowego nie może już utrzymać swojej zawartości, pęka i rozlewa się w skórze, czego efektem jest rozprzestrzenienie się zapalenia i uszkodzenie otaczających tkanek.

Mikrozaskórnik może się rozwinąć w różne zmiany odpowiadające poszczególnym stadiom trądziku. Zaskórniki białe i czarne to zmiany niezmienione zapalnie.

Kiedy wypełnione mieszanką sebum, martwych komórek i bakterii ujście mieszka włosowego zostaje zatkane, a jego zawartość nie może się wydostać ponad powierzchnię skóry, powstaje zaskórnik otwarty lub zamknięty, który powoduje utworzenie się niewielkiej wypukłości na skórze.

W przypadku zaskórnika otwartego ta mieszanka jest wystawiona na działanie powietrza i z czasem ciemnieje (czarne zaskórniki).

Grudki zapalne

Jeśli dodatkowo skóra zostanie zakażona przez bakterie, zmiany trądzikowe przybierają charakter zapalny. Najprostszą z takich zmian jest grudka. To małe, różowe i miękkie zgrubienie na powierzchni skóry. Mieszanka sebum i korneocytów wywiera nacisk na komórki otaczające mieszek włosowy. Silny nacisk rozrywa krawędzie poru, a materiał łojowy rozlewa się na otaczającą powierzchnię skóry, która zostaje zakażona przez uwolnione bakterie *P. acnes*. Zapamiętaj – mała, czerwona grudka to zmiana zapalna.

Krosta

Kolejnym etapem jest krosta trądzikowa, popularnie nazywana pryszczem. Jeśli w okolicy zmiany pojawiły się leukocyty, których zadaniem jest zwalczanie infekcji wywołanej przez *P. acnes*, na szczycie krosty pojawia się ropa. Zmiana u podstawy jest czerwona. Z tego powodu krosty są często mylone z zamkniętymi zaskórnikami.

Guz

Guz jest najbardziej kłopotliwą zmianą. Jest on duży, bolesny, twardy i ulokowany głęboko w skórze (podobnie jak ropień – na poziomie skóry właściwej). Nawet jeśli się zagoi, pozostają po nim dość wyraźne blizny.

Cysta

Zapalne, wypełnione treścią ropną cysty mogą tworzyć się głęboko w skórze. Są bolesne i również powodują powstawanie blizn.

Jeśli chcesz zahamować rozwój trądziku i zapobiec uszkodzeniu skóry, powinnaś skonsultować się z dermatologiem. Ogólnie dostępne specyfiki mogą pomóc przy okazjonalnie pojawiających się niedoskonałościach, ale aby uniknąć rozwoju trądziku i tworzenia się blizn, musisz zgłosić się do specjalisty.

Typy trądziku

Wyróżniamy następujące typy trądziku.

Trądzik pospolity to najpowszechniejsza postać, która powoduje powstawianie niedoskonałości, zamkniętych i otwartych zaskórników oraz zmian o rożnym stopniu nasilenia. Przy tym typie trądziku mogą pojawiać się cysty zapalne lub niezapalne.

Trądzik pospolity z rumieniem przypomina trądzik pospolity i to druga najczęściej występująca postać omawianej choroby. Wyróżnia go powstawanie czerwonej wysypki, licznych grudek na nosie, policzkach, czole i brodzie. Często jest mylony z trądzikiem różowatym, ale to dwie zupełnie inne dolegliwości. Jedną z różnic jest to, że przy trądziku różowatym raczej nie tworzą się otwarte i zamknięte zaskórniki. Trądzikowi z rumieniem towarzyszą inne objawy, które opiszę w kolejnym rozdziale.

Trądzik skupiony to zdecydowanie najcięższa odmiana omawianej choroby. Przy tej postaci na skórze twarzy i całego ciała występują dość duże zmiany trądzikowe, przede wszystkim są to guzy i cysty oraz całkiem spora liczba zaskórników zamkniętych. Ta odmiana trądziku powoduje powstawanie bardzo widocznych blizn.

Trądzik o piorunującym przebiegu pojawia się nagle. Towarzyszą mu gorączka i bóle w stawach. Często rozwija się po nieudanej kuracji trądziku skupionego. Dotyczy głównie, dojrzewających chłopców.

Choroby skóry przypominające trądzik

Piodermia twarzy składa się z dużych guzków i krost, które powodują poważne uszkodzenia skóry. Podobnie jak trądzik piorunujący, pojawia się nagle. Występuje u kobiet i mężczyzn w wieku 20–40 lat. Choroba może mieć różne nasilenie – od niewielkiego do dużego.

Gram-ujemne zapalenie mieszków włosowych to rzadko występująca postać krost i cyst, która może być spowodowana długotrwałym stosowaniem antybiotyków (szczególnie tetracykliny) w terapii trądziku pospolitego.

Wszechstronnie wykształcony dermatolog oceni, jaki typ trądziku występuje na twojej skórze, i doradzi optymalny sposób leczenia.

Przyczyny trądziku u osób dorosłych

Geny

To, czy będziesz miała trądzik, w dużym stopniu zależy od twoich genów. Choć uważa się, że skłonność do trądziku jest dziedziczna, to coraz większa liczba przypadków tej choroby wskazuje również na inne przyczyny jej rozwoju. Niewątpliwie dużą rolę odgrywa styl życia.

Hormony

Nadprodukcja androgenów lub zaburzenia w równowadze hormonalnej u kobiet i mężczyzn mogą być przyczyną powstawania niedoskonałości skórnych. Duża ilość testosteronu silnie stymuluje gruczoły łojowe, które w efekcie produkują nadmierną ilość sebum. Pojawiająca się podczas pokwitania burza hormonów przyczynia się do wystąpienia poważnych problemów ze skórą zarówno u nastoletnich chłopców, jak i dziewcząt. Kiedy chłopcy dorastają, ich poziom hormonów względnie się normuje, u kobiet natomiast podlegla nieustannym zmianom.

U płci pięknej poziom hormonów zależy od cyklu miesięcznego. Czas przed miesiączką to burzliwy okres, podczas którego poziom androgenów i produkcja sebum są wyjątkowo wysokie. Pigułki antykoncepcyjne na bazie androgenów mogą spowodować, że skóra będzie wydzielała jeszcze więcej łoju, co w konsekwencji zwiększy ilość wykwitów. Wahania hormonalne w czasie ciąży mogą wywołać tzw. trądzik ciężarnych. Obniżanie się poziomu estrogenów przed menopauzą i w jej trakcie zmniejsza ochronną funkcję żeńskich hormonów. Równowaga organizmu zostaje zaburzona i coraz większą rolę odgrywają androgeny, co powoduje przetłuszczanie się skóry i powstawanie niedoskonałości.

Trądzik a stres

Stres sprawia, że skóra staje się bardziej wrażliwa i nadreaktywna. Jest to główny czynnik wywołujący nawroty trądziku. Generalnie stres obniża zdolność organizmu do zwalczania infekcji. Zaburza również procesy leczenia, powoduje powstawanie nowych zmian i pogarsza stan wykwitów, które już zaczynały się goić. Stres nasila każdą dolegliwość, uruchamiając kaskadę reakcji zapalnych. Organizm poddany działaniu ciągłego stanu zapalnego jest idealnym środowiskiem do rozwoju zmian trądzikowych. Kiedy jesteś zestresowana, wzrasta produkcja kortyzolu i innych hormonów stresu, które pobudzają skórę do jeszcze większej produkcji sebum. Nagły stres może zmienić zmianę niezapalną w bolesnego guza – i to w mniej niż 24 godziny.

Trądzik i dieta

Rola pożywienia w powstawaniu trądziku budzi wiele kontrowersji. W przeszłości wiązano z nim kakao, frytki i inne smażone potrawy, a także różne słodycze. Nieco później wpływ diety na rozwój trądziku uznano za mit. Dziś to schorzenie skórne postrzega się bardziej holistycznie. Wzrastająca liczba przypadków choroby spowodowała, że naukowcy przyjrzeli się bliżej zależności pomiędzy współczesną dietą zachodnią a skórą. Odkryli powiązania otyłości i trądziku, a także udowodnili, że spożywanie produktów mlecznych, cukru rafinowanego, soli i pokarmów z wysokim indeksem glikemicznym może wywoływać i zaostrzać istniejący trądzik.

Badania wykazały, że osoby otyłe mają wyższy poziom testosteronu od osób o prawidłowym indeksie masy ciała (BMI). Już tylko zbyt wysoki wskaźnik BMI wystarcza do pojawienia się nadprodukcji substancji tłuszczowych, które następnie blokują pory. Krowie mleko często zawiera hormony steroidowe i inne składniki przyczyniające się do powstania hormonalnej kaskady nadmiernie stymulującej aparaty włosowo-łojowe. Tak powszechne w diecie zachodniej wysokoprzetworzone produkty są pełne rafinowanego cukru i soli. Jeśli przyjrzysz się znajdującym się na opakowaniach spożywczych etykietom, na początku listy składników znajdziesz sacharozę, syrop kukurydziany o wysokiej zawartości fruktozy i sól. Takie artykuły szybko rozkładają się do glukozy, wywołując znaczne wahania poziomu cukru we krwi. To z kolei zwiększa produkcję insuliny i prowadzi do rozwoju stanu zapalnego oraz podwyższenia poziomu androgenów. Wysokowęglowodanowa dieta może sprawić, że staniesz się podatna na powstawanie trądziku.

Znaczne ograniczenie ilości spożywanych cukrów prostych zmniejsza też objawy trądziku. Jeśli będziesz unikać białych produktów – ziemniaków, białego pieczywa i makaronu, ciast, ciasteczek i ryżu – oraz przetworzonej żywności pełnej rafinowanego cukru, zmniejszysz niedoskonałości skóry. Zastąp śmieciowe jedzenie pełnowartościowymi produktami, które dostarczą ci dużych ilości błonnika – sięgaj po orzechy, warzywa, rośliny strączkowe i owoce. Aby utrzymać odpowiedni poziom cukru we krwi w ciągu całego dnia, często jedz niewielkie porcje i przekąski. Odmłodzi to twoją skórę i wspomoże w walce z trądzikiem. W rozdziale 11 bardziej szczegółowo przyjrzę się zwyczajom żywieniowym, które zapewnią ci młody wygląd i świetne samopoczucie. Omówię też pokarmy stymulujące produkcję estrogenu.

Leki i środki lecznicze

Niektóre leki są znane z tego, że zaostrzają trądzik lub go wywołują. Kortykosteroidy, leki poprawiające nastrój, preparaty przeciwlękowe i antydepresyjne, niektóre leki na przeziębienie i grypę, narkotyki oraz DHEA mogą powodować powstawanie zmian trądzikowych. Porozmawiaj o przyjmowanych lekach z dermatologiem.

Produkty upiększające

Jednym z głównych czynników wywołujących zmiany skórne są produkty, których używasz do pielęgnacji skóry i włosów. Wiele produktów kosmetycznych – szamponów, odżywek, mydeł i kosmetyków do makijażu działa komedogennie, co oznacza, że mogą powodować trądzik. Wyróżnia się nawet pewien rodzaj trądziku zwany kosmetycznym. Jego występowanie wiąże się ze stosowaniem niektórych produktów do włosów, które przedostając się na skórę twarzy, zamykają bakterie w mieszkach włosowych. Twoja fryzura może wywołać lub zaostrzyć trądzik. Noszenie grzywki sprawia, że produkty do mycia i stylizacji włosów mają bezpo-

Kiedy pryszcz staje się końcem świata

Mój grafik wizyt jest szalenie napięty, ale codziennie zostawiam w nim miejsce na tzw. nagłe przypadki. Niezależnie od tego, czy jest to dyrektor firmy, który ma przemawiać na spotkaniu zarządu, czy panna młoda na dwa dni przed ślubem – spotykam ludzi, którym zmiany trądzikowe odbierają całą pewność siebie. Te osoby naprawdę potrzebują szybkiej pomocy. W czasie ważnych wydarzeń ludzie chcą wyglądać jak najlepiej i właśnie wtedy najczęściej pojawiają się wielkie zmiany.

Moja długoletnia pacjentka przyszła do kliniki na kilka godzin przed wylotem do Nowego Jorku. Następnego ranka miała wystąpić w jednym z najpopularniejszych programów śniadaniowych. Była zdenerwowana, bo na czubku jej nosa pojawiła się pokaźna zmiana, której żadna ilość fluidu i pudru nie była w stanie ukryć. Dobra wiadomość jest taka, że cystę można zneutralizować w ciągu 2–3 godzin. Na początku zmiękczyłem ją ciepłym kompresem, a potem za pomocą szkła powiększającego znalazłem źródło zmiany – objętym procesem zapalnym mieszek włosowy. Włożyłem bardzo cienką igłę (rozmiar 32) bezpośrednio w niego. Drugą igłą przebiłem skórę u podstawy grudki. Następnie wypłukałem zawartość zmiany, wstrzykując do wnętrza poru łyżeczkę soli fizjologicznej. Maź wypłynęła górą zmiany jak przez wulkan. Po kolejnym ciepłym kompresie złagodziłem zaczerwienienie za pomocą kostki lodu.

Moja pacjentka poleciała do Nowego Jorku i następnego dnia wystąpiła w programie. Wyglądała świetnie.

Wskazówka

Zaplanuj działania prewencyjne i umów się na spotkanie z dermatologiem na 6 tygodni przed ważnym dla ciebie wydarzeniem. Jeśli specjalista zaleci dodatkową wizytę w późniejszym terminie, odwiedź go ponownie.

średni kontakt ze skórą. Jeśli używasz preparatów w aerozolu, chemiczna chmura dosięga nie tylko włosów, ale i całej twarzy. Dobrze jest stosować je w pewnej odległości od głowy i opłukiwać twarz, aby zmyć z niej pozostałości produktów do stylizacji.

Jeśli zmieniasz kosmetyki do pielęgnacji skóry lub dodajesz kilka nowych, cera musi się zmierzyć z nieznanymi składnikami aktywnymi, konserwantami i innymi dodatkami. Jej stan może się pogorszyć. Wprowadzanie zbyt wielu nieużywanych wcześniej produktów przeciwtrądzikowych jednocześnie może niekorzystnie wpłynąć na twoją skórę. Nowe kosmetyki trzeba włączać do pielęgnacji stopniowo – pojedynczo lub dwa naraz i odczekać, aż skóra się przyzwyczai (zwykle trwa to od 4 do 6 tygodni).

Nawet produkty oznaczone jako niekomedogenne – wyprodukowane na bazie wody i bez tłustych substancji – nadal mogą podrażniać skórę. W dalszej części tego rozdziału znajdziesz nazwy kosmetyków, które polecam do pielęgnacji skóry trądzikowej.

Czynniki wyzwalające trądzik

Geny, hormony, stres, dieta, leki i kosmetyki znajdują się na liście najczęstszych przyczyn trądziku, ale pamiętaj, że powstanie wykwitów może spowodować wiele różnych czynników. Wprowadzenie niewielkich zmian w stylu życia i podniesienie własnej świadomości na temat tego, co może nasilać trądzik, pomoże ci utrzymać skórę czystą i gładką. Pot, zanieczyszczenia i bakterie powodują powstawanie pryszczy, a więc na początek postaraj się ograniczyć ekspozycję na te czynniki. Oto kilka sposobów na ochronę skóry przed powstawaniem wyprysków:

- nie majstruj samodzielnie przy pryszczach i krostach – w ten sposób roznosisz bakterie i pogarszasz stan skóry, możesz też przyczynić się do powstawania blizn,
- co kilka dni zmieniaj poszewkę na poduszkę, dzięki temu unikniesz nagromadzenia bakterii,
- unikaj stosowania środków zmiękczających do prania pościeli i ręczników – mogą podrażniać skórę i zatykać pory,
- ogranicz spożycie kofeiny, co zredukuje powstawanie zmian na skórze spowodowanych procesami zapalnymi.

Depilacja twarzy

Woskowanie, wyrywanie pęsetą, depilatory i laserowa depilacja mogą powodować puchnięcie tkanek, umożliwiając bakteriom i martwym komórkom skóry wnikanie głębiej w pory i mieszki włosowe. Usuwanie włosów z twarzy może wywołać pieczenie i nierówności na skórze. Po depilacji, zastosuj 1-procentowy roztwór hydrokortyzonu.

Trądzik „na telefon"

Na powierzchni telefonu komórkowego i klasycznego aparatu gromadzą się bakterie. Ciepło i wilgoć wydostające się z twoich ust tworzą idealne środowisko do ich namnażania. Dodatkowo telefon trzymany blisko twarzy może wywoływać trądzik z podrażnienia (potarcia). Dobrym sposobem jest codzienne czyszczenie aparatu chusteczką nasączoną alkoholem lub środkiem do dezynfekcji rąk. Przy okazji oczyść też swoje okulary korekcyjne i przeciwsłoneczne.

Wysiłek fizyczny w makijażu

W czasie wysiłku fizycznego makijaż blokuje pory i uniemożliwia wydalanie toksyn. Skóra pokryta fluidem czy pudrem po prostu się dusi. Jeśli wybierasz się na ciężki trening, zakładaj ubrania, które pochłaniają pot. Pamiętaj również, że pocenie się w ciasnym stroju może prowadzić do nadprodukcji sebum i powstawania trądziku na klatce piersiowej i plecach. Skóra puchnie od świeżo natlenowanej krwi, której zadaniem jest odżywienie mięśni. Podczas wydzielania potu organizm produkuje kwasy i sole, których zadaniem jest ochłodzenie ciała. W połączeniu z opuchnięciem to niezawodny sposób na podrażnienie i suchość. Jeśli chcesz uniknąć wykwitów, dokładnie i często pierz sportowe okulary, kaski, czapki i opaski.

Wskazówka

Zanim nałożysz na skórę preparat na trądzik, możesz spróbować ochłodzić twarz kostką lodu. Dokładnie tak jak w przypadku opuchlizny, zmiany na skórze skurczą się od zimna. Pamiętaj jednak, że ekstremalnie niskie temperatury mogą wysuszać skórę i nie są wskazane.

Stres w podróży

Oprócz stresu związanego z kolejkami przed punktami bezpieczeństwa, korkami, łapaniem pociągów i samolotów, na stan skóry może wpłynąć też sama zmiana środowiska. Jeśli jedziesz w tropiki, upał i wyższa wilgotność mogą wywołać zmiany trądzikowe. Będziesz się pocić, aby ochłodzić ciało, a znajdujące się w pocie kwasy i sole wysuszają cerę i nasilają procesy zapalne. Jeżeli jedziesz w mroźny klimat, twoja skóra może stać się cieńsza. Jeśli masz zmiany trądzikowe, chłodny klimat może wpłynąć na nie korzystnie.

Kiedy jesteś w podróży, do mycia twarzy używaj wody butelkowanej, ponieważ skóra może zareagować podrażnieniem na inny zestaw minerałów w wodzie z kranu. Unikaj używania hotelowych mydeł, szamponów i odżywek, bo zastosowanie nowych produktów może podrażnić cerę.

Nieodpowiedni filtr

Chemiczne składniki chroniące skórę przed szkodliwym światłem UV są przez nią absorbowane lub pozostają na jej powierzchni, tworząc tarczę ochronną. Z kolei filtry fizyczne, które zatrzymują się na powierzchni skóry, mogą być niewłaściwe dla skóry trądzikowej. Tlenek cynku i tytanu, osiadając na powierzchni skóry, mogą powodować pocenie się, które wywołuje dodatkowe podrażnienie. Stosuj więc produkty z nowoczesnymi składnikami – awobenzenem, oksybenzenem, metoksycynamonianem lub oktokrylenem w kombinacji z fizycznymi blokerami.

Kofeina

Picie kawy lub napojów z wysoką zawartością kofeiny wywołuje stres w organizmie. To, co wydaje ci się przypływem energii po wypiciu takich płynów, w rzeczywistości jest wytworem hormonów, które powodują stan zapalny. Aby odzyskać siły i witalność, zmień dietę na bogatą w węglowodany złożone.

Ratunek

Podstawowa trzystopniowa metoda Lancera może zdziałać cuda w przypadku cery trądzikowej. Będziesz jednak musiała stosować produkty opracowane specjalnie dla skóry skłonnej do wyprysków. Składniki tych preparatów zostały tak dobrane, by kosmetyk działał delikatnie, nie drażnił skóry i neutralizował bakterie będące przyczyną trądziku zapalnego. Pamiętaj jednak, by nie stosować preparatów przeznaczonych dla nastolatek. Ich głównym zadaniem jest zahamowanie łojotoku. Zdarza się, że starsza skóra, na której pojawiają się wykwity, jest sucha. Jeśli dodatkowo ją przesuszysz, zmiany po prostu się zaostrzą.

Metoda Lancera dla skóry z problemami zakłada wnikliwe obserwacje. Będziesz musiała przyglądać się temu, jak twoja skóra się zachowuje i odpowiednio reagować, jeśli pojawią się jakieś problemy w czasie wprowadzania nowych produktów. Celem tych obserwacji jest uniknięcie poważnego stanu zapalnego i ewentualne uspokojenie skóry, jeśli właśnie go przechodzi. Jeżeli twoja skóra jest tłusta, ma powiększone pory i stany zapalne, wprowadzaj metodę ostrożnie i łagodnie. Unikaj ryzyka jeszcze większego podrażnienia. W pierwszym tygodniu wykonuj peeling co drugi wieczór, a potem pięć razy w tygodniu.

Kiedy skóra przywyknie do eksfoliacji, zacznij złuszczać ją codziennie przed pójściem spać. Następnie wprowadź ten krok również do porannego schematu i złuszczaj skórę dwa razy dziennie. Jeśli stanie się czerwona, podrażniona i sucha, zmniejsz częstotliwość peelingów. Musisz sama ocenić, jak wiele twoja skóra może zyskać dzięki złuszczaniu.

Aktywne składniki produktów przeciwtrądzikowych

Zapoznaj się z pięcioma składnikami najczęściej spotykanymi w kosmetykach przeciwtrądzikowych.

- **Nadtlenek benzoilu** (*Benzoyl peroxide*) jest stosowany w produktach ogólnodostępnych oraz w tych na receptę. Osusza nadmiar sebum, a uwalniając tlen, zabija bakterie i delikatnie złuszcza skórę. W ciągu kilku tygodni zmiękcza czopy blokujące pory i zapobiega tworzeniu się nowych. Dostępny jest w stężeniu od 2,5 do 10%. Jeśli twoja skóra nie przetłuszcza się nadmiernie, powinnaś stosować najniższe możliwe stężenie, aby dodatkowo jej nie przesuszyć, co może wywołać łuszczenie się, zaczerwienienie, pieczenie i kłucie. Dostępny w formie żeli, lotionów i nasączonych roztworem płatków nadtlenek benzoilu sprzedawany jest pod różnymi nazwami. Dla starszej skóry zalecam stosowanie łagodnych produktów z dodatkiem tej substancji. Pamiętaj też, by nie spowodować przesuszenia cery. Stosuj te preparaty ostrożnie, ponieważ mogą odbarwiać ubrania i włosy.

- **Kwas salicylowy** zapobiega zatykaniu się porów, delikatnie stymulując złuszczanie się komórek skóry. Może jednak powodować pieczenie i podrażnienie cery. Dostępne produkty charakteryzują się stężeniem kwasu salicylowego od 0,5 do 2%. Pamiętaj, by uważnie czytać etykiety, ponieważ niektóre z nich są przeznaczone tylko dla młodej skóry.
- Na etykietach produktów przeciwtrądzikowych pojawiają się dwa alfa-hydroksykwasy: **kwas glikolowy i mlekowy**. Związki te nie tylko usuwają martwe komórki skóry i redukują stany zapalne, ale też stymulują wzrost nowej, gładkiej skóry, dzięki czemu blizny potrądzikowe stają się mniej widoczne.
- **Siarkę** łączy się z innymi składnikami, takimi jak kwas salicylowy, nadtlenek benzoilu czy rezorcynol, ponieważ pomaga ona w usunięciu martwych komórek naskórka i nadmiaru sebum zatykających pory. Siarka może mieć bardzo charakterystyczny, nieprzyjemny zapach, który jednak da się zneutralizować.

Wszystkie wymienione składniki mogą początkowo podrażniać skórę, zaś na poprawę jej stanu trzeba poczekać przynajmniej cztery tygodnie.

Złuszczanie skóry z niedoskonałościami

W przypadku skóry ze zmianami trądzikowymi eksfoliacja jest bardzo istotna. Wykwity tworzą się, gdy pory zostają zablokowane czopem zbudowanym z martwych komórek naskórka zmieszanych z sebum. Taką mieszanką często

Antytrądzikowa metoda Lancera

Do pełnego programu pielęgnacji musisz dochodzić krok po kroku. Zacznij od przeprowadzenia wieczornej eksfoliacji raz w tygodniu. Potem stosuj peeling co drugi wieczór. Zanim zaczniesz złuszczać skórę dwa razy dziennie, daj jej czas na oswojenie się z nowymi preparatami.

Rano

- Peeling z kwasem salicylowym
- Preparat myjący do skóry tłustej lub trądzikowej
- Krem z kwasem glikolowym
- Beztłuszczowy odmładzający krem nawilżający

Wieczorem

- Peeling do skóry z wypryskami
- Preparat myjący do skóry z niedoskonałościami
- Kosmetyk odżywczy do skóry z wypryskami
- Krem z witaminą C
- Ujędrniające serum
- Krem na noc

żywią się bakterie, wywołując przy tym stan zapalny. Utrzymywanie otwartych porów i złuszczanie nagromadzonych martwych komórek zapobiega rozwojowi trądziku. Usuwanie zrogowaciałych komórek naskórka zapobiega blokowaniu się porów i rozpływaniu sebum po powierzchni skóry, dzięki czemu cera pozostaje nawilżona i świeża. Peeling pomaga też dotlenić skórę i zwiększa jej metabolizm, co zdecydowanie przyspiesza gojenie się zmian.

Jeśli cierpisz z powodu trądziku zapalnego i rozszerzonych porów, zachowaj ostrożność, rozpoczynając stosowanie odmładzającej metody Lancera dla skóry trądzikowej. W pierwszym tygodniu zastosuj eksfoliację tylko raz. Zwiększaj liczbę zabiegów złuszczania, aż dojdziesz do momentu, w którym będziesz je wykonywała codziennie dwa razy – rano i wieczorem. Jeśli masz zmiany trądzikowe, musisz być bardzo delikatna. Nie możesz pozwolić, aby pękły pod skórą i zanieczyściły ją jeszcze bardziej.

Dla skóry trądzikowej wskazany jest peeling z większymi, okrągłymi cząsteczkami złuszczającymi, pozbawionymi ostrych krawędzi, które podrażniają skórę. Jeśli masz taką możliwość, wypróbuj kosmetyk przed zakupem i sprawdź, czy rzeczywiście jest odpowiedni dla wrażliwej skóry z trądzikiem.

Zalecane peelingi dla skóry z niedoskonałościami

Szukaj produktów z kwasem salicylowym.

Luksusowe

Lancer Skincare The Method: Polish Blemish Control
Erno Laszlo Anti Blemish Beta Wash
Sisley-Paris Buff and Wash Botanicl Facial Gel Cleanser
Omorovicza Gentle Buffing Cleanser

Średnia półka

Bliss Pore perfecting Facial Polish
Clinique Exfoliating Scrub
First Aid Beauty Facial Radiance Polish
Ahava Facial Mud Exfoliator

Ogólnodostępne

L'Oreal Paris Go 360' Deep Clean Exfoliating Scrub
Aveeno Positively Radiant Skin Brightening Daily Scrub
Clearasil Stayclear Daily Facial Scrub
Boots No7 Total Renewal Microdermabrasion Exfoliator

* Polskie kosmetyki zatwierdzone przez dr. Lancera: s. 251.

Zalecane preparaty myjące dla skóry z niedoskonałościami

Produkty oczyszczające przeznaczone do cery trądzikowej powinny zawierać kwas salicylowy, olejek z drzewa herbacianego i niacynamid, które pomagają kontrolować stan skóry.

Luksusowe

Lancer Skincare The Method: Cleanse Blemish Control
Erno Laszlo Anti-Blemish Beta Wash
La Prairie Advanced Marine Biology Foaming Mousse Cleanser
Omorovicza Thermal Cleansing Balm

Średnia półka

Clinique Rinse-Off Foaming Cleanser
Clarins Gentle Fomaing Cleanser with Tamarind
Kiehl's Blue herbal Gel Cleanser
Orlane Purifying Balancing Gel

Ogólnodostępne

Neutrogena Oil-Free Acne Wash Cream Cleanser
La Roche-Posay Toleriane Dermo-Cleanser
Cetaphil Daily Facial Cleanser (normal to oily skin)
L'Oreal Paris go 360' Clean Anti Breakout Facial Cleanser
Biore Blemish Fighting Ice Cleanser

* Polskie kosmetyki zatwierdzone przez dr. Lancera: s. 251.

Wytyczne Etnicznej Skali Lancera dla skóry trądzikowej

Musisz być świadoma fizjologii skóry i tego, w jaki sposób reaguje ona na różne zabiegi. Jeśli masz trądzik, twoja cera jest już bardzo podrażniona. Celem pielęgnacji jest więc wyciszenie stanu zapalnego, a nie jego zaostrzenie. Kondycja twojej skóry wkrótce się poprawi.

Pamiętaj, by nowe produkty wprowadzać stopniowo. Obserwuj reakcje skóry i zwolnij, jeśli pojawi się zaczerwienienie lub pieczenie.

Typ LES I lub II: jeśli masz bardzo jasną, wrażliwą skórę w stanie zapalnym, zacznij program od złuszczania co drugi wieczór i stopniowo dochodź do codziennego złuszczania rano i wieczorem.

Typ LES III lub IV: jeśli masz karnację o średniej tonacji, na początku możesz złuszczać skórę wieczorem pięć razy w tygodniu.

Typ LES IV lub V: oliwkowa i ciemna skóra są podatne na tworzenie się blizn, dlatego złuszczanie wprowadzaj naprawdę bardzo powoli – zacznij od jednego wieczora w tygodniu i nie śpiesz się, by dodatkowo nie podrażniać skóry.

Pamiętaj również, że domowa pielęgnacja wystarcza tylko do pewnego momentu. Jeśli zmiany trądzikowe utrzymują się po dwóch, trzech miesiącach

Zalecane kosmetyki nawilżające do skóry trądzikowej

Odżywczy krem powinien stymulować funkcje komórkowe i jednocześnie zmniejszać wypryski.

Luksusowe

Lancer Skincare The Method: Nourish Blemish Control
Erno Laszlo Light Controlling Lotion
Boscia Oil-Free Daily Hydration SPF 15
Sisley Lotion with Tropical Resins for Combination/Oily Skin
La Prairie Cellular Refining Lotion

Średnia półka

Clinique Moisturizing Gel
Clarins Hydra-Matte Lotion
Kiehl's Ultra Facial Oil-Free Gel_cream
Orlane Anstringent Purifying Lotion

Ogólnodostępne

Neutrogena Oil-Free Moisture with SPF 35
Cethapil Moisturizing Cream
Garnier Nutritioniste Refreshing Gel-Cream

* Polskie kosmetyki zatwierdzone przez dr. Lancera: s. 251.

stosowania mojej metody, powinnaś umówić się na wizytę u dermatologa, który z pewnością dobierze odpowiednie postępowanie i zabiegi dla twojej cery.

Leki wspomagające oczyszczanie skóry

Jeśli trądzik się utrzymuje, a na twojej twarzy pojawiają się blizny i przebarwienia, może to oznaczać, że potrzebujesz czegoś więcej niż tylko preparatów dostępnych w drogerii.

Dermatolog z pewnością przepisze ci jeden lub więcej środków z poniższej listy leków.

- Preparaty zawierające retinoidy, które są pochodnymi witaminy A – bardzo często są to leki stosowane w pierwszej kolejności w terapii trądziku zapalnego i niezapalnej formy choroby. Retinoidy zapobiegają tworzeniu się pryszczy, zmniejszając stan zapalny i odblokowując kanały mieszków włosowych, a także zmniejszają wydzielanie sebum.
- Środki przeciwbakteryjne zwalczające *P. acnes*, które zwykle łączy się z innymi preparatami, najczęściej o działaniu złuszczającym.
- Kremy rozjaśniające stosuje się do zmniejszania hiperpigmentacji, która może się pojawiać po wygojeniu się zmian trądzikowych. Pozostające na skórze czerwonopurpurowe blizny z czasem wyblakną same, ale proces ten można przyspieszyć, używając beztłuszczowego preparatu z przeciwsłonecznym filtrem ochronnym.

- Doustne środki antykoncepcyjne mogą wspomóc oczyszczanie się skóry u kobiet przed menopauzą cierpiących z powodu trądziku osób dorosłych. Terapię hormonalną stosuje się niekiedy w połączeniu z lekami antyandrogenowymi (np. spironolaktonem). W tej metodzie trądzik zanika dzięki zahamowania nadmiernej aktywności gruczołów łojowych.
- Antybiotyki stosowane doustnie lub miejscowo zabijają bakterie i redukują stan zapalny. Leczenie rozpoczyna się zwykle od zastosowania wysokiej dawki, którą następnie zmniejsza się wraz z poprawą stanu skóry. Osobiście nie jestem zwolennikiem tej metody leczenia, ponieważ wiem, że nadużywanie antybiotyków osłabia system odpornościowy, może spowodować uszkodzenie układu trawiennego i wykształcenie oporności na daną substancję czynną leku.

Zabiegi na trądzik i ich efekty

Jeśli jesteś pod opieką doświadczonego dermatologa, może on zaproponować wiele procedur, które przyspieszą leczenie i zmniejszą widoczność zmian trądzikowych na skórze.

Peelingi chemiczne: to seria lekkich zabiegów kwasem glikolowym z domieszką innych składników, które zmniejszają zaskórniki otwarte oraz wypryski i rozjaśniają ciemniejsze plamy na skórze. Stan cery poprawia się zwykle po serii złożonej z czterech, sześciu zabiegów.

Mikrodermabrazja: to zabieg, podczas którego powierzchniowa warstwa naskórka zostaje usunięta za pomocą precyzyjnie kierowanego strumienia mikrokryształków. Drobinki te złuszczają naskórek. Głowica, którą wykonuje się zabieg, równocześnie zasysa złuszczony materiał. Procedura ta powinna odbywać się pod nadzorem dermatologa, ponieważ zbyt agresywny zabieg może odbarwić cerę z niedoskonałościami. Jego przeprowadzenie wyklucza obecność zmian zapalnych. Aby odbudować skórę, trzeba poddać się kilku zabiegom. Jeśli twoja cera ma skłonność do formowania blizn lub keloidów, chemiczne peelingi i mikrodermabrazja mogą pogorszyć jej stan.

Ekstrakcja: to technika polegająca na usuwaniu zaskórników (otwartych lub zamkniętych). Do tego celu lekarz używa sterylnych narzędzi kształtem przypominających długopis. Procedura powinna być wykonywana przez doświadczonego dermatologa lub odpowiednio wyszkolony personel medyczny pod nadzorem lekarza. Pod żadnym pozorem nie próbuj robić tego sama. Nie nakłuwaj i nie wyciskaj również cyst, ponieważ możesz w ten sposób pogorszyć trądzik, a także wywołać infekcje i powstanie blizny. Pamiętaj, że zranioną tkankę łatwo zakazić gronkowcami, paciorkowcami lub innymi bakteriami.

Drenaż i ekstrakcja: inaczej zwane chirurgią trądzikową. Zabieg ten stosuje się w przypadku dużych cyst, które nie reagują na inne leczenie. Wykonuje się go w sterylnych warunkach. Dermatolog redukuje ból pojawiający się podczas kontaktu z cystą i obniża ryzyko powstania blizny. Próba samodzielnego wykonania zabiegu może doprowadzić do zakażenia i powstania blizn przerostowych.

Terapia światłem: w niektórych przypadkach fotoodmładzanie może poprawić stan skóry przebarwionej przez trądzik. Ekspozycja na różne rodzaje światła zabija bakterie *P. acnes* i poprawia kondycję cery. W jednej z metod wykorzystuje się substancję, która sprawia, że gruczoły łojowe i mieszki włosowe stają się wrażliwe na światło. Następnie stosuje się jasne światło laserowe, intensywne światło pulsujące (IPL) lub lampę LED. Najczęściej mają one kolor niebieski, ale dobre efekty przynosi również zastosowanie kombinacji światła niebieskiego z czerwonym. Na rynku dostępnych jest wiele urządzeń do zastosowania w domu. W profesjonalnym gabinecie terapię światłem IPL łączy się z zastosowaniem urządzenia ssącego, które oczyszcza zaczopowane mieszki przed zastosowaniem lasera.

Lasery diodowe: zabieg laserowy zmniejszający produkcję sebum przez zniszczenie niektórych gruczołów łojowych znajdujących się w skórze. Aby terapia była skuteczna, działanie lasera podczerwonego łączy się z ochładzaniem skóry. Taka procedura wyrównuje przebarwienia i pomaga w leczeniu powierzchownych blizn poprzez usuwanie zewnętrznych warstw naskórka. Lasery diodowe stymulują też produkcję kolagenu i elastyny.

Lasery o dużej intensywności: zabiegi z wykorzystaniem lasera CO_2 redukują i zmniejszają blizny potrądzikowe dzięki usuwaniu najbardziej zewnętrznej warstwy skóry. Mogą jednak być bolesne, dlatego podczas tej procedury stosuje się środki przeciwbólowe. Pamiętaj także, że na taki zabieg musisz zarezerwować sobie trochę czasu, a po kuracji może utrzymywać się widoczne zaczerwienie skóry, jednak zwykle ustępuje ono po tygodniu. Metodę tę stosuje się zazwyczaj jako ostateczność i tylko w przypadku ciemnej skóry, ponieważ może ona nasilić hiperpigmentację.

Blizny potrądzikowe

To, czy zmiany trądzikowe pozostawią blizny, zależy od naszych genów. Jeśli członkowie twojej rodziny cierpieli z powodu ciężkiego trądziku, musisz reagować błyskawicznie – gdy tylko pojawią się jego pierwsze objawy – ponieważ ryzyko powstawania dużych blizn jest u ciebie wysokie.

Pamiętaj, że musisz przejąć kontrolę nad chorobą, zanim jej efekty się utrwalą. Leczenie blizn zależy od ich lokalizacji, wielkości i od tego, jak długo istnieją. Blizny potrądzikowe mogą być zagłębione lub wyniosłe i wymagają różnych zabiegów. Wraz z wiekiem oba wymienione rodzaje stają się bardziej widoczne.

Blizny zagłębione

Są to miękkie, przypominające spodek zagłębienia w skórze. Pojawiają się, kiedy skóra traci swoje zasadnicze wsparcie. Występują trzy rodzaje tego typu blizn: toczące, wagonowe i przypominające szczyt lodowca. Toczące nadają skórze falisty wygląd, wagonowe wyglądają jak powiększone pory (ich ścianki przypominają wagon), a ostatnie są podobne do głębokich dziurek i wyglądają jak nakłucia z wąskim wlotem.

Zagłębione blizny można usunąć za pomocą chirurgii trądzikowej, podnosząc i wypełniając zagłębienie poprzez oddzielenie tkanki blizny od położonych niżej warstw skóry. Procedura powoduje zastąpienie dużej, głębokiej blizny mniejszą, bardziej płaską i mniej widoczną. Po wygojeniu skóry wykonuje się jeszcze zabiegi regeneracyjne. Efekty nie są również widoczne od razu, ponieważ skóra potrzebuje czasu na rekonwalescencję. Po zabiegu należy regularnie zmieniać opatrunki, a widoczne zasinienie utrzymuje się do dwóch tygodni.

W przypadku drugiego i trzeciego typu blizn efektywną metodą może się okazać laser ablacyjny. Po tym zabiegu należy przyjmować antybiotyk, a regeneracja trwa zwykle około dwóch tygodni. Po tym czasie można zaobserwować zauważalną poprawę stanu skóry, która może zmieniać się jeszcze przez 18 miesięcy.

Dość popularną metodą pozwalającą na szybkie zlikwidowanie blizn potrądzikowych jest zastosowanie wypełniaczy. W tej procedurze wykorzystuje się kolagen, kwas hialuronowy, polimetylometakrylan (PMMA), kwas poli-L-mlekowy (PLLA), hydroksyapatyt wapnia (CHA) bądź pozyskaną od pacjenta tkankę tłuszczową. Większość wypełniaczy działa czaso-

Podstawy

Jakiś czas temu przyleciały do mnie na wizytę prosto z Meksyku dwie siostry w wieku 23 i 29 lat. Były to naprawdę piękne kobiety, ale miały na twarzach widoczne blizny potrądzikowe. Wspólnie przejrzeliśmy zabiegi, którym przez lata poddawały się w swoim kraju. Na liście były praktycznie wszystkie kuracje, o których kiedykolwiek słyszałem. Lekarze i inni specjaliści wypróbowali wszelkie możliwe procedury, które łącznie kosztowały ponad 150 000 dolarów i nie przyniosły żadnych rezultatów. Zaproponowałem im rozpoczęcie leczenia od mojego programu domowej pielęgnacji i delikatnej mikrodermabrazji, która polepszy absorpcję składników odżywczych niezbędnych do regeneracji. Patrzyły na mnie z powątpiewaniem. Wyjaśniłem im, że to potrwa, ale że szybko zobaczą pierwsze oznaki poprawy. Stosując program ze specjalnymi produktami do skóry trądzikowej, rozwiążą podskórny problem i sprawią, że cera zacznie zupełnie inaczej reagować na pozostałe zabiegi. Zdecydowały się spróbować.

Przez kolejnych osiem tygodni stan ich skóry zdecydowanie się poprawiał. Udało się przywrócić jej zdrowie dzięki kwasowi glikolowemu oraz kremom z witaminą C i składnikami rozjaśniającymi. Po tym okresie zajęliśmy się poprawą powierzchni cery. Mimo jasnej karnacji w żyłach sióstr płynęła hiszpańska krew. Nie mogłem przewidzieć, jak ich skóra zareaguje na przykład na peelingi chemiczne. Użycie światła lasera było jeszcze bardziej ryzykowne, ponieważ wiązało się z dużym prawdopodobieństwem powstania przebarwień pozabiegowych.

Zastosowałem technikę znaną od prawie 100 lat, zwaną manulanym rollerem igłowym. Wyobraź sobie traktor, który spulchnia glebę za pomocą obracającego się walca z kolcami, penetrującymi w głąb ziemi i napowietrzającymi ją. Użyłem pałeczki z mikroigłami, które działają na skórę podobnie jak laser, ale nie wytwarzają ciepła. Roller penetruje aż do skóry właściwej, poprawiając strukturę wszystkich warstw. Dzięki temu preparaty pielęgnacyjne mogą dotrzeć do miejsc przeznaczenia i właściwie stymulować regenerację skóry. Dermarollery podobne do tego, który użyłem, możesz kupić na przykład w internecie. Działają one jak drobnoziarnisty papier ścierny.

Po latach wypróbowywania różnych zabiegów prosta pielęgnacja domowa poprawiła kondycję skóry moich meksykańskich pacjentek. Kiedy ich cera odzyskała zdrowie, mogłem się skupić na redukcji blizn i przebarwień.

Wskazówka

Ponieważ trądzik jest złożoną dolegliwością i może znacząco uszkadzać skórę, powinnaś poszukać doświadczonego dermatologa, który odpowiedzialnie podchodzi do wyboru odpowiednich metod zabiegowych.

wo, gwarantując efekt utrzymujący się od 3 do 6 miesięcy. W przypadku wypełnienia blizn tłuszczem pobranym podczas liposukcji efekt może się utrzymywać do 3 lat. PMMA to półpermanentny wypełniacz.

W przypadku blizn zagłębionych peelingi chemiczne i mikrodermabrazja mogą być częścią zabiegowego planu odnowy skóry.

Blizny wyniosłe

Wyróżnia się dwa rodzaje blizn wyniosłych. Blizny keloidowe są bardzo duże, grube i gumowate. Keloidy najczęściej powstają na klatce piersiowej, ramionach i na górnej części pleców, czasem też na płatkach uszu. Częściej obserwuje się je u osób z IV i V typem LES. Ten typ blizn wymaga zastosowania więcej niż jednej procedury. Z kolei blizny zanikowe nie rozszerzają się poza swoje pierwotne granice.

Seria zastrzyków aplikowanych w głąb blizny powinna pomóc w zredukowaniu jej widoczności. Zastrzyki wykonuje się pojedynczo. Zawarte w nich substancje przeciwzapalne obkurczają keloid i wygładzają powierzchnię całej zmiany. Ten sam efekt gwarantują zastrzyki kortykosteroidowe. Odstęp pomiędzy kolejnymi podaniami leków jest różny i może wynosić dwa, trzy lub trzy do sześciu tygodni. Jeżeli po upływie miesiąca blizna nie reaguje na terapię, zaleca się przeprowadzenie zabiegu chirurgicznego. Pamiętaj jednak, że jeśli omawiana procedura nie zostanie wsparta innym postępowaniem (podciśnienie, zastrzyki kortykosteroidowe raz w miesiącu, naświetlanie itp.), prawdopodobnie keloid się odbuduje.

Impulsowe lasery barwnikowe (PDL) mogą być efektywne w leczeniu obu typów wyniosłych blizn. Pomagają one zredukować pieczenie i ból, spłaszczają blizny i zmieniają ich kolor. U osób z jasną karnacją dobre efekty mogą zapewnić zabiegi z wykorzystaniem światła IPL.

Krioterapia to zabieg zamrażający tkankę bliznowaciejącą, który powoduje jej obumarcie i odpadnięcie. W połączeniu z zastrzykami kortykosteroidowymi może zmniejszyć widoczność blizn zanikowych i spowodować spłaszczenie keloidów.

W tej chwili możemy wykorzystać tak wiele różnych metod leczenia trądziku i redukcji blizn, że przy odrobinie wytrwałości naprawdę jesteśmy w stanie kontrolować powstawianie niedoskonałości i usuwać ślady, które po nich pozostaną. Zmiany w stylu życia także pomogą ci w walce z tymi problemami.

Kolejnym procesem zapalnym, którym się zajmę, jest trądzik różowaty – zaburzenie przyjmujące wiele postaci. Często jest ono mylone z trądzikiem lub wysuszeniem skóry, ponieważ jego niektóre objawy przypominają te dolegliwości. Trądzik różowaty powoduje duży dyskomfort i wymaga specjalnej uwagi.

8

ODMŁADZAJĄCA METODA LANCERA DLA SKÓRY Z TRĄDZIKIEM RÓŻOWATYM

Choć łatwiej dostrzec go na twarzach osób z jasną karnacją, trądzik różowaty nie ma żadnego związku z płcią, wiekiem, kolorem skóry czy pochodzeniem etnicznym. Około 20% populacji i ponad 14 milionów Amerykanów cierpi z powodu tego złożonego zaburzenia. Trądzik różowaty przyjmuje wiele postaci – od intensywnego rumienia, przez cysty, a także wrażliwą złuszczającą się skórę na nosie aż po czerwone, piekące oczy. Schorzenie może występować przewlekle lub zaostrzać swój przebieg okresowo. Trądzik różowaty, zwany też *rosacea*, może utrzymywać się tygodniami lub miesiącami, a potem nagle zniknąć. Objawy mają różne nasilenie w różnych okresach życia pacjenta lub mieszają się ze sobą. Ponieważ nie istnieją dwa takie same przypadki tej choroby, jej leczenie jest dużym wyzwaniem.

Zwykle, kiedy pojawiają się problemy ze skórą, ludzie w pierwszej kolejności konsultują się z kosmetyczką lub lekarzem rodzinnym, ale nie z dermatologiem. W konsekwencji rozpoznanie często nie jest właściwe. Różne postaci trądziku różowatego mogą być mylone z suchą skórą, alergią, egzemą lub trądzikiem pospolitym. W efekcie *rosacea* pozostaje niezdiagnozowana i nie jest odpowiednio leczona, co oznacza, że szybko może się wymknąć spod kontroli. Osoby cierpiące z powodu poważnych dolegliwości pojawiających się w przebiegu trądziku różowatego przechodzą wiele trudnych chwil podczas walki z tym wstydliwym i zwykle bolesnym problemem. Często trafiają do mojego gabinetu po wypróbowaniu wszystkich rodzajów zabiegów, łącznie z metodami holistycznymi i homeopatycznymi. Trudno się dziwić, że ludzie ci są z reguły tak bardzo skupieni na tym, co dzieje się z ich wyglądem, że niewiele uwagi poświęcają starzeniu się skóry. Niektóre z zabiegów stosowanych bez jakiegokolwiek planu nie tylko pogorszają stan ich cery, ale sprawiają, że zaczyna się ona przedwcześnie starzeć.

W tym rozdziale podpowiem ci, w jaki sposób możesz wyciszyć zmiany zapalne i przywrócić skórze równowagę. Dzięki programowi dostosowanemu do różnych typów trądziku różowatego będziesz mogła stopniowo dodawać do swojej domowej pielęgnacji produkty przeciwstarzeniowe, które uspokoją zaczerwienienia i wyrównają koloryt cery. Odmładzająca metoda Lancera dla skóry z tym problemem przywróci cerze blask i nawilżenie, zmniejszy pory, a także zredukuje drobne linie i zmarszczki. W tym rozdziale opowiem ci o wielu różnych rozwiązaniach, ponieważ wyróżniamy bardzo dużo typów trądziku różowatego. Będziesz musiała zdecydować, którą ścieżką podążysz, i bacznie obserwować to, w jaki sposób twoja skóra zareaguje na zabiegi. Pamiętaj, że jest ona bardzo wrażliwa i nie możesz jej dodatkowo podrażniać. Wprowadzanie nowych produktów powinno odbywać się stopniowo. Jeśli twoja skóra silnie zareaguje na jakiś kosmetyk, zwolnij z całą procedurą. Pamiętaj także, że styl życia ma znaczący wpływ na zmiany zapalne pojawiające się w przebiegu trądziku różowatego. Zakładam, że skoro czytasz właśnie ten rozdział, masz już tę świadomość. Zaproponuję ci kilka prostych zmian, które pomogą ci wyciszyć nadreaktywną skórę.

Cztery twarze trądziku różowatego

Trądzik różowaty to choroba uwarunkowana wieloma czynnikami, w tym genetycznymi, polegająca na połączeniu dysfunkcji układu odpornościowego z nadmierną reaktywnością nerwowo-naczyniową. W jej przebiegu kompleks systemów regulacyjnych staje się hiperaktywny i wyzwala kaskadę reakcji zapalnych, które prowadzą do powstania widocznych zmian. Narażenie się na działanie niepożądanych czynników powoduje nagły wzrost przepływu krwi oraz pojawienie się rumienia i charakterystycznych zmian. Kiedy do skóry dopływa zwiększona ilość krwi, zostaje także wyzwolony czynnik wzrostu, który stymuluje rozszerzanie się i tworzenie nowych naczyń krwionośnych. Jeśli napływ krwi jest niekontrolowany, zmiany nasilają się, powodując poważniejszy proces zapalny i rozwój trądziku różowatego, a ponieważ zapalenie jest jednym z kluczowych czynników powodujących wewnętrzne starzenie, uzyskanie kontroli na trądzikiem różowatym samo w sobie jest działaniem odmładzającym.

Rozróżniamy cztery podstawowe rodzaje trądziku różowatego.

Typ 1, ETR (postać rumieniowa z teleangiektazjami): nazywany suchym trądzikiem różowatym. To najłagodniejsza odmiana obejmującą rumień i uporczywe zaczerwienienie twarzy, z pojawianiem się pajączków lub bez nich. Skóra sucha może być dodatkowo szorstka. Cechy charakterystyczne:

- łatwo powstający rumień i zaczerwienienie,
- uporczywy rumień i czerwona skóra w centralnej części twarzy, na głowie szyi i dekolcie,
- pajączki lub widocznie rozszerzone naczynia,
- wrażliwa cera,
- sucha, szorstka i łuszcząca się skóra,
- obrzęknięta lub spuchnięta skóra,
- uczucie pieczenia i palenia.

Typ 2, PPR (postać grudkowo-krostkowa), zwana też trądzikiem rumieniowym, to postać w której na centralnej, zaczerwienionej części skóry tworzą się duże grudki i/lub krostki. W cięższych przypadkach formują się guzy.

Może też wystąpić puchnięcie twarzy i stan zapalny w obrębie oczu. Niekiedy PPR bywa źle zdiagnozowany i leczony jako trądzik. Jedną z istotnych różnic jest to, że w przypadku trądziku różowatego zwykle nie pojawiają się otwarte i zamknięte zaskórniki. Zmiany trądzikowe obejmują szyję, klatkę piersiową, plecy i górną część ramion, podczas gdy zmiany w przebiegu trądziku różowatego najczęściej pojawiają się na twarzy i/lub na skórze głowy. Do objawów PPR zaliczamy:

- pojawiające się i znikające wykwity, zwykle umiejscowione na podłożu rumieniowym,
- często nadmierny łojotok,
- rozszerzone naczynka (pajączki),
- miejscowe przesuszenie skóry,
- nadwrażliwość skóry na bodźce mechaniczne, chemiczne oraz UV.

Typ 3 to postać przerostowo-naciekowa. Jest to rzadko występująca odmiana trądziku różowatego, która rozwija się dość wolno. Wczesne rozpoczęcie leczenia może zapobiec oszpeceniu. Być może wiesz już, co to jest rhinophyma. To obrzęk i przerost tkanek w obrębie nosa. Typ 3 trądziku różowatego charakteryzuje się powstawaniem nieregularnych grudek i pogrubiałej skóry na nosie, podbródku, czole, policzkach i uszach. Od-

Kolor purpury

Po odwiedzeniu kilkunastu innych lekarzy w różnych światowych metropoliach do mojego gabinetu trafił znany hollywoodzki agent z gustowną łysiną. Cierpiał na chronicznie utrzymujący się rumień, obejmujący całą głowę i szyję. Jego skóra była niesamowicie reaktywna. Choć miał australijskich przodków, jego cera kiedy była zdrowa, miała jasny i lekko różowy odcień. Wystarczyło krzywo na niego spojrzeć, a stawał się purpurowy. Z pewnością było to dość kłopotliwe, zwłaszcza podczas spotkań, negocjacji i przyjęć, które były ważną częścią życia mojego pacjenta. Jego ciało i skóra przeszły już wiele powierzchownych i inwazyjnych zabiegów. Zacząłem od zastosowania metody dla cery wrażliwej, ponieważ uważałem, że pod żadnym pozorem nie wolno nam dopuścić do nadmiernej stymulacji skóry. Zapisałem mu bardzo niską dawkę izotretinoiny i zaleciłem doustne przyjmowanie witaminy A. Przyjrzałem się także jego diecie, ogólnemu stylowi życia i jakości odpoczynku. *Rosacea* jest wywoływana przez czynniki, z którymi można sobie poradzić.

Okazało się, że lubił popijać martini i jeść ostre potrawy, a obie te rzeczy mogą rozszerzać naczynia krwionośne twarzy. Miał też bardzo stresującą pracę, a taka mieszanka stworzyła doskonałe warunki do rozwoju trądziku różowatego. Na moją prośbę zaczął zapisywać każdy przypadek pojawienia się rumienia i swoje podejrzenia dotyczące tego, co mogło go wywołać. Po pewnym czasie relacja między trądzikiem różowatym a stylem życia stała się dla niego tak oczywista, że sam zaczął o siebie dbać. W tej chwili odpoczywa od leków na receptę i opiera pielęgnację na stosowaniu łagodzącego serum z komórkami macierzystymi.

Wskazówka

Z trądzikiem różowatym możesz sobie poradzić dzięki rozpoznaniu elementów stylu życia i otoczenia, które wywołują pojawienie się kłopotliwych zmian.

miana przerostowo-naciekowa jest ostateczną postacią choroby, której towarzyszą znaczne zniekształcenia twarzy.

Ten typ charakteryzuje się:

- pojawieniem się grudek,
- pogrubieniem skóry, w szczególności w okolicach nosa,
- pogrubieniem skóry na podbródku, czole, policzkach i uszach,
- rozszerzeniem się porów,
- przetłuszczeniem się cery.

Zakładnik we własnej twierdzy

Jedna z moich pacjentek – blond piękność o orzechowych oczach w wieku około 55 lat – zdawała się mieć wszystko, o czym kobiety marzą. Była właścicielką pięknych domów w czterech krajach i podróżowała po świecie, prowadząc własną firmą projektową. Chociaż brzmi to jak spełnienie snów, esencją jej życia było coś zupełnie innego – trądzik różowaty. Kiedy napięcie wzrastało, stan jej skóry wyraźnie się pogarszał. Cera czerwieniła się i pokrywała krostami. Bardzo nie chciała, by nowi klienci, patrząc na jej czerwoną twarz, myśleli, że wypiła już kilkanaście drinków. Podróżowanie może wydawać się świetnym stylem życia, ale nawet latanie prywatnymi samolotami przynosi niekorzystne efekty. Odwodnienie, *jet lag*, nieregularne i często obfite posiłki, przerywany sen – to wszystko czynniki, które zaostrzają przebieg trądziku różowatego.

Teraz nawet kiedy jest w podróży stosuje dwa razy dziennie odmładzającą metodę Lancera dla skóry z trądzikiem różowatym. Zna swoją cerę wystarczająco dobrze, by właściwie stosować się do programu. W czasie zaostrzenia objawów używa produktów przeznaczonych do skóry z niedoskonałościami, a kiedy wszystko się normuje, przechodzi na program dla skóry wrażliwej lub skupiony na zaawansowanym odmładzaniu. Moja pacjentka potrzebowała około czterech do sześciu tygodni, żeby zapanować nad typowym stanem zapalnym.

Nie musiała jednak rezygnować ze wszystkich elementów swojego życia. Wystarczyło, że skorygowała niektóre nawyki zaostrzające stan jej skóry. Jeśli żyjesz w podobnym tempie, możesz na przykład skupić się na technikach relaksacyjnych i część czasu spędzanego w powietrzu poświęcić na medytację lub głębokie oddychanie. Możesz też pół godziny dziennie poświęcić na delikatne ćwiczenia. Ponieważ pocenie się nie polepsza stanu skóry, moja pacjentka spotkała się z trenerem, który opracował dla niej „wyjazdowy program ćwiczeń", niewymagający odwiedzania siłowni. Musisz też sprawdzić, jakie pokarmy pogarszają stan twojej cery, a przy opracowywaniu nowej diety skorzystaj, tak jak bohaterka tej opowieści, z porady dietetyka. Kluczem do uniknięcia nawrotów tej choroby jest pogodzenie odpowiedniego stylu życia ze sposobami na zredukowanie stresu.

Wskazówka

Przebieg trądziku różowatego jest tak zmienny, że musisz być przygotowana na zmiany programu pielęgnacyjnego i stylu życia, aby dopasować je do aktualnego stanu twojej skóry. Najważniejsza jest elastyczność.

Typ 4, postać oczna: *rosacea* może się pojawiać również na powiekach. Tak naprawdę u połowy osób, u których rozpoznano trzy wcześniej opisane typy choroby, rozwijają się objawy postaci ocznej, do których zaliczamy:

- łzawienie lub przekrwienie oczu,
- pojawienie się uczucia piasku pod powiekami,
- suchość oczu,
- zaczerwienienie powiek,
- pieczenie, palenie lub kłucie oczu,
- nadwrażliwość na światło,
- nieostre widzenie,
- cysty lub jęczmienie na powiekach,
- wrastanie rzęs.

Każdy z typów tej choroby wymaga innego postępowania. Zdarza się także, że u jednej osoby występują mieszane objawy. Właśnie dlatego w dalszej części tego rozdziału zaproponuję ci trzy programy odmładzającej pielęgnacji dla skóry z trądzikiem różowatym.

Geny czy styl życia

Wiele czynników może wyzwolić atak trądziku różowatego. Nie powodują one bezpośrednio powstawiania choroby, ale pogarszają kondycję skóry. Jeśli chcesz zyskać kontrolę nad tym schorzeniem, musisz wiedzieć, co je u ciebie wyzwala. Powinnaś zrozumieć, że to, co za jednym razem wywoła reakcję, przy kolejnej okazji może być już obojętne dla skóry. Mam swoją teorię dotyczącą aktywacji procesu zapalnego, którą przewrotnie nazywam „koncepcją garnka zupy". Wyobraź sobie garnek, do którego dorzucasz kolejne składniki. Jeśli będziesz bez przerwy dodawać pokrojone warzywa i nie zmniejszysz mocy gotowania, zupa w końcu wykipi. I tak właśnie dzieje się z trądzikiem różowatym. Kombinacja czynników wyzwalających w połączeniu ze stresem powoduje powstawanie zmian skórnych. Dlatego właśnie trzecia część książki, w której opowiem ci na czym polega odmładzający styl życia, jest tak ważna. Musisz zdecydować się na zmiany, które będą optymalne dla zdrowia twojej skóry.

Podzieliłem czynniki zapalne na trzy kategorie. Zgodnie z jedną z zasad, wszystko to, co podnosi temperaturę twojego ciała, będzie także powodowało rozszerzenie naczyń krwionośnych, zwiększenie przepływu krwi i zaczerwienienia. Niezależnie od tego, czy jest to słońce, czy intensywny trening, twoja skóra zareaguje na taki bodziec. Jeśli masz rosaceę, musisz polubić chłód. Przyjrzyj się liście poniżej, na której znajdziesz szereg czynników zwiększających napływ krwi do skóry i potencjalnie drażniących.

Środowisko

- Ekspozycja na promienie słoneczne – zarówno z kremem z filtrem, jak i bez ochrony
- Ekstrema pogodowe: gorąco, zimno, niska wilgotność powietrza

Stany emocjonalne

- Lęk
- Zakłopotanie
- Wstyd
- Frustracja
- Stres fizyczny, emocjonalny lub psychiczny
- Gniew
- Nagła zmiana nastroju – wybuchanie śmiechem lub płaczem

Pokarmy i napoje

(Bardziej szczegółowe wskazówki znajdziesz na str. 158–159).

- Alkohol
- Napoje dietetyczne – słodzik może wyzwalać rosaceę
- Gorące dania i napoje
- Kofeina
- Ostre potrawy
- Soki i owoce cytrusowe
- Azotany

Postępowanie

- Intensywne ćwiczenia i duży wysiłek
- Gorące kąpiele i prysznice
- Sauna sucha i parowa
- Palenie papierosów
- Silnie stymulujące zabiegi kosmetyczne
- Zbyt silne pocieranie skóry
- Nieustanne dotykanie twarzy
- Narkotyki

Produkty higieny osobistej

(Bardziej szczegółowe informacje znajdziesz poniżej)

- Produkty zbyt intensywnie złuszczające lub oczyszczające skórę
- Silnie wysuszające maski i kosmetyki z miętą pieprzową, mentolem lub olejkami eterycznymi
- Produkty zawierające alkohol lub oczar wirginijski
- Silne substancje zapachowe

Leki

- Aspiryna
- Ibuprofen
- Steroidy do stosowania miejscowego
- Leki rozszerzające naczynia
- Cytrynian sildenafilu (stosowany w zaburzeniach erekcji)
- Opiatowe leki przeciwbólowe
- Nikotyna

Stan organizmu

- Menopauza
- Chroniczny kaszel

Jeśli chorujesz na trądzik różowaty, musisz wiedzieć, co zaostrza jego objawy. Zdecyduj się na prowadzenie dziennika i zapisywanie w nim sytuacji, w których pojawiają się symptomy schorzenia, a także podejrzanych czynników, postępowania, na które się zdecydowałaś, aby wyciszyć skórę, oraz czasu, jaki był ci potrzebny na rozwiązanie problemu. Dzięki takim zapiskom będzie ci łatwiej przeanalizować przyczyny podrażnienia skóry i wybrać najlepszy sposób radzenia sobie z problemem. Koniecznie zabieraj ze sobą dziennik na każdą wizytę u dermatologa, który z pewnością wykorzysta wszystkie te informacje do stworzenia planu zabiegowego.

Odmładzająca metoda Lancera dla skóry z trądzikiem różowatym

Sposób pielęgnacji skóry zależy od typu trądziku różowatego. Opracowałem trzy programy pielęgnacyjne, które pomogą ci doprowadzić twoją cerę do stanu, w którym będziesz mogła zastosować pełny program zaawansowanej pielęgnacji anti-aging.

Co może podrażniać skórę

Składniki powszechnie stosowane w kosmetykach do pielęgnacji mogą podrażniać twoją skórę. Znajdziesz je w wielu ogólnie dostępnych produktach, co jednak nie oznacza wcale, że twoja skóra właśnie na nie zareaguje. Niektórych z nich używamy w kosmetykach Lancer Skincare. Pamiętaj jednak, że wiele zależy od formuły produktu, stężenia i ilości zastosowanej substancji, jakości środków wiążących i efektywności systemu nośników. Z tego powodu zawsze powinnaś przeprowadzać dobowy test. Zanim nałożysz jakiś kosmetyk na twarz, wklep jego niewielką ilość w skórę przedramienia i obserwuj reakcję. Kosmetyki wysokiej jakości zwykle są tworzone z większą uwagą, co gwarantuje zredukowanie możliwego działania drażniącego poszczególnych składników preparatu.

Uważaj, stosując preparaty zawierające:

- aceton,
- alkohol,
- glikol propylenowy,
- alfa-hydroksykwasy (AHA),
- laurylosiarczan sodowy (sodium lauryl sulfate),
- chlorek benzalkoniowy (benzalkonium chloride),
- pochodne formaldehydu,
- mentol,
- alkohol benzylowy,
- kamforę,
- mocznik,
- kwas pirolidonokarboksylowy,
- lanolinę,
- substancje zapachowe.

Wymienione składniki nie działają w jednakowy sposób na wszystkie osoby z trądzikiem różowatym, ale uważa się, że mogą one podrażniać skórę.

Stosowanie nowych kosmetyków zaczynaj wieczorami. Dzięki temu zapewnisz skórze czas na reakcję i odnowę podczas snu. Wypróbowywanie nieznanych produktów z rana może być ryzykowne. Nie chcesz przecież wyjść do pracy z twarzą pokrytą zmianami. Twoim celem jest stopniowe dojście do zaawansowanej odmładzającej metody Lancera.

Typ 1 – zaczerwienienie, rumień

Rano

Niepieniący się środek myjący do skóry wrażliwej
Bezzapachowy, odmładzający krem nawilżający do skóry wrażliwej
Filtr ochronny SPF 30

Wieczorem

Łagodny peeling
Niepieniący się środek myjący dla skóry wrażliwej

Krem z witaminą C
Nawilżający krem na noc
Produkt rozjaśniający skórę
Bezzapachowy, odmładzający krem nawilżający dla skóry wrażliwej

Typ 2 – grudki i krosty

Rano

Środek myjący dla skóry tłustej i trądzikowej
Beztłuszczowy, odmładzający krem nawilżający
Filtr ochronny z wysokim faktorem

Wieczorem

Peeling z kwasem salicylowym
Środek myjący do skóry tłustej i trądzikowej
Krem z witaminą C
Beztłuszczowy, odmładzający krem nawilżający

Kiedy twoja cera już się oczyści, zmień produkty na te przeznaczone do skóry wrażliwej. Jeśli objawy trądziku różowatego znikną, przejdź do stosowania kosmetyków odmładzających.

W rozdziale siódmym znajdziesz listę kosmetyków do cery z niedoskonałościami, a w szóstym opis zaawansowanych kosmetyków odmładzających.

Typ 3 – skóra pogrubiała

Pogrubiona skóra potrzebuje czegoś więcej niż tylko prostej pielęgnacji. Szpecące zmiany często są efektem wielu lat zaniedbań. W miejscach, w których skóra jest wybrzuszona, często konieczny jest zabieg chirurgiczny. Jeśli chodzi o pielęgnację, osoby z typem 3 trądziku różowatego powinny w zależności od symptomów wybrać program dla skóry suchej, tłustej / z niedoskonałościami lub mieszanej.

Pielęgnacja skóry dla mieszanego typu trądziku różowatego

Rosacea to problem, przy którym często pojawia się kombinacja skóry suchej i zaczerwienionej z cerą tłustą charakteryzującą się powiększonymi porami i niedoskonałościami. Z tego powodu opracowałem program dla mieszanego typu skóry z trądzikiem różowatym.

Może się zdarzyć, że twoja cera będzie jednocześnie i sucha, i tłusta. Ten program przywróci jej równowagę.

Rano

Środek myjący do skóry tłustej i trądzikowej
Beztłuszczowy, odmładzający krem nawilżający
Krem z filtrem ochronnym z wysokim faktorem

Wieczorem

Łagodny peeling
Środek myjący do skóry tłustej i trądzikowej
Krem z witaminą C
Krem z kwasem glikolowym
Nawilżający krem na noc
Krem z retinolem
Bezzapachowy, odmładzający krem nawilżający dla skóry wrażliwej

W rozdziale siódmym znajdziesz listę kosmetyków przeznaczonych do cery z niedoskonałościami.

W rozdziale szóstym przeczytasz opis zaawansowanych kosmetyków odmładzających.

W rozdziale dziewiątym znajdziesz spis produktów dla skóry wrażliwej.

Typ 4 – oczny

Pamiętaj, że oczy mogą zostać zaatakowane przez każdy typ trądziku różowatego. Przestrzegaj programu pielęgnacyjnego właściwego dla objawów, które u ciebie występują. Nie stosuj kremu pod oczy, który może dodatkowo podrażnić delikatną skórę tej okolicy. Spróbuj natomiast używać niewielkich ilości oleju z pestek winogron (sposób aplikacji taki jak opis na str. 114).

Jak rozpocząć stosowanie odmładzającej metody Lancera dla skóry trądzikowej

Program domowej pielęgnacji będziesz wdrażać bez pośpiechu, ponieważ twoja skóra jest nadwrażliwa i może łatwo przejść w stan zapalny. Trądzik różowaty wymaga stopniowego wprowadzania trzyetapowego programu – złuszczania, oczyszczania i odżywiania. Przemyśl poniższy przykład:

Tydzień 1: stosując odpowiednie produkty, zacznij dwa razy dziennie oczyszczać i odżywiać skórę

Tydzień 2: złuszczaj skórę co drugi wieczór

Tydzień 3: złuszczaj skórę codziennie wieczorem

Tydzień 4: co drugi wieczór stosuj krem z witaminą C

Tydzień 5: używaj kremu z witaminą C codziennie

Tydzień 6: jeśli nie masz tłustej skóry, dodaj do programu codzienną wieczorną aplikację kremu nawilżającego na noc

Naturalne składniki aktywne

Wybierając produkty do pielęgnacji, musisz znaleźć odpowiednie dermokosmetyki, które poprawią barierową funkcję skóry, zatrzymają wilgoć i zredukują stan zapalny. Ostre mydła mogą zniszczyć proteiny i lipidy warstwy rogowej, prowadząc do dysfunkcji bariery naskórkowej. Nawilżanie cery jest szczególnie ważne w przypadku trądziku różowatego typu 1, ponieważ wzmacnia odnowę bariery, redukuje suchość, a także wycisza pieczenie, palenie i podrażnienie spowodowane stosowaniem leków. Wśród naturalnych składników wspomagających, które redukują objawy trądziku różowatego, należy wymienić:

- aloes: działa przeciwzapalnie,
- rumianek: działa przeciwzapalnie,
- owsianka koloidalna: chroni skórę, łagodzi stan zapalny i zapobiega przeznaskórkowej utracie wody,
- oczyszczony złocień maruna: ta należąca do rodziny chryzantem roślina ma właściwości przeciwzapalne i antyoksydacyjne,
- ekstrakt z pestek winogron: działa przeciwzapalnie,
- olejek z zielonej herbaty: działa antyoksydacyjnie,
- ekstrakt z lukrecji: działa przeciwzapalnie i antyoksydacyjnie,
- ekstrakt z grzybów: działa przeciwzapalnie,
- niacynamid: witamina B3 poprawia funkcje barierowe skóry,
- kwercetyna: działa przeciwzapalnie,
- resweratrol: działa antyoksydacyjnie,
- kurkuma: działa przeciwzapalnie,
- witamina C: działa antyoksydacyjnie i przeciwzapalnie.

Wyjątkowe przypadki

Jeśli chciałabyś osiągnąć określone efekty (które jednak są różne w przypadku różnych odmian trądziku różowatego), za chwilę przedstawię ci ulepszony program. Wypróbuj go przed przejściem do zaawansowanej odmładzającej metody Lancera.

Ulepszony program rozjaśniający skórę: Dodaj krem rozjaśniający i preparat z kwasem glikolowym, które działają bardzo korzystnie w przypadku skóry z trądzikiem różowatym lub hiperpigmentacją. Stosuj je wieczorem w połączeniu z metodą Lancera. Nakładaj zaraz po złuszczaniu i oczyszczaniu, ale przed odżywianiem.

Stopniowe wprowadzanie zaawansowanej odmładzającej metody Lancera

Rozszerzaj swój program pielęgnacyjny, dodając nowe produkty raz w tygodniu lub co drugi dzień. Ułożyłem dla ciebie specjalny plan, który pokaże ci, w jaki sposób tydzień po tygodniu wprowadzać kolejne preparaty. Z poniższą rozpiską dojście do pełnej pielęgnacji anti-aging zajmie ci około 5 miesięcy. Jeśli na jakimś etapie, stan twojej skóry się pogorszy, wstrzymaj się ze stosowaniem ostatnio wprowadzonego produktu. W przypadku gdy stan zapalny będzie się utrzymywał, wróć do trzystopniowego programu pielęgnacji dla skóry trądzikowej lub wrażliwej, w zależności od tego, na jaki typ trądziku różowatego chorujesz. Kiedy skóra się uspokoi, ponownie zacznij dodawać produkty. Może ci się wydawać, że wciąż zaczynasz i przerywasz program, ale jeśli będziesz przestrzegać moich zaleceń, zauważysz znaczną poprawę kondycji skóry.

Kiedy będziesz gotowa na przejście z programu dla trądziku różowatego do ogólnej pielęgnacji odmładzającej, dodawaj kolejne preparaty zgodnie z zamieszczoną poniżej listą.

1. krem pod oczy,
2. peeling,
3. preparat rozjaśniający,
4. krem z witaminą C,
5. krem z kwasem glikolowym,
6. ujędrniające serum,
7. krem z retinolem.

Pamiętaj, że nie musisz ściśle przestrzegać tej rozpiski. Potraktuj ją jako przykład. Najlepiej, byś słuchała swojej skóry. Dojście do pełnego odmładzającego programu może zająć ci nieco więcej czasu, niż zakładam, ale niewykluczone, że uda ci się szybciej dotrzeć do celu. Pamiętaj jednak, że nie wolno ci się śpieszyć. Ponieważ każdy przypadek trądziku różowatego jest inny, zabiegi muszą być dostosowane do twoich indywidualnych potrzeb. Program, który ci zaprezentowałem, świetnie zadziałał u wielu moich pacjentów. Z każdym tygodniem powinnaś dostrzegać poprawę stanu swojej skóry.

Tydzień 1: do używanego programu dodaj krem pod oczy i stosuj go rano oraz wieczorem – o ile nie cierpisz z powodu ocznej odmiany trądziku różowatego.

Tydzień 2: co drugi wieczór zastosuj preparat rozjaśniający przez nałożeniem kremu odżywczego.

Tydzień 3: stosuj preparat rozjaśniający codziennie wieczorem.

Tydzień 4: co drugi wieczór nakładaj na skórę krem z kwasem glikolowym.

Tydzień 5: preparat z kwasem glikolowym stosuj codziennie.

Tydzień 6: w środy i niedziele używaj dodatkowo kremu z witaminą C.

Tydzień 7: zacznij nakładać krem z witaminą C co drugi wieczór.

Tydzień 8: powtórz postępowanie z tygodnia siódmego.

Tydzień 9: krem z witaminą C może stać się częścią twojej codziennej pielęgnacji.

Tydzień 10: co rano stosuj serum ujędrniające.

Tydzień 11: jeśli nie masz 2. typu trądziku różowatego, nakładaj ujędrniające serum co wieczór.

Tydzień 12: co drugi wieczór stosuj krem z retinolem.

Tydzień 13: krem z retinolem nakładaj codziennie.

Twoja skóra może potrzebować więcej czasu, aby przywyknąć do nowych produktów. Z pewnością należy unikać wywołania większego podrażnienia, zaczerwienienia i łuszczenia się. Jeśli tak się stanie – zwolnij tempo.

Dodatkowe zabiegi

Podobnie jak pielęgnacja musi być indywidualnie dostosowana do kondycji skóry z trądzikiem różowatym, tak samo każdy jej typ inaczej reaguje na różne zabiegi. Opisuję typowe podejście do każdego rodzaju tego schorzenia, a więc będziesz przygotowana do przedyskutowania problemu podczas kolejnej wizyty u dermatologa.

Typ 1

Przy pierwszym typie trądziku różowatego lekarz może ci zapisać niskie dawki antybiotyków do przyjmowania doustnego, aby zwalczyć zapalenie.

Czasem więcej czuć niż widać

Osoby mające trądzik różowaty podkreślają, że kiepsko im się żyje z tą chorobą, ponieważ powoduje ona dyskomfort (nawet jeśli nie jest nieestetyczna). Przychodzi mi do głowy pewien pacjent. Jest on odnoszącym sukcesy producentem muzycznym, którego praca polega na ciągłym kontakcie z artystami i wytwórniami muzycznymi, co jest wyjątkowo stresujące. Jest typem LES V. Na przyjęciach i ważnych spotkaniach czerwieni się i poci, zupełnie jak kobieta w okresie menopauzy, borykająca się z tzw. uderzeniami gorąca. Te fale zmniejszają się wraz z wprowadzeniem zmian w stylu życia pomagającego wyciszyć rosaceę. Ponieważ mój pacjent ma ciemną skórę, rumień nie jest tak bardzo widoczny. Mężczyzna jednak poci się tak intensywnie, że musi nieustannie przecierać twarz chusteczką. Jego skóra nie łuszczy się, nie ma na niej wyprysków czy krost, ale jego gruczoły potowe reagują na określone czynniki, a pory zatykają się. Bez leczenia może to prowadzić do powstania zmian przypominających trądzik, ponieważ bakterie żywiące się nadmiarem potu i sebum mogą sprowokować pojawienie się odpowiedź immunologicznej.

Ponieważ pacjent jest typem LES V, użycie lasera nie było dobrym pomysłem. Aby uspokoić nadaktywne gruczoły potowe, zastosowaliśmy radiofrekwencję. Fale radiowe rozgrzewają macierz skóry właściwej i zagęszczają ją, zwiększając produkcję kolagenu, który ujędrnia wiotką skórę. Kiedy kolagenu jest więcej, gruczoły potowe zostają skompresowane. Słabiej reagują na stymulację hormonalną, która zwiększa stres i procesy zapalne. Ten nieinwazyjny zabieg pomógł u mojego pacjenta utrzymać w ryzach trądzik różowaty i zredukował liczbę zmian na skórze. W niektórych przypadkach pomocne może się okazać zastosowanie światła LED.

Wskazówka

- Chociaż przekrwienie i rumień w trądziku różowatym mogą nie być bardzo widoczne, zawsze wpływają na stan skóry. Bez widocznych objawów chorobę tę łatwo niewłaściwie zdiagnozować.
- Trądzik różowaty wpływa na samopoczucie chorych. Nieprzyjemne uczucie jest równie uciążliwe co objawy widoczne na skórze.
- *Rosacea* może wywoływać rozdrażnienie, ponieważ powoduje duży dyskomfort. Chorzy pragną, aby zmiany jak najszybciej ustąpiły.
- Istnieje wiele nieinwazyjnych zabiegów, które mogą zmienić reaktywność skóry. Ciągle przybywa także nowych. Pamiętaj, że potrzebujesz planu opracowanego przez dermatologa znającego się na najnowszych dostępnych terapiach.

Antybiotykiem z wyboru jest doksycyklina. Powierzchniowo stosowane preparaty zawierają kwas azelainowy, metronidazol, retinoidy, sulfacetamid sodu i siarkę. Kremy stosuje się przez kilka miesięcy, aż do uzyskania poprawy. W trakcie kuracji może się pojawiać palenie, pieczenie i kłucie oraz inne objawy podrażnienia. W czasie stosowania retinoidów skóra może się też łuszczyć i czerwienić. Z pewnością stanie się bardzo wrażliwa na promienie słoneczne, wiatr i niską temperaturę. Zabiegi laserowe i terapia światłem (zwykle 4–8 zabiegów w roku) mogą redukować rumień i przekrwienie. Dwie sesje wystarczą, by zlikwidować pajączki. Przez trzy, cztery dni po zabiegu może utrzymywać się zasinienie, zaczerwienienie i obrzęk.

Typ 2

Występujące przy typie drugim grudki i zmiany wypełnione treścią rogową dobrze reagują na terapię mieszaną. Dobry efekt mogą też zagwarantować antybiotyki takie jak klindamycyna oraz erytromycyna. Kremy z dodatkiem kwasu azaleinowego, nadtlenku benzoilu, retinoidów, sulfaceadmidu i siarki mogą przynieść poprawę stanu skóry po jakichś dwóch miesiącach stosowania. Skutkiem ubocznym ich używania bywa niekiedy pojawienie się łagodnego pieczenia, kłucia, palenia, łuszczenia się i wysypki. Antybiotyki przyjmowane doustnie – doksycyklina, erytromycyna, minocyklina* i tetracyklina, stosuje się po to, by zatrzymać rozwój procesu zapalnego i zmniejszyć wykwity. Widoczne rezultaty leczenia pojawiają się znacznie szybciej po zastosowaniu antybiotyków niż po samych zabiegach. Niekiedy stosuje się peeling kwasem glikolowym razem z antybiotykoterapią przez dwa do czterech tygodni. Azytromycyna i klarytromycyna to droższe antybiotyki, które w pewnych przypadkach lepiej sprawdzają się w terapii długoterminowej, ponieważ nie powodują tak wielu skutków ubocznych ze strony układu pokarmowego. Po jakimś czasie leczenia pacjenci stosują jedynie produkty na skórę.

Typ 3

Jeśli dochodzi do pogrubienia skóry, można zastosować zabiegi laserowe i światłem zaraz po zgrubieniu jej zewnętrznej warstwy. Zabiegi tego typu powinny być wykonywane co 4–8 tygodni. Kuracja z zastosowaniem światła o szerokim spektrum może wspomóc program pielęgnacyjny, jeśli jest wykonywana w cyklu 1–5 zabiegów co trzy tygodnie. Mikrodermabrazja pomaga zredukować blizny i zgrubienia, złuszczając górną warstwę naskórka. Po tym zabiegu możliwe jest wystąpienie zasinienia, zaczerwienienia i obrzęku. Przy wyższych typach LES mogą się pojawić problemy z pigmentacją. W przeszłości do usuwania pogrubiałej skóry wykorzystywano

* Minocyklina nie jest dostępna w Polsce (przyp. kons.).

elektorstymulację z elektrodą wyposażoną w sondę remodelującą tkanki. Wierzchnie warstwy nadmiernie pogrubiałej skóry po prostu zeskrobywano. Obecnie metoda ta wydaje się dość barbarzyńska, szczególnie w obliczu zaawansowanych możliwości pielęgnacji skóry.

Typ 4

Jeśli masz oczną postać trądziku różowatego, musisz przedsięwziąć szczególne środki, aby ochronić oczy. Używaj sztucznych łez, które zmniejszają dyskomfort i utrzymują odpowiednie nawilżenie oczu. Nie noś szkieł kontaktowych. Uważnie oczyszczaj powieki dwa razy dziennie za pomocą ciepłej wody i kompresów. Skuteczny może się okazać żel z metronidazolem, podobnie jak doustne przyjmowanie doksycykliny czy tetracykliny. Jeśli trądzik jest rozległy i oporny na zabiegi, powinnaś umówić się na wizytę u okulisty, żeby wyeliminować ryzyko pogorszenia się wzroku. Przy właściwym leczeniu objawy powinny ustąpić w ciągu trzech tygodni.

Dieta przy trądziku różowatym

To, co jesz, ma bezpośredni wpływ na trądzik różowaty. Jeśli chcesz uspokoić skórę, powinnaś unikać dań i produktów kwasotwórczych oraz tych o wysokiej zawartości węglowodanów. Kwaśne pokarmy powodują rozszerzanie się naczyń krwionośnych i przekrwienie. Cukier, kawa, herbata, alkohol i tłuszcze trans zakwaszają i zaburzają równowagę kwasowo-zasadową organizmu. Udowodniono, że napoje gazowane i te zawierające sztuczne słodziki (np. aspartam) powodują zwiększone zaczerwienienie skóry u 30% osób z trądzikiem różowatym. Wszystkie środki stymulujące (np. kofeina), które pobudzają organizm, mogą także stymulować gruczoły łojowe, co w przypadku tej choroby ma fatalne skutki. W rozdziale 11 przedstawię ci korzyści, jakie skóra czerpie z diety zasadowej, i wyjaśnię, jak ją stosować. Unikanie zakwaszenia jest korzystne dla twojej cery niezależnie od tego, czy masz trądzik różowaty czy nie. W tym rozdziale dowiesz się, jakich pokarmów nie powinnaś jeść, aby złagodzić zaostrzone objawy trądziku różowatego i móc przejść do odmładzającej pielęgnacji. Obie diety nakładają się na siebie. Mówiąc jasno, twoim celem jest spożywanie większej ilości warzyw i zwiększenie ilości wypijanej wody.

Pokarmy zaostrzające trądzik różowaty

Wymienione poniżej produkty powodują stan zapalny w organizmie i wyzwalają zmiany zapalne przy trądziku różowatym:

- produkty wysoko przetworzone, które są dostępne w pudełkach, torebkach, słoikach i puszkach – zamiast nich wybieraj naturalne, pełnoziarniste artykuły,
- pozbawione naturalnych wartości białe pieczywo,
- makaron,
- glutaminian sodu,
- konserwanty,
- barwniki,
- sery – jeśli jesz produkty mleczne, wybieraj te niskotłuszczowe i powoli spróbuj się przestawić na produkty sojowe,
- śmietana,
- jogurty,
- czerwone mięso, łącznie z wołowiną, jagnięciną i wątróbką,
- krewetki,
- homary,
- ostre potrawy,
- pokarmy konserwowane,
- produkty fermentowane,
- produkty marynowane,
- produkty wędzone,
- ocet winny,
- sztuczne słodziki,
- gorące napoje,
- kofeina – występująca w napojach energetycznych, coli, kawie, herbacie i czekoladzie.

Niektóre osoby z trądzikiem różowatym źle reagują na poniższe, zdrowe pożywienie:

- pomidory,
- szpinak,
- bakłażany,
- owoce cytrusowe,
- fasola granatowa i limeńska,
- groszek,
- banany,

- figi,
- rodzynki,
- awokado,
- czerwone śliwki,
- owoce cytrusowe.

Dbając o siebie odpowiednio, możesz sobie poradzić z trądzikiem różowatym, szczególnie jeśli trzymasz się z dala od czynników, które go wyzwalają. Chodzi oczywiście o złożony proces, do którego zaliczam pielęgnację skóry, stosowanie doustnych i miejscowych leków, różne zabiegi gabinetowe oraz zmiany w stylu życia, pomagające zwalczyć stan zapalny. Pamiętaj, że jest on podstawą trądziku różowatego i czynnikiem znacznie przyspieszającym starzenie. Program, który właśnie opisałem, pomoże ci przywrócić skórę do normalnego stanu. Przede wszystkim musisz jednak zapanować nad stresem, dobrze się odżywiać i nauczyć się unikać czynników wyzwalających zaostrzenie trądziku.

W następnym rozdziale przedstawię ci program pielęgnacyjny dla skóry wrażliwej, która jest dość częstym problemem. Wszyscy moi pacjenci twierdzą, że mają wrażliwą skórę, co jednak wcale nie oznacza, że tak naprawdę jest. Ponieważ skóra wrażliwa jest wysoce reaktywna, to opracowana specjalnie dla niej odmładzająca metoda Lancera jest zachowawczym programem, który rozpoczynają proste zabiegi pielęgnacyjne. Dopiero z czasem i stopniowo trzeba go rozszerzać o stosowanie produktów odmładzających.

9

ODMŁADZAJĄCA METODA LANCERA DLA SKÓRY WRAŻLIWEJ

Prawie wszyscy moi pacjenci zakwalifikowaliby swoją skórę jako wrażliwą. Z moich obserwacji wynika, że osoby z wrażliwą cerą są tego świadome. Nieustanna praca umysłu wywiera wielki wpływ na nasz organizm. Na skórze widać całe napięcie. Cera wrażliwa nadmiernie reaguje na wszelkie zaburzenia – zarówno te wewnętrzne, jak i zewnętrzne. Wrażliwość może pojawiać się i znikać, utrzymywać się czasowo lub trwać nieprzerwanie od urodzenia.

Wrażliwość skóry nie tylko widać, przede wszystkim ją czujemy. Wizualnie wrażliwa skóra reaguje zaczerwienieniem, czasem pokrywa się łuską, jest podrażniona, ma woskowy kolor i widoczne nierówności. Delikatna skóra może być sucha i szorstka w dotyku, co wywołuje ból, pieczenie, nadwrażliwość na wiatr i niską temperaturę. Swędzenie, podrażnienie, zaczerwienienie, kłucie i pieczenie to reakcje na czynniki środowiskowe, kosmetyki pielęgnacyjne, jedzenie i inne elementy stylu życia. Podrażnienie może również powstać pod powierzchnią skóry, powodując poważne uszkodzenia, np. mutację DNA w komórkach skóry i niszczenie kolagenu. Procesy te często pozostają niezauważone, dopóki nie przyjmą maksymalnego nasilenia. Podskórne podrażnienie może ujawniać się w postaci nierównej tonacji skóry czy powiększonych porów.

Z wiekiem wrażliwość może wzrastać lub się zmniejszać. Pamiętaj, że toksyny i chemikalia, z którymi masz kontakt przez całe życie, kumulu-

Wrażliwa od zawsze

Pewien hollywoodzki gwiazdor jest moim pacjentem od lat. Już w dzieciństwie miał bardzo delikatną skórę, co objawiło się zapalną wysypką w okresie niemowlęcym. Od kiedy rozpoczął naukę w szkole, regularnie pojawiały się u niego pokrzywki powstające od otarcia się na przykład o drzwi. Pediatra zalecił wizytę u alergologa, który przeprowadził testy skórne i leczył mojego pacjenta z powodu licznych nadwrażliwości. Jego skóra jest tak reaktywna, że określenie, jaka kombinacja czynników wywołuje reakcję, jest praktycznie niemożliwe. Delikatna cera łączy odpowiedź alergiczną z fizycznym podrażnieniem. Przyjmuję tego pacjenta w zaciemnionym gabinecie, a na planie filmowym jego skóra musi być pokryta silnym blokerem słonecznym, aby w ogóle mógł pracować przy mocnym oświetleniu wywołującym ostrą reakcję skóry. Jeśli nie jest uważny w chronieniu swojej cery przed zewnętrznymi i wewnętrznymi czynnikami drażniącymi, atakuje go rumień i przekrwienie. Z cerą w takim stanie nie dostałby roli na wielkim ekranie.

Nie muszę dodawać, że jego skórę leczymy półśrodkami. Musi pić letnią herbatę z rumianku i jeść pokarmy o temperaturze pokojowej. Jest aż tak bardzo wrażliwy. W ramach wizyty przeprowadzamy mikrozłuszczanie w czasie krótkiego zabiegu ze światłem LED i dotleniamy jego cerę. Za pomocą specjalnego, przypominającego różdżkę urządzenia aplikuję na jego skórę chłodny strumień tlenu pod ciśnieniem, który pomaga zmniejszyć zaczerwienienie i obrzęk, stymuluje produkcję kolagenu i zwiększa absorpcję stosowanych antyoksydantów. W domu pacjent złuszcza skórę tylko raz w tygodniu. Jeśli przez miesiąc lub dłużej udaje mu się uniknąć silnych reakcji, zaczyna ją złuszczać dwa razy w tygodniu. Jego cera jest naprawdę delikatna i wymaga stałej, specjalnej opieki.

Wskazówki

- Jeśli masz ekstremalnie wrażliwą skórę, na pewno zdajesz sobie z tego sprawę. Zwykle trudno wykryć pojedynczy czynnik wywołujący reakcję skóry.
- Nawet silnie reaktywną cerę można uspokoić, dzięki uważnemu stosowaniu programu dla skóry wrażliwej.
- Musisz sprawdzać, co toleruje twoja skóra, i pamiętać, że może się to w każdym momencie zmienić.
- Metoda Lancera dla skóry wrażliwej natychmiastowo stymuluje proces leczenia i spowalnia zniszczenia spowodowane stanem zapalnym, które postarzają skórę.

ją się w twoim organizmie. Wraz z wiekiem bariera skórna staje się mniej efektywna, pozwalając na ucieczkę wody, stąd w późniejszych okresach życia skóra staje się coraz bardziej sucha. Przesuszona cera jest podatna na reakcje alergiczne. Ma niekompletną barierę naskórkową, co umożliwia antygenom wnikanie w głąb skóry. Kiedy jest podrażniona, procesy naprawcze i cykl przemiany komórkowej zwalniają, ponieważ cała energia skupia się na walce z osłabionymi miejscami.

Podrażnienie czy reakcja alergiczna – dynamika skóry wrażliwej

Nie ma jednej i klarownej definicji medycznej skóry wrażliwej. W tym pojęciu mieści się zarówno trądzik, jak i trądzik różowaty oraz schorzenia alergiczne. W szerszym znaczeniu skóra wrażliwa jest podatna na podrażnienia i powstawianie procesów zapalnych. Chociaż nie ma jasnej odpowiedzi na pytanie, co wywołuje wrażliwość, wiemy, że w nadreaktywność zaangażowane są układy naczyniowy, nerwowy, endokrynny i immunologiczny. Nie bez znaczenia są również geny.

Wrażliwość skóry często występuje rodzinnie. Pomiędzy reakcją alergiczną a podrażnioną skórą istnieje jednak wyraźna różnica. Zwykle ludzie mają w rodzinie przypadki alergii lub doświadczali tego typu reakcji od dzieciństwa. Niezależnie od tego, czy osoba z alergią użyje mydła w kostce w przydrożnym motelu czy szamponu w pięciogwiazdkowym hotelu, zauważy natychmiastową lub odsuniętą w czasie reakcję skóry w miejscu zastosowania produktu. Alergia to miejscowa wrażliwość. Odpowiedź jest generowana przez układ immunologiczny. Kiedy pojawia się antygen, czyli substancja, którą system immunologiczny postrzega jako obcą, układ ten produkuje przeciwciała (np. histaminę), aby zwalczyć zagrożenie. W związku z tym procesem powstaje zapalenie, znane też jako reakcja alergiczna. Reakcje alergiczne mogą być wyzwalane przez zewnętrzne lub wewnętrzne czynniki – od składników kosmetyków po spożywane pokarmy. W porównaniu z reakcją na zewnętrzne czynniki drażniące, efekty alergicznej reakcji na pokarmy są szersze i bardziej ogólne – mogą cię piec i szczypać język, usta, dziąsła oraz dłonie. Reakcja na produkt zastosowany powierzchownie z reguły jest miejscowa.

Podrażniona skóra niekoniecznie jest dowodem na reakcję alergiczną, niekiedy jest prostą chemiczną odpowiedzią, która nie angażuje układu immunologicznego. Może też być spowodowana interakcją pomiędzy składnikami chemicznymi a receptorami zlokalizowanymi w skórze – dokładnie w błonach komórkowych, co skutkuje miejscową odpowiedzią o charakterze zapalnym. Chroniczne podrażnienie bywa przyczyną niszczenia kolagenu i obniżenia zdolności skóry do regeneracji. Zaburzenie tych procesów sprawia, że skóra szybciej się starzeje. Odmładzająca metoda Lancera dla skóry wrażliwej została opracowana tak, aby stymulować procesy odnowy skóry i wyciszać zapalenie, co nie tylko zapewnia natychmiastową poprawę stanu cery, ale także pozwala jej lepiej funkcjonować i uniknąć powstawania zmian zapalnych w przyszłości. Niekiedy wrażliwa skóra może być zbyt sucha lub uszkodzona, aby chronić swoje zakończenia nerwowe, czego rezultatem jest pieczenie, palenie i kłucie.

Jeśli twoja cera jest tłusta, podrażnienie stymuluje zakończenia nerwowe mieszków włosowych, dając gruczołom łojowym sygnał do zwiększenia produkcji sebum. W rezultacie pory mogą się zatykać, a procesy zapalne nasilać. Wiesz już, że kondycja całego organizmu wpływa na wygląd skóry. Zaburzenie równowagi organizmu może prowadzić do podrażnienia. Toksyny ze środowiska, pożywienia i niektórych leków obciążają wątrobę, która działa jak fabryka odfiltrowująca z krwiobiegu szkodliwe chemikalia. Jeśli wątroba jest przeciążona i nie nadąża z oczyszczaniem, toksyny zostają ponownie uwolnione do krwi. W takiej sytuacji zanieczyszczenia i produkty uboczne metabolizmu, łącznie z dwutlenkiem węgla, solą i nadmiarem składników mineralnych, wydostają się przez skórę. Dodatkowo uwidaczniają się na niej zaburzenia równowagi hormonów tarczycy. U około 25% kobiet występuje niedoczynność tarczycy, co jest przyczyną wysuszenia, pękania lub swędzenia skóry i utraty włosów. Nadczynność tarczycy prowadzi z kolei do ścieńczenia skóry, co zwiększa jej wrażliwość.

Objawy nadwrażliwości mogą być rezultatem wolnego trawienia i wydalania. Jeśli to, co zjadłaś nie zostało dobrze strawione, składniki odżywcze nie są dostatecznie wykorzystane, a absorbcja płynów i przepływ krwi się zmniejszą. Toksyczne resztki przeciążą jelita, wywołując stan zapalny. Choroby przewlekłe, jak zapalenie zatok czy astma, mogą zaburzyć równowagę układu immunologicznego, aktywując zapalenie, które objawia się wrażliwą skórą. Jeśli twój organizm nie pracuje dobrze, szybko zobaczysz to na swojej wrażliwej cerze. Z tego krótkiego przeglądu widać już, że objawy wrażliwości skóry mogą być wywoływane przez wiele różnych czynników fizycznych lub ich kombinację.

Uczucia na świeczniku

Nie możesz lekceważyć psychologicznych aspektów wrażliwości skóry. Jeśli nie przyjrzysz się swoim negatywnym emocjom i nie rozprawisz się z nimi, mogą się u ciebie rozwinąć dolegliwości takie jak trądzik, trądzik różowaty lub reakcje nadwrażliwości. Kiedy emocje sięgają zenitu, twoja skóra zaczyna szaleć. Stres wprowadza twój organizm w stan najwyższej gotowości. Każdy układ przełącza się w tryb „walcz lub giń". Zwiększa się też wydzielanie hormonów, m.in. adrenaliny, kortyzolu i DHEA. Chroniczny stres prowadzi do przewlekłego stanu zapalnego. Dochodzi również do uwolnienia neuropeptydów zapalnych, co sprawia, że skóra staje się bardziej wrażliwa. Stres zwiększa też utratę wody przez naskórek, a odwodnienie zaostrza istniejące już problemy.

Kondycja skóry mówi bardzo dużo o twoim stanie emocjonalnym już w chwili, gdy wchodzisz do gabinetu doświadczonego dermatologa. Optymistycznie nastawiona osoba ma pełną blasku skórę, a zestresowana – szarą i zmęczoną. Dodatkowo ludzie w złym stanie emocjonalnym szybko tracą energię i motywację do przestrzegania programu pielęgnacyjnego, co też bardzo szybko widać. Jeśli masz wrażliwą skórę, porady dotyczące stylu życia, które znajdziesz w trzeciej części książki, będą dla ciebie bardzo istotne.

Czy masz wrażliwą skórę?

- Czy chorujesz na astmę lub alergię, na przykład na katar sienny? Jeśli tak ryzyko, że twoja skóra jest wrażliwa i skłonna do reakcji alergicznych, wzrasta.
- Czy twoja skóra reaguje na kremy z filtrem przeciwsłonecznym pieczeniem i wysypką?
- Czy zdarzyło się, że twoja skóra źle zareagowała na produkty pielęgnacyjne?
- Czy kosmetyki do włosów powodują u ciebie niekiedy swędzenie skóry głowy?
- Czy twoja cera reaguje na kupowane na receptę leki, lotiony i żele?
- Czy zdarzało się, że twoja skóra zareagowała na hotelową pościel i ręczniki? Pamiętaj, że silne detergenty mogą podrażniać wrażliwą cerę.

Jeśli doświadczasz powtarzalnych reakcji skóry, musisz zadbać o to, by unikać czynników, które je wywołują. Ich wskazanie może być trudne, zwłaszcza że reakcje te nie zawsze pojawiają się od razu. Jeśli dodatkowo jesteś silnie zestresowana, reakcja może być spotęgowana. Zalecam zapisywanie momentów wystąpienia zmian – kiedy się pojawiają, zastanów się przez chwilę, co mogło je spowodować (notuj też, jak długo trwa stan zapalny).

Prześledź swoje zwyczaje – co jesz, jakich kosmetyków używasz, jak dużo spałaś w nocy przed wystąpieniem reakcji skóry, czy jesteś zestresowana. Wypróbowałaś nowy kosmetyk lub odżywkę do włosów? Zmieniłaś środki do prania? Jadłaś egzotyczne danie? Dzięki cierpliwości powinnaś wyodrębnić powtarzające się schematy i zidentyfikować przyczyny pojawiania się stanu zapalnego. Abyś mogła odkryć, co podrażnia twoją skórę, musisz stać się prawdziwym detektywem. Nie zapominaj również o obserwowaniu swojego stanu emocjonalnego. Dzięki temu będziesz mogła wyeliminować z życia czynniki zapalne i obniżyć poziom stresu.

Interpretacja objawów

Ludzie stali się bardziej wrażliwi na wciąż rosnący poziom toksyn w środowisku, jedzeniu i produktach higieny osobistej. Wdychamy je, spożywamy wraz z pokarmem oraz wodą, którą pijemy i w której się kąpiemy, wcieramy je też w skórę. Wzrastająca ekspozycja na potencjalnie szkodliwe chemikalia w połączeniu z wysokim poziomem stresu tworzą idealne warunki do rozwoju reakcji nadwrażliwości i podrażnienia skóry. A jeśli wspomnę jeszcze o całej gamie kosmetyków odmładzających, powinnaś już wiedzieć, dlaczego wszyscy wokół ciebie uważają, że mają wrażliwą skórę. Wrażliwość spowodowana stosowaniem niewłaściwych kosmetyków pojawia się coraz częściej. Poniżej możesz przeczytać opis kilku sytuacji, w których występuje.

Swędząca i napięta skóra może być efektem stosowania silnie wysuszających środków myjących. Jeśli masz wrażliwą cerę, powinnaś unikać mydeł, które niszczą naturalne lipidy, a także kosmetyków na bazie niskiej jakości składników (np. laurylosiarczanu sodu i amonu), dodawanych jako środki pieniące do szamponów, mydeł i past do zębów.

Palenie i pieczenie skóry może wynikać z używania zbyt dużych ilości produktów anti-aging. Dlatego właśnie opracowałem specjalny program dla skóry wrażliwej. Powinnaś zachować prostotę pielęgnacji i unikać kosmetyków o zbyt bogatym składzie. Łączenie stosowania retinoidów z AHA może nasilić podrażnienie. Aby zredukować nadwrażliwość, stosuj kosmetyki z peptydami i niacyną.

Czerwone, łuszczące się plamy na skórze mogą oznaczać problem z działaniem bariery ochronnej. Jeśli woda nie zatrzymuje się w skórze, cera staje się sucha i zaczyna się łuszczyć. Jeśli masz takie objawy, skonsultuj się z dermatologiem. Ten rodzaj podrażnienia może też oznaczać, że masz egzemę, która jest zupełnie odrębną jednostką chorobową.

Małe, czerwone grudki, które swędzą, mogą być objawem alergii na składnik któregoś ze stosowanych kosmetyków. Najczęściej wyzwala ją dodatek alkoholu, substancji zapachowych, sztucznych barwników i parabenów.

Czerwone i opuchnięte oczy mogą być efektem dotykania i pocierania powiek. Możesz być też uczulona na formaldehyd lub toluen znajdujący się w lakierze do paznokci bądź na substancje zapachowe obecne w kremie do rąk. Możliwe również, że jest to reakcja na środki chemiczne i zapachowe znajdujące się w kremie pod oczy.

Rumień i przekrwienie może oznaczać, że masz wczesne stadium trądziku różowatego. Przeczytaj rozdział 8 i skonsultuj się z dermatologiem, aby rozpocząć leczenie tego złożonego zaburzenia systemu odpornościowego.

Składniki, których należy unikać przy wrażliwej skórze

Wszystkie wymienione poniżej składniki są powszechnie stosowane w produktach do pielęgnacji i domowych środkach czystości. Każdy z nich może podrażniać wrażliwą skórę. Zapamiętaj – im wyżej znajdują się na liście składników preparatu, tym większe jest ich stężenie, a produkt bardziej drażniący. Obecność któregokolwiek z tych składników na etykiecie kosmetyku wcale nie oznacza, że skóra na pewno na niego zareaguje, ale powinnaś być świadoma potencjalnego zagrożenia.

Alkohol benzylowy
Amoniak
Arnika
Balsamina (niecierpek)
Bergamotka
Chlorek benzakoniowy
Cynamon
Eugenol
Eukaliptus
Fenol
Geranium
Goździki
Grejpfrut
Gruszyczka
Igły jodłowe
Kamfora
Kolendra
Koper
Kora dębu
Kwiat koniczyny
Melisa lekarska
Metyl
Mięta
Mięta pieprzowa
Oczar wirginijski
Olej z kopru
Olejek z drzewa sandałowego
Olejki eteryczne
Papaja
Pomarańcza
Siarczan laurylu
Skrzyp
Soki i olejki z cytrusów
Substancje zapachowe
Trietanoloamina
Tymianek
Ylang-ylang

Rozpoznaj niebezpieczne składniki

Jeśli masz wrażliwą skórę, powinnaś stosować kosmetyki o nieskomplikowanych recepturach. Kiedy na opakowaniu preparatu nie ma bardzo długiej listy składników, łatwiej będzie ci określić, co spowodowało reakcję. Naczelną zasadą jest używanie produktów zawierających mniej niż 10 substancji. Preparaty oznaczone jako hipoalergiczne niekoniecznie są bezpieczne dla twojej skóry, ponieważ żadne przepisy prawne nie określają zasad stosowania tego oznaczenia. Wysokiej jakości produkty mogą mieć złożony skład.

Powinnaś unikać silnie ścierających peelingów, szczególnie tych z kryształkami tlenku aluminium, łupinami orzecha i pumeksem. Pieniące się mydła ze składnikami antybakteryjnymi i deodorującymi mogą podrażniać skórę. Trzymaj się też z daleka od silnie perfumowanych produktów i tych pełnych naturalnych olejków eterycznych. Nadmiar zarówno środków zapachowych, jak i olejków może wywoływać reakcję alergiczną. Alkohol w każdej postaci wysusza, a to ostatnia rzecz, której wrażliwa skóra potrzebuje. Podobnie działają aceton i oczar wirginijski. Odmładzające produkty pełne są kwasów – retinoidów, AHA i BHA oraz kwasu mlekowego i glikolowego. Składniki te są efektywne w zwalczaniu starzenia się skóry, ale w przypadku wrażliwej cery najważniejsza jest równowaga – zbyt silne stężenie tych substancji również spowoduje podrażnienie.

Jeśli kosmetyk zawiera wodę, do jego produkcji konieczne jest użycie konserwantów. Wiele z nich opiera się na formaldehydzie. Uważaj na DMDM hydantoinę oraz quaternium-15 – oba te związki wywołują reakcje skórne. Nawet witamina C w zbyt silnym stężeniu może podrażniać.

Powinnaś używać najdelikatniejszych produktów do skóry i włosów. Podobnie w przypadku środków do prania i zmiękczania tkanin. To, czego używasz do prania swoich ubrań, pościeli i ręczników również ma duże znaczenie. Twoja skóra znajduje się w bezpośrednim kontakcie z materiałami, z których zrobione są te rzeczy. Stosuj ekologiczne detergenty z zawartością niewielkiej ilości mydła i minimalną ilością chemikaliów.

Wrażliwe włosy

Przez ostatnich 15 lat moja 40-letnia dziś pacjentka była doradcą polityków. Kobieta ta ma ekstremalnie wrażliwą skórę typu V LES. Na co dzień może stosować tylko szampon dla dzieci Jonhson & Jonhson. Jeśli używa czegoś innego lub próbuje ufarbować włosy, na jej skórze od razu pojawia się swędząca wysypka. Aby kontrolować reakcje alergiczne, przyjmuje doustne leki antyhistaminowe. Jej wrażliwa skóra jest przyczyną wielu ograniczeń. Może nosić ubrania tylko ze 100% organicznej bawełny, a wykonane z syntetycznych, drapiących lub przetworzonych materiałów od razu ją podrażniają. Przeszła też na dietę wegańską. W gorącym okresie wyborczym znajduje czas na ćwiczenia, medytację i masaż. Jej program pielęgnacyjny został zredukowany do minimum. Oczyszcza i odżywia skórę, pomijając złuszczanie. Jej cera nie toleruje kremów z filtrami przeciwsłonecznymi. Na szczęście ciemna karnacja zapewnia pewną ochronę przez fotouszkodzeniami i zmarszczkami. Kiedyś wyznała mi, że czuje się jak wampir, bo zwykle nadrabia drogi, aby tylko uniknąć słońca. Nigdy nie wychodzi z domu bez stroju szczelnie zakrywającego ciało. Zna swoją wrażliwą skórę. Metodą prób i błędów nauczyła się, co robić, aby uniknąć kłopotliwych i nieprzyjemnych reakcji świadczących o nadwrażliwości.

Wskazówka

- Jeśli wrażliwość skóry się utrzymuje, możesz się nauczyć, jak sobie z nią radzić.
- Nie lekceważ żadnego potencjalnego czynnika drażniącego. Mogą one się ukrywać tam, gdzie najmniej się ich spodziewasz. Nowy czynnik drażniący powoduje... zanik starych.
- Wybieraj bardzo delikatne kosmetyki i ograniczaj ich liczbę do niezbędnego minimum.
- Pamiętaj, że czynniki zapalne mogą się zmieniać w zależności od okoliczności. Sytuacja, w której doświadczasz czegoś nowego, jest tak ważna jak czynnik wyzwalający podrażnienie.
- Wprowadź zmiany w swoim stylu życia, które pomogą ci uspokoić ciało i umysł.

Metoda Lancera dla skóry wrażliwej

Metoda Lancera jest szczególnie ważna dla wrażliwej cery. Rozpoczęcie walki ze starzeniem się od zabiegu gabinetowego jest jedną z najgorszych rzeczy, jakie możesz zrobić. Twoja cera zbyt łatwo reaguje stanem zapalnym, aby mogła tolerować nagłą i intensywną stymulację. Metoda Lancera uspokoi ją i zredukuje stan zapalny, ale nie będziesz mogła od razu rozpocząć stosowania pełnego programu. Wprowadzenie odmładzających preparatów do twojego pielęgnacyjnego planu zajmie ci kilka miesięcy. Musisz nauczyć się odczytywać reakcje skóry, które mogą się pojawić w czasie dodawania nowych produktów. Jeśli zaobserwujesz jakąkolwiek zmianę, nie używaj kosmetyku codziennie. Na tydzień powróć do schematu oczyszczanie i odżywianie, a potem raz w tygodniu dodawaj nowy kosmetyk i stopniowo kolejne.

Jeśli masz wrażliwą skórę, używaj produktów przeznaczonych specjalnie do niej. Powinnaś zainwestować w najlepsze kosmetyki, na jakie cię stać. Laboratorium Lancer Skincare opracowało specjalnie dla skóry wrażliwej w ramach trzystopniowej metody bezpieczne, bezzapachowe produkty. Poniższy instruktaż pomoże ci łatwo rozpocząć stosowanie programu. Wrażliwa skóra jest reaktywna i nieprzewidywalna, a więc będziesz musiała dokładnie obserwować jej reakcje. Wyjątkowość metody Lancera polega na tym, że została zaprojektowana tak, aby twoja skóra ją zaakceptowała.

Metoda Lancera dla skóry wrażliwej

Raz w tygodniu będziesz włączać do programu nowy produkt. Twoja skóra wymaga jednak, żebyś robiła to delikatnie i bardzo uważnie. Zawsze przemywaj cerę letnią wodą – za gorąca lub za zimna może wywołać dodatkowe reakcje. Wprowadzając nowe kosmetyki, musisz zwracać uwagę na każdą zmianę.

Rano

Niepieniący się produkt oczyszczający do cery wrażliwej
Krem z kwasem glikolowym (zamiennie z kremem przeciwstarzeniowym)
Bezzapachowy, odmładzający krem nawilżający do skóry wrażliwej
Krem z filtrem ochronnym

Wieczorem

Łagodny peeling
Niepieniący się produkt oczyszczający do cery wrażliwej
Nawilżający krem na noc
Bezzapachowy, odmładzający krem nawilżający do skóry wrażliwej

Zalecam, abyś zaczęła od harmonogramu, który sprawdza się u większości moich pacjentów. Nie musisz go ściśle przestrzegać. Jeśli skóra zareaguje podrażnieniem, przestań stosować drażniące produkty i zwolnij. Nie zaczynaj tego programu od codziennego złuszczania, które może być dla ciebie zbyt silną stymulacją. Bądź cierpliwa. Twoja skóra poprawi się z czasem, którego potrzebuje, aby przyzwyczaić się do nowych produktów. Poniżej znajdziesz rozpiskę, według której powinno się wprowadzać nowe kosmetyki:

1. produkt oczyszczający, preparat odżywczy, filtr przeciwsłoneczny
2. peeling
3. krem z kwasem glikolowym
4. nawilżający krem na noc

Zalecane produkty do cery wrażliwej

Peelingi

Luksusuowe

- Lancer Skincare The Method: Polish Sensitive Skin
- Aesop Purifying Facial Exfoliant Paste
- Jurlique Fruit Enzyme Exfoliator
- Valmont Exfoliant Face Scrub

Średnia półka

- Clarins Gentle Peeling Smooth Away Cream
- The Body Shop Vitamin C Cleansing Polish
- REN Clean Skincare Jojoba Microbead Purifying Facial Polish

Ogólnodostępne

- Aveeno Positively Radiant Skin Brightening Daily Scrub
- Neutrogena Deep Clean Gentle Scrub
- Jergens Skin Smoothing Gentle Exfoliating Moisturizer

Produkty oczyszczające

Luksusowe

- Lancer Skincare The Method: Cleanse Sensitive Skin
- Aesop Fabulous Face Cleanser
- Jurlique P urely Bright Cleanser
- Erno Laszlo Firmarine Face Bar

Średnia półka

- Clarins Gentle Foaming Cleanser
- Clinique Comforting Cream Cleanser
- Fresh Soy Face Cleanser
- Boscia Purifying Cleansing Gel

Ogólnodostępne

- Aveeno Ultra-Calming Foaming Cleanser
- Cetaphil Gentle Skin Cleanser
- Bioré 4-in-1 Detoxifying Cleanser

Preparaty odżywcze

Luksusowe

- Lancer Skincare The Method: Nourish Sensitive Skin
- Aesop Mandarin Facial Hydrating Cream
- Jurlique Purely Sun-Defying Moisturizer with SPF 15 Sunscreen

Średnia półka

- Clarins Gentle Day Cream
- Korres Wild Rose 24-Hour Moisturizer and Brightening Cream
- Clinique Dramatically Different Moisturizing Lotion+

Ogólnodostępne

- Aveeno Ultra-Calming Daily Moisturizer Broad Spectrum SPF 15
- Cetaphil Moisturizing Lotion
- Neutrogena Oil-Free Moisture Sensitive Skin

* Polskie kosmetyki zatwierdzone przez dr. Lancera: s. 251.

Tydzień 1: oczyszczaj i odżywiaj skórę rano i wieczorem. Dodatkowo rano nakładaj krem z filtrem ochronnym o wysokim faktorze.

Tydzień 2: kontynuuj schemat z pierwszego tygodnia, a w poniedziałek i w czwartek wieczorem dodaj peeling.

Tydzień 3: kontynuuj oczyszczanie i odżywianie dwa razy dziennie. Peeling stosuj w poniedziałek, środę i piątek wieczorem.

Tydzień 4: oczyszczaj i odżywiaj skórę dwa razy dziennie, a złuszczaj co wieczór.

Tydzień 5: powtórz plan z poprzedniego tygodnia, a w poniedziałek i w czwartek rano dodatkowo zastosuj krem z kwasem glikolowym.

Tydzień 6: stosuj krem z kwasem glikolowym w poniedziałek, środę i piątek rano.

Tydzień 7: krem z kwasem glikolowym nakładaj codziennie rano, podobnie jak stosujesz oczyszczanie, odżywianie i filtr ochronny.

Tydzień 8: w poniedziałek i czwartek wieczorem wprowadź nawilżający krem na noc.

Tydzień 9: w tym tygodniu stosuj go co drugi wieczór – w poniedziałki, środy i piątki.

Tydzień 10: stosuj codziennie krem na noc. Po 10 tygodniach wprowadziłaś do programu wszystkie produkty.

Być może za jakiś czas będziesz chciała włączyć do tego harmonogramu większą liczbę zabiegów, szczególnie jeśli skóra się wyciszy.

- Aby poprawić wygląd okolicy oczu, zacznij stosować krem pod oczy (zob. str. 115).
- Aby dodać skórze blasku, stosuj krem z witaminą C (zob. str. 101).
- Aby rozjaśnić skórę, sięgnij po krem rozjaśniający (zob. str. 103–105).

Jeśli po zastosowaniu któregoś z kosmetyków zauważysz oznaki podrażnienia skóry, wróć do początku programu. Przez następny dzień lub dwa jedynie oczyszczaj i odżywiaj skórę. Musisz ponownie stopniowo wprowadzać produkty pielęgnacyjne – według tego samego harmonogramu.

Zmiany w stylu życia

Zaopiekuj się swoją wrażliwą skórą, wprowadzając zmiany we wszystkich obszarach życia, aby chronić ją we właściwy sposób. Poniżej znajdziesz kilka przydatnych wskazówek.

- Nie pij nieprzefiltrowanej wody i nie myj nią skóry. Chlor i minerały zawarte w wodzie mogą podrażniać skórę. Używaj filtrów nakładanych na baterie kranowe i prysznicowe lub centralnego filtra układu hydraulicznego.
- Nie bierz gorących pryszniców i nie myj twarzy gorącą wodą. Ciepło i para wodna zmywają naturalne tłuszcze i potęgują ucieczkę wilgoci ze skóry. Myj się pod letnim strumieniem wody i nie dłużej niż przez 10 minut. Twarz obmywaj letnią wodą. Unikaj także lodowatej wody.

- Zapomnij o kąpielach z bąbelkami – substancje chemiczne z piany mogą zaburzyć barierę ochronną skóry i przesuszyć cerę.
- Nie używaj peelingujących rękawiczek, gąbek luffa czy myjek.
- Osuszaj skórę delikatnie i nie trzyj jej podczas wycierania.
- Aby utrzymać optymalny poziom nawilżania, nakładaj preparat nawilżający, kiedy skóra jest jeszcze wilgotna (do 3 minut od wyjścia spod prysznica).
- Testuj nowe kosmetyki, nakładając odrobinę preparatu na skórę za uchem. Zostaw produkt na noc i następnego dnia sprawdź reakcję. Jeśli masz ekstremalnie wrażliwą cerę, sprawdzaj go przez pięć dni.
- Używaj wyłącznie bezzapachowych produktów, ale nie nieperfumowanych, bo to za mało. Na etykiecie powinna być adnotacja „bezzapachowy" (*fragrance free*).
- Upewnij się czy twój krem z filtrem zawiera tlenek cynku lub dwutlenek tytanu – odbijają one promieniowanie zamiast je absorbować. Dzięki temu reakcja alergiczna na kosmetyki, które je zawierają, jest mniej prawdopodobna.
- Noś ubrania z gładkich, miękkich i naturalnych tkanin – wysokiej jakości bawełny, jedwabiu lub lnu.
- Wybieraj luźne ubrania bez zagnieceń i fałd.
- Wyrzuć stare kosmetyki, które mogą być zepsute i pełne bakterii.
- Kupuj małe opakowania, aby produkty utrzymywały świeżość.
- Używaj podkładu na bazie silikonów. Nie używaj kosmetyków wodoodpornych, ponieważ do ich zmycia potrzebujesz specjalnego preparatu.
- Stosuj cienie do powiek w odcieniach ziemi – są mniej drażniące niż ciemne, metaliczne kolory.
- Chroń skórę przez wiatrem i zimnem za pomocą miękkiego szalika. Nie zapominaj o ochronie dłoni.
- Nie ogrzewaj nadmiernie domu.
- Zasłaniaj podrażnione miejsca i chroń je przed promieniami słonecznymi.
- Kiedy skóra jest podrażniona, nie pływaj w basenach z chlorowaną wodą.
- Nie przegrzewaj się – unikaj dużego wysiłku, rozgrzewającej jogi i aktywności, podczas których się pocisz. Jeśli masz skórę wrażliwą, nie chodź także do sauny suchej i parowej.
- Nie smaruj podrażnionej cery preparatami zawierającymi lidokainę i benadryl ani maściami z antybiotykami. Wszystkie sprawią, że stan skóry dodatkowo się pogorszy.

- Przed zastosowaniem na podrażnioną skórę kremu z hydrokortyzonem porozmawiaj z dermatologiem. Zbyt długie używanie takiego preparatu może niszczyć kolagen i powodować uszkodzenie skóry.
- Nie przyjmuj na własną rękę i bez konsultacji z dermatologiem leków antyhistaminowych.
- Zwiększ spożycie kwasów omega-3, olejów z ryb, orzechów włoskich i nasion lnu. Więcej informacji na ten temat znajdziesz w rozdziale 11.
- Jedz więcej surowych warzyw i owoców oraz innych pokarmów bogatych w błonnik, który wspiera trawienie.
- Aby poprawić proces trawienia, przyjmuj enzymy trawienne i probiotyki. Unikaj cukru i alkoholu, które stymulują procesy zapalne.
- Sprawdź bazę danych przygotowaną przez Environmental Working Group na www.ewg.org/skindeep. Na tej stronie znajdziesz informacje o stopniu toksyczności ponad 80 tysięcy kosmetyków i 2 tysięcy środków czyszczących, na podstawie analizy ich składu.
- Bardziej szczegółowa lista bezpiecznych, delikatnych środków czystości została zamieszczona na stronie Narodowego Instytutu Zdrowia USA: www.householdproducts.nlm.nih.gov.

Mam nadzieję, że przekonałem cię już, iż pielęgnacja skóry musi być podstawą wysiłków podejmowanych dla osiągnięcia młodego wyglądu. W tej części książki dostosowałem podstawową metodę anti-aging tak, aby była odpowiednia w przypadku najczęstszych problemów skórnych. Celem tych rozdziałów było wyjaśnienie mechanizmów powstawania trądziku, trądziku różowatego oraz skóry wrażliwej i przedstawienie praktycznego i dopasowanego planu działania, obejmującego pielęgnację skóry, zabiegi wspomagające i zalecenia dotyczące stylu życia. Metoda Lancera pomoże ci odbudować zdrowie nadwrażliwej skóry i zablokuje długoterminowy, szkodliwy proces zapalny. Dzięki temu unikniesz przedwczesnego starzenia się skóry.

W kolejnej części książki skupię przede wszystkim na walce ze starzeniem od wewnątrz. Twój wygląd jest odbiciem życia, jakie prowadzisz. Jeśli mało się ruszasz, za dużo imprezujesz, bezmyślnie się odżywiasz, krótko śpisz i wciąż się stresujesz, nie pomoże ci żadna dostępna na świecie pielęgnacja. W tej część książki znajdziesz bardzo praktyczne wskazówki dotyczące walki ze stresem, diety, aktywności fizycznej i planu na życie, który sprawi, że będziesz wyglądać promiennie i świeżo.

CZĘŚĆ TRZECIA

ODMŁADZAJĄCY STYL ŻYCIA LANCERA

10

WYCISZ UMYSŁ, USPOKÓJ CIAŁO

Jak podkreślałem już wielokrotnie, blask to coś więcej niż ładnie wyglądająca skóra. Teraz nadszedł czas, aby zawalczyć z procesami starzenia, działając od wewnątrz. Żaden z dostępnych kosmetyków, nie pomoże skórze, jeśli nie zadbasz o swoje zdrowie fizyczne i psychiczne. Kiedy jesteś zmęczona, przygnębiona, żyjesz w napięciu i nie wysypiasz się porządnie, twój wewnętrzny blask blednie. Jeśli jesteś uzależniona od cukru, jadasz fast foody i nie masz czasu na aktywność fizyczną, będziesz wyglądać niezdrowo i źle się czuć. Odmładzający styl życia Lancera pozwoli ci wrócić na właściwą drogę.

Moja filozofia dbania o siebie opiera się na dokonywaniu świadomych wyborów dotyczących tego, jak żyjesz – od emocji po podejście do odżywiania i aktywność fizyczną. Dzięki tej część książki opracujesz praktyczny plan, który pomoże ci się kompleksowo odmłodzić. Nauczysz się zmieniać przyzwyczajenia, które cię wyczerpują i przyspieszają starzenie. Zastąpisz je nawykami przywracającymi witalność, optymizm i radość życia.

Twój umysł i ciało łączy szczególna więź. Mózg jest jednocześnie źródłem mocy i centrum kontroli, które reguluje i nadzoruje wszystkie funkcje organizmu. Reaguje na sygnały otrzymywane z różnych części organizmu oraz na odczuwane emocje. Na ich podstawie zarządza wszystkimi procesami, wywołując odpowiednią reakcję. Mózg interpretuje emocje jako sygnał do działania. Gniew, lęk, strach, poczucie winy, wstyd, smutek, zazdrość i inne negatywne stany emocjonalne mogą go zaalarmować i spowodować uruchomienie fizycznej odpowiedzi, która nadmiernie pobudzi ciało. Twoje myśli i uczucia determinują jej natężenie. I właśnie w tym momencie pojawia się stres.

Stres i niekończące się obowiązki

Pacjenci zwykle sami przyznają, że nigdy nie mają czasu, aby zrobić wszystko to, co powinni. Nieustannie pędzimy, a z tyłu głowy wciąż mamy listę rzeczy, które jeszcze czekają na wykonanie. Sami się nakręcamy i działamy w szaleńczym tempie, dopóki wieczorem dosłownie nie padniemy z nóg. W dzisiejszych czasach ludzie żonglują tyloma rolami, że czują się rozciągnięci do granic możliwości i nie potrafią się zrelaksować.

Stres jest nieodłączną częścią dzisiejszego świata. Zwolnienie tempa wymaga podjęcia świadomego wysiłku. W tym rozdziale znajdziesz strategie i techniki, które pomogą ci uspokoić pobudzony umysł i ciało. Musisz się nauczyć, jak radzić sobie ze stresem, jeśli chcesz wyglądać i czuć się młodo oraz zachować zdrowie.

Stres odpowiada za przyspieszone starzenie się. Jeśli się kumuluje, zaczyna mieć związek z występowaniem większości chorób. Jego nadmiar jest łączony z sześcioma najczęstszymi przyczynami śmierci: nowotworami, chorobami serca, płuc i wątroby, a także z wypadkami oraz samobójstwami. Silny stres osłabia organizm, umysł i ducha, choć nie każdy jego rodzaj działa destrukcyjnie. Traumatyczne doświadczenia i sytuacje, które stanowią wyzwanie, powodują nagły stres.

Niekiedy jest to uczucie motywujące, na przykład podczas przemówienia czy na chwilę przed ukończeniem ważnego projektu. Kiedy napięcie mija, pojawia się poczucie spełnienia.

Różnica pomiędzy tymi dwoma typami jest jednak taka, że w nagłych przypadkach stres szybko się kończy. Z kolei ciągłe napięcie nie mija tak łatwo i znacznie wyczerpuje nasze zasoby. To, co myślisz, i sposób, w jaki reagujesz na różne sytuacje, powoduje, że mózg pobudza organizm do działania. Dobra wiadomość jest taka, że możesz kontrolować swoje myśli i reakcje, co pozwoli ci uniknąć reakcji stresowej i zaburzeń, do których może ona doprowadzić. Ważne, abyś zrozumiała, w jaki sposób twoje ciało reaguje na stres i dlaczego reakcja ta może być toksyczna.

Co się dzieje, kiedy ciało reaguje na stres

Mózg nieustannie interpretuje otoczenie. Kiedy jesteś zestresowana, umysł aktywuje serię odpowiedzi, które mają za zadanie ochronić cię przed zagrożeniem. Ta reakcja, nazywana też potocznie „walcz lub giń", jest uzależniona od najprymitywniejszej części naszego mózgu i zapewnia ci ochronę przed uszkodzeniem ciała. Kiedy mózg zauważa niebezpieczeństwo, wysyła sygnały, które sprawiają, że ciało staje się gotowe do działania. W organizmie tworzy się stan pobudzenia i wzmożonej czujności, wymagajacy dodatkowej energii. Wzrasta ci tętno, a układy niepotrzebne do natychmiastowego przetrwania po prostu się wyłączają. Przyspiesza ci oddech, co zwiększa dopływ tlenu do krwi, a metabolizm zwalnia, dzięki czemu masz więcej energii. Opisane reakcje są odpowiedzią na krótki, fizyczny stres.

Problem polega na tym, że twój organizm reaguje dokładnie tak samo na stres emocjonalny. Raczej mało prawdopodobne jest, że na parkingu pobliskiego centrum handlowego zaatakuje cię niedźwiedź. Ani ucieczka, ani walka nie uwolnią cię od niebezpieczeństwa, kiedy źródłem zagrożenia jest twój własny umysł. Nie potrzebujesz przypływu fizycznej energii, aby poradzić sobie z niezapłaconymi rachunkami czy problemem w pracy. Utrzymujący się stan alarmowy nadweręża wszystkie układy twojego organizmu. Chciałbym ci teraz dostarczyć narzędzia niezbędne do kontroli tego, jak reagujesz na stresujące sytuacje, a także wyjaśnić, jak uniknąć wywołania powyższej odpowiedzi.

W reakcji na pojawiające się zagrożenie organizm produkuje kortyzol (główny hormon stresu) oraz adrenalinę, która dodatkowo pobudza układ nerwowy. Podczas przewlekłego stresu twój organizm nie powraca do normalnego stanu, a utrzymujący się wysoki poziom kortyzolu może mieć katastrofalne skutki. Hormon ten zwęża naczynia krwionośne, tym samym podnosząc ciśnienie krwi, przez co ciało próbuje efektywniej dotlenić mięśnie. Kortyzol blokuje też działanie insuliny, a podnoszący się poziom cukru ma szybko dostarczyć ciału energii. Stale podniesiony poziom hormonu stresu wywołuje procesy zapalne. Chroniczne napięcie nie tylko powoduje przedwczesne starzenie, ale też zwiększa ryzyko wystąpienia otyłości, chorób serca, alzheimera, cukrzycy, depresji, astmy i problemów gastrycznych. Stwierdzenie, że stres zabija, absolutnie nie jest nadużyciem.

Stres a przedwczesne starzenie

Przewlekły stres powoduje przedwczesne starzenie. Naukowcy odkryli, że osoby żyjące w permanentnym napięciu cierpią z powodu zbyt szybkiego skracania się telomerów – osłonek znajdujących się na zakończeniach chromosomów, które chronią DNA, a w szczególności w komórkach układu odpornościowego. Może to przyspieszyć starzenie się nawet o sześć lat.

Relacja skóra–mózg

Twoja skóra odgrywa bardzo istotną rolę w procesie komunikacji, ponieważ jest aktywną granicą pomiędzy środowiskiem zewnętrznym a tobą. Zależności pomiędzy skórą a centralnym systemem nerwowym są bardzo silne. W czasie życia płodowego komórki skóry i układu nerwowego powstają z tych samych komórek ektodermy. Skóra jest bogato unerwiona i wysyła sygnały do mózgu, który je odbiera i interpretuje. Skóra jest też wrażliwa dokładnie na te same czynniki, które wywołują reakcje na stres. Jej komórki mogą generować produkcję kortyzolu. Kiedy w organizmie pojawia się proces zapalny, skóra reaguje podobnie. Stres jest drugim, zaraz po promieniowaniu UV, najważniejszym czynnikiem wywołującym jej przedwczesne starzenie się.

U wielu osób emocje wyzwalają problemy skórne. Trądzik, trądzik różowaty, nadwrażliwa cera, egzema, łuszczyca i wypadanie włosów nasilają się w sytuacjach pełnych napięcia. U niektórych z nas skóra jest głównym organem, na którym objawia się stres (u innych ludzi często bywa to system sercowo-naczyniowy). Zapamiętaj, że stres zawsze pozostawia po sobie jakiś fizyczny efekt.

W jaki sposób stres działa na skórę

To oczywiste, że każdy z nas inaczej reaguje na stres, jednak nikt nie jest w stanie przed nim uciec. Nawet lekkie napięcie zaburza mechanizm odnowy skóry, który wspiera i stymuluje metoda Lancera. Przyjrzyj się uważnie, co stres może zrobić z twoją skórą.

Suchość i ziemisty kolor: nadmiar kortyzolu zmniejsza ilość kwasu hialuronowego, który jest naturalną substancją nawilżającą. Przewlekły stres zaburza barierę lipidową skóry, prowadząc do zwiększenia przeznaskórkowej utraty wody (TEWL).

Zatkane pory i trądzik: kortyzol stymuluje produkcję sebum, którego nadmiar niekorzystnie wpływa na cerę.

Zmarszczki: kortyzol podnosi poziom cukru we krwi, co z kolei wyzwala proces glikacji, czyli jeden z kluczowych czynników wewnętrznego procesu starzenia się. Glikacja niszczy kolagen i elastynę.

Zmarszczki stresowe: nieustające napięcie mięśni, takie jak w czasie marszczenia czy unoszenia brwi, prowadzi do powstawania zmarszczek.

Ziemista i niezdrowa cera: w reakcji na wzrost poziomu adrenaliny zmniejsza się napływ krwi do skóry, co powoduje zwężenie naczyń krwionośnych. Z tego powodu skóra zostaje pozbawiona tlenu i substancji odżywczych. Efektem pogorszonej cyrkulacji jest ziemista, blada cera i nagromadzenie toksycznych związków.

Bladość: kortyzol osłabia system immunologiczny, przez co skóra jest bardziej podatna na zanieczyszczenia. Osłabiony układ obronny może sprawić, że cera stanie się mniej odporna na działanie promieni UV, a tym samym bardziej podatna na rozwój raka.

Zaczerwienienie i swędzenie: kiedy reaktywne naczynia krwionośne rozszerzają się, krew napływa do nich, powodując zaczerwienienie. Stres wyzwala trądzik różowaty. Kortyzol zwiększa także liczbę neuropeptydów na zakończeniach nerwowych, które mogą nasilać rumień.

Złuszczanie naskórka: w niektórych przypadkach limfocyty T zaczynają nadmiernie reagować na bodźce, co znacznie przyspiesza cykl przemiany komórkowej. Taka przesadna reakcja może prowadzić do nagromadzenia się martwych komórek na powierzchni skóry.

Utrata jędrności i ścieńczenie skóry: w normalnych warunkach co roku tracisz 1% kolagenu (licząc od 20. roku życia). Stres zwiększa te straty, ponieważ produktem ubocznym kortyzolu jest proces zapalny, który niszczy kolagen i elastynę.

Kiedy zrozumiesz już, ile reakcji w skórze wyzwala stres, chętnie skupisz się na poznawaniu sposobów na jego zneutralizowanie. Na początek musisz określić, jak bardzo jesteś zestresowana.

Psychologia stresu

To twoja percepcja sprawia, że określona sytuacja staje się dla ciebie stresująca. Źródłem stresu jest to, w jaki sposób postrzegasz problem i jak oceniasz swoją zdolność do poradzenia sobie z nim. Interakcja pomiędzy tobą a światem zewnętrznym przybiera różne postaci, w zależności od tego, jak w danej chwili zinterpretujesz okoliczności, w których się znalazłaś. Sytuacje, które zwykle są stresujące, dotyczą sukcesu lub porażki, odrzucenia bądź akceptacji, wygranej albo przegranej, dobrego samopoczucia lub napięcia.

Pierwszym krokiem do zyskania kontroli nad stresem jest nauczenie się rozpoznawania, w jaki sposób twój mózg przyczynia się do powstawania stresu. Jeśli dana sytuacja, wyzwala złość, niepewność, lęk, poczucie winy, wstyd, smutek lub inne negatywne emocje potęgujące stres – jak reagujesz? Przypominasz sobie jakąś odruchową reakcję? Zawsze jest taka sama?

Aby zredukować stres, powinnaś dążyć do większej kontroli i zapanowania nad swoimi reakcjami. Pomyśl nad tym, czy twoja odpowiedź nie jest zbyt nasilona? Czy pomaga ci od razu rozwiązać problem? Jeśli potrafisz określić swoją reakcję i emocje, możesz nauczyć się, jak hamować zbyt gwałtowne odruchy. Jeśli widzisz, że przesadzasz, możesz nauczyć się powstrzymać taką odpowiedź. Celem twoich działań jest świadoma zmiana automatycznych reakcji, dzięki czemu będziesz mogła zmierzyć się z wyzwaniami przy minimalnym stresie.

Stres zabija

Kiedy myślę o stresie, zawsze przypomina mi się jedna z moich pacjentek, która przechodziła bardzo intensywny, pełen lęku i obaw okres życia. Miała 50 lat i typ skóry LES II. Jako żona producenta filmowego przeżywała wejście na ekrany wielkiej produkcji, której budżet został znacznie przekroczony. Przyszła do mnie na dwa tygodnie przed premierą. Była po prostu fizycznym i psychicznym wrakiem. Miała ziemistą, pomarszczoną i odwodnioną cerę, osłabione włosy i rozdwajające się paznokcie. Przyznała się do nieregularnej pielęgnacji.

Jakiś czas później film został zmiażdżony przez krytykę. Dwa tygodnie po fatalnym otwarciu przyszła do mnie ponownie i wyglądała dziesięć razy gorzej niż wcześniej. Tyła od linii piersi w dół. Jej twarz była obwisła, a linia szczęki zlewała się z szyją. Chwiała się na nogach i czuła się beznadziejnie. Za każdym razem, kiedy media wspominały o klęsce filmu, wpadała w szał. Jednak bywając na hollywoodzkich salonach, musiała wyglądać na niewzruszoną. Regularnie przychodziła na zabiegi z komórkami macierzystymi, czerwonym światłem LED ▸

i energetyzujące peelingi. Po tym jak film trafił do telewizji, straty, które przyniósł, znacznie zmalały, a po kilku kolejnych miesiącach zaczął odbijać się od dna. Pacjentka kontynuowała regularną pielęgnację i jakiś czas później wyglądała świetnie.

Wskazówka

Nie trzeba być dermatologiem, żeby dostrzec, w jaki sposób stres wpływa na skórę, włosy i paznokcie. Właściwe podejście jest kluczem do przetrwania w każdych warunkach.

Szklanka do połowy pusta... A może jednak pełna?

Sposób, w jaki interpretujesz to, co cię spotyka, kształtuje twoje oczekiwania. Wszystkie sytuacje oceniasz jako pozytywne lub negatywne. Z grubsza rzecz biorąc, każdy z nas jest pesymistą lub optymistą. Optymiści są radośni i przekonani, że mogą podjąć każde wyzwanie. Pesymiści wyobrażają sobie najgorsze możliwe scenariusze. Realistyczne poczucie optymizmu bywa motywujące, ale jego nadmiar może zakłamywać rzeczywistość i prowadzić do marnotrawienia czasu i energii. Szczypta pesymizmu trzyma nas bliżej rzeczywistości, lecz nadmierny pesymizm może ograniczać i powodować depresję. Możesz być optymistą w pracy i pesymistą w domu, ale zwykle jedno z tych podejść dominuje nad drugim.

Optymizm pozwala ludziom lepiej radzić sobie z życiem, ale pesymizm też ma swoje zalety. Przygotowanie się na najgorsze czasem może być dobrą strategią. Te dwa światopoglądy oddziałują na ludzi w różny sposób. Życie jest nieprzewidywalne – jedni, aby sobie z nim radzić, wybierają uśmiech, który zachęca ich do podejmowania kolejnych prób, a inni chronią się przed tym, co się nie układa, przygotowując się na nadejście gorszych chwil. Pesymiści rzadko czują się czymś rozczarowani. Połączenie krytycznej oceny z optymistycznym podejściem może być efektywnym sposobem na zmniejszenie stresu.

Osoby o optymistycznym podejściu do życia postrzegają problemy jako chwilowe niepowodzenia, specyficzne dla danej sytuacji i niezwiązane z bezpośrednio z nimi. Kiedy uważasz niepowodzenie za oddzielne, tymczasowe wydarzenie, złe sytuacje wywierają na ciebie mniejszy wpływ, a to, że szybko rozwiążesz dany problem, staje się bardziej prawdopodobne. Jeśli faktycznie zaczynasz działać, kłopoty naprawdę trwają tylko chwilę. Twoja wiara w samą siebie wzmacnia się w takich momentach, co potwierdzono w kilku naukowych badaniach. Optymistyczni sprzedawcy więcej

Przebudzenie

Jedna z moich pacjentek jest przykładem perfekcjonistki. Zajmowałem się nią dopiero od dwóch czy trzech lat i nie widywałem jej częściej niż trzy razy w roku. Nieświadomy szczegółów jej życia, byłem wręcz zaskoczony odkryciem, że to, przez co przeszła, idealnie ilustrowało jeden z głównych tematów, które poruszam. Jej skłonność do skupiania się na drobnych wadach sprawiła, że kilka lat temu skorzystała z zabiegu chirurgii estetycznej. W efekcie prawie straciła życie. Podzielę się z wami jej historią.

Przed 35. rokiem życia odniosła sukces, ale nadal brakowało jej pewności siebie. Zachorowała na anoreksję. Jednocześnie zdecydowała, że musi poprawić swój nos, który złamała, będąc nastolatką i który był właściwie niezauważalnie skrzywiony w prawo.

To, co miało być upiększającą operacją plastyczną, okazało się katastrofą. Podczas zabiegu kawałek kości oderwał się i przez 3 miesiące pozostawał pod skórą, stając się przyczyną ropnia i antybiotykoopornego zapalenia kości w okolicy oka. Lekarze powiedzieli jej, że może nie przeżyć, szczególnie jeśli nie podejmie wysiłku, by walczyć z anoreksją. W tym samym czasie przechodziła zabiegi medyczne, których celem miało być zwalczenie zakażenia gronkowcem. Przeszła trzy operacje, spędziła 9 miesięcy z systemem IV PICC podłączonym do serca, a z powodu zakrzepu cierpiała przez pół roku na częściową ślepotę. I to ostatnie doświadczenie dosłownie ją oświeciło. Podczas rekonwalescencji odkryła połączenie pomiędzy swoim ciałem, umysłem, uczuciami i duchem. Zrozumiała, że musi zmienić nie tylko swoje zachowanie – np. sposób odżywiania – ale przede wszystkim swój sposób myślenia. Przez lata jej myśli były tylko negatywne. Skupiła się więc na ich zmianie. Oprócz medytacji i pisania rozwijającego przejrzystość wyrażania uczuć, nauczyła się kształtować dobre i pełne miłości myśli.

Wskazówka

Nie można odłączyć uczuć od ciała. Godząc te dwa elementy poprzez medytację i naukę samoakceptacji, będziesz w stanie kierować swoim życiem z dużą świadomością i siłą.

zarabiają, radośni studenci dostają lepsze oceny, a pozytywnie nastawieni sportowcy zdobywają więcej medali. Wiele analiz pokazało także, że osoby, które mają wrogie nastawienie do życia i wciąż myślą negatywnie, częściej chorują i cierpią z powodu artretyzmu, astmy, bólów głowy, wrzodów czy chorób serca. Nadmierny pesymizm stresuje ludzi od środka i wyzwala dłużej trwającą odpowiedź ze strony organizmu.

Proponuję, abyś zaczęła prowadzić dziennik, w którym będziesz mogła zapisać sytuacje, w jakich pojawiły się negatywne myśli, jak się wtedy czułaś i jak sobie z nimi poradziłaś. Tego typu schematy są w nas mocno zakorzenione. Musisz zmierzyć się z negatywnym myśleniem, stosując alternatywne rozwiązania. Jeśli zamkniesz się w negatywnych odczuciach, szybciej się zestarzejesz. Zrozum, że to od ciebie zależy, jak zareagujesz w danym momencie. Być może nie będziesz w stanie uniknąć trudnej sytuacji, ale możesz na nią lepiej zareagować niż do tej pory i zminimalizować negatywne efekty napięcia.

Działania pomagające zmniejszyć stres

Musisz przejąć kontrolę nad swoimi myślami i emocjami. Jeśli będziesz w stanie realistycznie podejść do tego, czego nie możesz zmienić lub kontrolować, oszczędzisz sobie wiele udręki. Jeżeli patrzysz z góry na pełne wyzwań sytuacje i postrzegasz problemy jako szanse na to, by się rozwinąć, bez trudu ruszysz do przodu. Stres naprawdę może motywować, a dzięki temu z każdym kolejnym rozwiązanym problemem zyskasz nową świadomość i perspektywę. Możesz starać się unikać stresujących sytuacji lub je zmieniać albo popracować nad własną reakcją.

Unikanie

Jednym ze sposobów na zmniejszenie stresu jest unikanie stresujących sytuacji, rzeczy, które cię denerwują, i ludzi, którzy cię niepokoją. Jeśli stanie w korkach doprowadza cię do szaleństwa, pojedź inną drogą, na przykład taką z ładnym widokiem. To lepsze niż zaciskanie zębów i narastające uczucie wściekłości. Jeśli nie możesz uniknąć lub wyeliminować czynników stresujących, staraj się skrócić czas kontaktu z nimi lub zmniejszyć intensywność ich doświadczania. Dasz radę przejść przez wszystko, jeśli koniec jest w zasięgu wzroku.

Zmiana

Możesz zmienić sposób, w jaki radzisz sobie z wyzwaniem, przewidując problemy i zapobiegając im. Jeśli coś cię przerasta, nie bój się prosić innych o pomoc. Bądź asertywna i nie pozwalaj, by ktoś kontrolował twoje reakcje. Wyrażaj swoje uczucia, zamiast je ukrywać. Słaba komunikacja nasila stres. Zamiast tupać obcasami bądź otwarta na kompromisy. Jednocześnie nie oczekuj, że w tym samym czasie wszyscy będą zadowoleni z tego samego rozwiązania problemu co ty.

Odpowiednie zarządzanie swoim czasem redukuje stres. Nastaw zegarek na 5 lub 10 minut do przodu, aby uniknąć zdenerwowania myślą, że możesz się gdzieś spóźnić. Ustal swoje granice i trzymaj się ich. Nie bierz na siebie więcej, niż możesz. Stwórz listę rzeczy do zrobienia, nadając priorytet tym, które muszą być wykonane najpilniej.

Uważaj, aby zbyt mocno nie zapełniać swojego kalendarza. Jeśli nauczysz się zwalniać i znajdować trochę czasu dla siebie, szybko odczujesz korzyści. Trudno jest zachować spokój i skupienie, kiedy ciągle za czymś biegasz.

Adaptacja

Możesz zmodyfikować swoje reakcje na codzienne czynniki stresujące i presję wywołaną nadmiarem pracy. Zacznij postrzegać problemy w pozytywnym świetle. Zamiast zatrzymywać się w danym momencie, zmień perspektywę. Czy sprawa, która dziś obsesyjnie cię zajmuje, będzie ważna za miesiąc, rok czy za 5 lat? Odrobina dystansu zmniejsza napięcie.

Spróbuj wyśrodkować swoje standardy. Perfekcjonizm powoduje stawianie sobie nierealistycznych celów i oczekiwań. Musisz być świadoma swoich reakcji. Spróbuj nie reagować zbyt emocjonalnie. Pamiętaj, że tylko ty możesz zminimalizować swój stres.

Od teraz wychodź poza swoją strefę komfortu i chętnie podejmuj ryzyko. Zrób coś, przed czym czujesz lęk. Kiedy uda ci się pokonać własne ograniczenia, sama będziesz się zastanawiała nad tym, co cię tak długo powstrzymywało. Życie zawsze będzie rzucało ci wyzwania. Po głębszej analizie stwierdzisz, że spokojny kurs z czasem staje się nudny. Ekscytacja w życiu pochodzi z rozwiązywania problemów i rozwoju na skutek podejmowania kolejnych wyzwań. Im więcej sukcesów osiągniesz, radząc sobie z trudnymi sytuacjami, tym pewniej będziesz kroczyć przez życie. Musisz się jednak nauczyć właściwie określać granicę, poza którą kończy się twoja kontrola nad rzeczywistością.

Więzi międzyludzkie

Wspieranie się obecnością drugiego człowieka w stresujących sytuacjach leży w naszej naturze. To, że mamy kogoś, kto nas wysłucha, wystarczy, by zmniejszyć napięcie. Pomoc i wsparcie sprawiają, że zaczynasz się lepiej czuć. Kontakty z innymi i dobre relacje mają kluczowe znaczenie dla dobrego samopoczucia i zdrowia. To przywodzi na myśl kolejny uwalniający od stresu czynnik, który dobrze działa na skórę – seks.

Oprócz tego, że jest to jedna z największych życiowych przyjemności, to uprawianie seksu od jednego to trzech razy w tygodniu pomaga walczyć ze starzeniem się całego organizmu i świetnie działa na skórę. Oto powody, dla których warto prowadzić aktywne życie seksualne:

- seks zmniejsza stres i obniża ciśnienie krwi oraz poprawia zdrowie serca (trwające 20 lat badania przeprowadzone w Wielkiej Brytanii potwierdziły, że mężczyźni uprawiający seks dwa lub więcej razy w tygodniu o połowę rzadziej cierpieli z powodu zawału serca niż ci, którzy byli aktywni seksualnie raz w miesiącu),
- regularne stosunki redukują ryzyko rozwoju raka prostaty u mężczyzn i raka piersi u kobiet,
- seks rozpromienia – zwiększa podaż tlenu do skóry, dzięki czemu po stosunku masz promienną cerę,
- seks równoważy poziom hormonów, co przyczynia się do zmniejszenia trądziku i skutkuje czystą, świeżą cerą,
- dzięki zwiększonej produkcji kolagenu zapobiega powstawaniu plam starczych i obwisaniu skóry,
- seks chroni przed wysuszeniem skóry, zwiększając dopływ krwi i tlenu,
- poprzez zwiększenie efektywności metabolizmu składników odżywczych seks poprawia stan włosów,
- zapewniające skórze blask hormony, które zostają wyzwolone podczas stosunku seksualnego, wzmacniają też paznokcie,
- podczas seksu spalasz kalorie – 85 kcal w 30 minut,
- uwalniająca się podczas orgazmu oksytocyna wspomaga zdrowy sen.

Jeśli potrzebujesz argumentów zachęcających do uprawiania seksu, to wymienione wyżej odmładzające korzyści, które z niego wynikają, powinny przekonać cię do działania. Seks i śmiech wzmacniają efekt blasku Lancera. Wypróbuj je… i korzystaj z nich często.

Czas na regenerację

Jeśli jesteś zestresowana, możesz skorzystać z różnych technik rozluźniających. Wielu z moich pacjentów chodzi na jogę. Ćwiczenia te polepszają koncentrację i relaksują mięśnie. W sklepach znajdziesz tysiące książek i płyt o jodze, a na siłowniach i w studiach fitness ofertę niedrogich zajęć. Joga jest dobra dla całego ciała i naprawdę pomaga w pozbyciu się napięć. Bardzo dobrze działa również masaż – sesja trwająca 20–30 minut znacząco obniża tętno i poziom kortyzolu. Niektórzy masażyści, aby spotęgować uczucie odprężenia, stosują również aromaterapię. Masaż redukuje napięcie i sztywność mięśni, poprawia cyrkulację krwi i przepływ limfy, pomaga też uwolnić się od spowodowanych napięciem bólów głowy, polepsza odżywienie skóry i wzmacnia system immunologiczny. Z kolei biofeedback, który wymaga użycia sprzętu, pomoże ci w nauce kontrolowania własnych reakcji fizycznych. Podczas treningu mierzy się, jak określone uczucia i myśli odbijają się na funkcjonowaniu organizmu, m.in. na falach mózgowych, ciśnieniu krwi, rytmie serca, temperaturze skóry i napięciu mięśni. Celem tej techniki jest kontrolowanie wymienionych funkcji organizmu. Biofeedback pokazuje ci, w jaki sposób twój organizm pracuje, kiedy jest zrelaksowany i kiedy oddziałuje na ciebie stres. Możesz sprawdzić, czy w ośrodku zdrowia w twoim mieście wykonuje się takie badania.

Chciałbym teraz pokazać ci prostą technikę redukującą stres, którą możesz stosować na własną rękę – to progresywna relaksacja mięśni.

Progresywna relaksacja mięśni

Ciągłe napięcie mięśni obciąża centralny układ nerwowy, co nie pozostaje bez wpływu na układ oddechowy, sercowo-naczyniowy i endokrynny. Progresywna relaksacja mięśni polega na napinaniu grup poszczególnych mięśni i rozluźnianiu ich. Ta metoda nauczy cię wykrywania napięcia, właściwego określenia miejsca jego wystąpienia i rozluźniania poszczególnych partii mięśni. Podczas praktykowania tej techniki staniesz się lepszym obserwatorem. Będziesz w stanie wskazać, gdzie utrzymuje się napięcie, i rozluźnić ten obszar. Zobaczysz, jak szybko zacznie się rozluźniać również twój umysł.

Uwaga

Jeśli masz wysokie ciśnienie krwi, wypróbuj inną technikę relaksacji. Skurcze stosowane w progresywnej relaksacji mięśni mogą podnieść skurczowe ciśnienie krwi. Jeśli obniżysz swoje ciśnienie, możesz wypróbować progresywną relaksację.

Przygotowanie

Znajdź ciche miejsce w ciepłym pomieszczeniu. Mięśnie nie rozluźniają się właściwie, kiedy jest zimno.

Ćwicz progresywną relaksację mięśni przed jedzeniem, kiedy przepływ krwi nie jest ukierunkowany na trawienie.

Aby wesprzeć swoje mięśnie, połóż się na podłodze. Kiedy już nauczysz się tej techniki, będziesz mogła również ćwiczyć, siedząc na krześle.

Pozwól, aby twoje ramiona naturalnie się odgięły.

Dłonie połóż na żołądku lub wyciągnij wzdłuż ciała. Jeśli tak będzie ci wygodniej, to włóż pod kark lub kolana małą poduszkę.

Progresywna relaksacja działa na 16 grup mięśni. Na początku skup się na rękach i ramionach, zaczynając od dominującej ręki. Potem przejdź do twarzy i szyi, a następnie przesuwaj się w dół ciała, aż do stóp. Zacznij od napinania specyficznej grupy mięśni i wytwarzania sporego napięcia. Następnie rozluźnij się, co sprawi, że twoje mięśnie intensywniej zareagują. Dzięki temu etapowi relaksacja będzie głębsza.

Technika

Weź głęboki oddech i przytrzymaj powietrze, zanim napniesz mięśnie.

Napnij grupę mięśni, nad którymi teraz pracujesz, tak silnie, jak tylko potrafisz. Utrzymaj napięcie około 5 sekund. Skup się na ich naprężeniu i poczuj je. Rozluźnij wszystkie mięśnie jednocześnie.

Oddychaj powoli przez 30 sekund. Zauważ, jak dobrze czujesz te mięśnie.

Powtórz ćwiczenie na tej samej grupie mięśni. Potem przejdź do kolejnej części ciała.

Plan działania

Poniżej znajdziesz porządek, według którego powinnaś pracować nad poszczególnymi grupami mięśni.

Prawa dłoń i przedramię: zaciśnij pięść.

Prawe ramię: dociśnij łokieć do podłogi.

Lewa dłoń i przedramię.

Lewe ramię.

Czoło: unieś brwi tak wysoko, jak możesz.

Górna część policzków i nos: zmarszcz nos i zaciśnij powieki.

Dolna część twarzy: zaciśnij szczękę i uśmiechnij się.

Szyja: w tym samym czasie postaraj się zadzierać i obniżać podbródek.

Klatka piersiowa, ramiona, górna część pleców: weź głęboki oddech, przytrzymaj go i ściągnij łopatki.

Brzuch: w tym samym momencie wypychaj i wciągaj brzuch.

Prawe udo: napinaj duże mięśnie na przedniej stronie uda, w tym samym czasie postaraj się napiąć te po tylnej stronie.

Prawa łydka: wciśnij piętę w podłogę. Wygnij stopę tak, aby palce kierowały się w stronę twojej głowy.

Prawa stopa: wyprostuj palce, skręć stopę i delikatnie zwiń palce.

Lewe udo.

Lewa łydka.

Lewa stopa.

Całe ćwiczenie trwa ok. 5 minut. Jeśli będziesz wykonywać progresywną relaksację dwa razy dziennie, zauważysz jej rezultaty już po kilku tygodniach.

Miejscowa kontrola

W ciągu dnia możesz sprawdzać poziom napięcia mięśni.

Jeśli twoja szyja i kark są napięte po kilku godzinach przed komputerem, uwolnij się od napięcia, unosząc ramiona w kierunku uszu i potem rozluźniając je. Powtórz ćwiczenie kilkanaście razy.

Jeżeli zagryzasz zęby lub marszczysz brwi, możesz popracować nad twarzą. Niektórzy ludzie trzymają stres w środku, napinając mięśnie brzucha. Napnij je jeszcze mocniej, dociskając dolną część pleców do krzesła lub do podłogi. Jeśli stoisz, przechyl miednicę do przodu. Następnie rozluźnij mięśnie brzucha. Jeśli twój oddech jest płytki, wypchnij ramiona do tyłu, rozszerz klatkę piersiową i głęboko wciągnij powietrze. Następnie je wypuść.

Dzięki tej technice nauczysz się niwelować napięcie w ciele. Relaksacja mięśni powstrzyma je przed wysyłaniem sygnału S.O.S do twojego mózgu i zastopuje odpowiedź organizmu na stres.

Sen: obowiązkowa technika anti-aging

Jak często masz poczucie, że dzień jest zbyt krotki, żeby zrobić wszystko to, co zaplanowałaś? Próbujesz wydłużyć czas, chodząc późno spać lub wstając bardzo wcześnie? Leżysz w łóżku, podczas gdy twój umysł stale pracuje i nie może się zrelaksować? Czy budzisz się w środku nocy, myśląc o tym, co stało się poprzedniego dnia lub co przyniesie kolejny poranek? Podczas rozmów z pacjentami zauważyłem, że chroniczny brak snu jest w dzi-

Zdmuchnij stres

Olivia Morgaine to inspirująca trenerka, która stosuje medytację jako podstawową siłę i źródło energii w życiu. Zachęca do niej także swoich pacjentów. Uzupełniła podstawową technikę medytacji o przemyślane wprowadzenie.

Isnieje wiele rodzajów świeckich oraz religijnych form medytacji, które różnią się intensywnością i celami. Prawie wszystkie tradycje dzielą przekonanie, że medytacja jest szansą na uspokojenie ciała, umysłu i emocji, które pozwala skupić się na obecnej chwili i wsłuchać w głos własnej intuicji. Medytacja obniża poziom stresu i poprawia samopoczucie. Aby ją praktykować, nie trzeba wyznawać konkretnej religii. Proste i holistyczne podejście jest najlepsze. Jeśli utknęłaś w korku, twoje dziecko płacze albo właśnie pokłóciłaś się z partnerem, nie wpadaj w rozpacz. Pomoże ci medytacja.

Leczniczy oddech jest świetnym wprowadzeniem, które pomoże ci odzyskać równowagę. Kiedy już doświadczysz korzyści płynących z prostej medytacji, możesz zechcieć wypróbować inne techniki.

Oddech

Oddech przypomina fale oceanu, które poruszają się w tę i z powrotem, jednocześnie dynamicznie i kojąco. Świetnym sposobem na rozpoczęcie medytacji, niezależnie od twoich naturalnych tendencji, jest skupienie się na oddechu, ponieważ to on w unikalny sposób łączy sferę mentalną, fizyczną i emocjonalną. To ćwiczenie jest tak proste, że możesz je wykonywać w każdej chwili i miejscu. Wystarczy tylko kilka minut. Korzyści z prostej medytacji za pomocą oddechu zwykle pojawiają się natychmiast.

Ćwiczenie

Znajdź miejsce, w którym możesz przez kilka chwil spokojnie posiedzieć lub postać. Na początek weź głęboki oddech i wypuść powietrze do samego końca. Powtórz to kilka razy, dopóki nie poczujesz pewnej ulgi i wrażenia pojawiania się dokładnie w bieżącym momencie. Skup się po prostu na swoim oddechu. Nie manipuluj nim i nie zmieniaj jego naturalnego rytmu. Poczuj go dokładnie tak, jak fale obmywające twoje stopy, kiedy stoisz na brzegu morza. Zwróć uwagę na jego długość, głębokość i pełnię. Jeśli pojawią się jakieś myśli, po prostu wróć do samego doświadczenia oddechu. Stań się jego świadkiem i poczuj go. Kiedy twój umysł się uspokoi, świadomie poszukaj w swoim ciele napięć. Być może jakiś obszar przyciągnie twoją uwagę i poczujesz na przykład napięcie w ramionach. Jeśli tak się stanie, spróbuj z każdym oddechem się od niego uwolnić. Może któryś obszar, na przykład w brzuchu, jest twardy i napięty. Przy wdechu wyślij uczucie wolności i otwarcia właśnie w to miejsce.

Jeśli nie jesteś w stanie ocenić, które obszary ciała są napięte lub zesztywniałe, możesz zacząć od szczytu głowy i przeanalizować w myślach każdy kawałek ciała – głowę, okolicę pomiędzy oczami, szczękę, język, gardło, szyję, barki, ramiona i dłonie, klatkę piersiową, brzuch, miednicę, biodra, uda, nogi i stopy. Zrób wydech i uwolnij to, co zatrzymujesz, lub to, co zatrzymuje ciebie. Nabierz powietrza i przywróć ciału witalność i przestrzeń. Technika oparta na skupieniu się na oddechu symultanicznie uspokaja umysł i działa kojąco na ciało. Już po kilkuminutowych ćwiczeniach wykonywanych parę razy dziennie doświadczysz wielu korzyści. Jeśli możesz, nastaw sobie stoper na 20 minut. Uspokajający oddech działa jak porządny masaż.

siejszych czasach bardzo powszechnym problemem. Chociaż stres może i trzyma cię na nogach, to niewystarczająca ilość snu sprawia, że radzisz sobie z nim o wiele gorzej.

Kiedy masz 20 lat, możesz imprezować całą noc, wstać rano i wyglądać świeżo. Ale pamiętaj, że zniszczenia, które się dokonały, z wiekiem staną się coraz bardziej widoczne. Później nawet jedna nieprzespana noc objawia się w postaci zmęczonej, obwisłej i szarej skóry oraz worków pod oczami. Bezsenność może sprawić, że z powodu zmian w tkankach twarzy spowodowanych stresem będziesz wyglądała na 10 lat starszą. Potrzeba odpowiedniej ilości odbudowującego snu wpływa nie tylko na wygląd skóry, nastój i poziom energii. Słaby sen może prowadzić do zwiększonego wydzielania hormonów stresu i powstania procesu zapalnego. Ciągłe problemy z wysypianiem się wiążą się z wysokim ciśnieniem krwi, chorobami serca, cukrzycą i depresją.

Upiększający sen

To, że sen upiększa, wiemy wszyscy. Każdy wygląda lepiej po dobrze przespanej nocy, co naukowcom udało się udowodnić w badaniach. Poniżej znajdziesz kilka dowodów, które wyjaśniają ci, dlaczego niewystarczająca ilość snu postarza twoją skórę.

- W czasie nocnego odpoczynku zwiększa się produkcja kolagenu. Jeśli więc poświęcasz na sen zbyt mało czasu, twój organizm produkuje za małe ilości kolagenu, aby zastąpić ten, który został zniszczony przez procesy zapalane.
- Kiedy mózg znajduje się w najgłębszej fazie odpoczynku, poziom hormon wzrostu osiąga szczytowy punkt, co stymuluje regenerację tkanek i komórek. Bez odpowiedniej ilości głębokiego snu procesy naprawy skóry spowalniają, co powoduje przyspieszone starzenie się.
- Niewysypanie pogarsza istniejące problemy ze skórą.
- Nasilony proces zapalny prowadzi do powstawania wykwitów trądzikowych i zwiększonej wrażliwości skóry, a jeśli jest spowodowany zaburzeniami snu, wpływa na zdolność organizmu do regulowania systemu immunologicznego. Powoduje to nie tylko częstsze choroby, ale też wystąpienie tych związanych z odpornością skóry, jak łuszczyca czy egzema.
- Podczas snu skóra odzyskuje równowagę nawilżenia. Jeśli nie śpisz odpowiednio długo, proces zapalny niszczy kwas hialuronowy. Jego utrata osłabia barierę skóry i pozwala na przeznaskórkową utratę wody.

Mam nadzieję, że zrozumiałaś już, jak wielką bronią w walce z wewnętrznym i zewnętrznym starzeniem się jest sen. Udzielę ci teraz kilku wskazówek, które pomogą ci zachować piękną skórę.

- Naucz się spać na plecach. Kiedy śpisz na brzuchu, wciskasz twarz w poduszkę, co powoduje powstanie linii i zagnieceń widocznych po przebudzeniu.
- Używaj miękkich poszewek. Materiał o gęstym splocie będzie delikatniejszy dla skóry.
- Używaj białych poszewek, ponieważ przemysłowe barwniki do tkanin mogą podrażniać wrażliwą skórę.

Dynamika snu

Sen to dynamiczny proces, podczas którego twój organizm odbudowuje się i odzyskuje równowagę. Każda noc przebiega według określonego schematu – raz znajdujesz się w głębokim, regenerującym śnie, nazywanym snem głębokim, a raz śpisz płycej i śnisz, co określamy fazą REM (od ang. *rapid eye movment* – szybkie ruchy oka). Każdy cykl snu głębokiego i fazy REM trwa około 90 minut i powtarza się cztery do sześciu razy w ciągu jednej nocy. Długość danego stadium snu zmienia się wraz z upływem czasu. Większość faz głębokich ma miejsce w pierwszej części nocy. Im bliżej świtu, tym dłuższa staje się faza REM przeplatana okresami bardzo lekkiego snu.

Najbardziej szkodliwe efekty zaburzeń wynikają z niewystarczającej ilości snu głębokiego, podczas którego ciało odbudowuje się i gromadzi energię na następny dzień. Regenerujący, głęboki sen pełni ważną funkcję w utrzymaniu zdrowia, regeneracji mięśni oraz tkanek, stymulacji wzrostu i rozwoju, a także wzmacniania układu odpornościowego. Jeśli chcesz obudzić się wypoczęta, dobrej jakości głęboki sen jest po prostu niezbędny.

W fazie REM twój mózg uczy się i tworzy wspomnienia, dzięki czemu świetnie się odnawia. W tym czasie przetwarza i utrwala to, co wydarzyło się w ciągu minionego dnia, a także formuje połączenia neuronów wzmacniające pamięć i uzupełnia zaopatrzenie w neurotransmitery (m.in. serotoninę i dopaminę), żebyś miała dobry humor od początku nowego dnia. Aby faza REM trwała dłużej, pozwól sobie na dodatkowe półgodzinne lub godzinne drzemki o poranku. Jeśli nie zapewnisz sobie odpowiedniej ilości głębokiego snu, twój organizm będzie się starał w jakiś sposób uzupełnić powstałe w ten sposób niedobory.

Jak pozbyć się problemów ze snem

Chociaż każdy z nas ma inne potrzeby, zaleca się, by dorośli sypiali 7–8 godzin, a dzieci i dorastający młodzi ludzie jeszcze dłużej. Oczywiście powinien to być wysokiej jakości sen. Niektórzy z nas funkcjonują bardzo dobrze, wstając wcześnie rano lub prowadząc tzw. nocny tryb życia. Jednak większość niedosypiających ludzi szybko odczuwa niedobory snu. Uwierz mi – ilość snu, po której możesz jakoś egzystować, i liczba godzin, które musisz przespać, by funkcjonować na najwyższym poziomie, nie są takie same. Skrócenie snu o godzinę może wpłynąć na twoją zdolność myślenia i reagowania, na twój układ sercowo-naczyniowy, równowagę energetyczną i system odpornościowy. Jeśli masz problemy ze snem, nie jesteś odosobniona. Ponad 30% Amerykanów cierpi na chroniczną bezsenność, a każdego roku ok. 60 milionów z nas deklaruje pojawienie się problemów z zasypianiem. Poniżej znajdziesz kilka wskazówek, które pomogą ci poprawić jakość snu.

- Ustal stały harmonogram godzin spania i wstawania, nawet w weekendy.
- Przynajmniej godzinę przed pójściem spać rozpocznij relaksujący rytuał – posłuchaj spokojnej muzyki, poświęć kilka chwil na medytację lub weź ciepłą kąpiel.
- Na 2–3 godziny przed snem ogranicz do minimum ekspozycję na jasne światło.
- Nie jedz na 2–3 godziny przed pójściem do łóżka.
- Jeśli zdarza ci się zamartwiać w nocy, spisz wszystkie rzeczy, które cię trapią, lub to, co musisz zrobić następnego dnia, i zastanów się nad nimi na kilka godzin przed pójściem spać. Być może przestaną cię budzić.
- Przed spaniem unikaj kofeiny i alkoholu.
- Jeśli palisz, nie rób tego przed pójściem spać.
- Przed pójściem do łóżka wypij filiżankę rumianku, który zwiększa uwalnianie uspokajającego neuroprzekaźnika zwanego GABA.
- Zadbaj o to, aby sypialnia była zaciemniona, cicha i chłodna.
- Jeśli przeszkadza ci hałas, używaj stoperów do uszu.
- Sypialnię wykorzystuj tylko do snu i seksu.
- Jeśli nie możesz zapaść w sen lub zasnąć przez 20 minut od położenia się, wstań, idź do innego pokoju i zrób coś, co wywoła senność.
- Unikaj drzemek w ciągu dnia.
- Ćwicz regularnie, ale nie zaraz przed pójściem spać.
- Unikaj czytania, oglądania telewizji i korzystania z laptopa w łóżku, chyba że właśnie to działa na ciebie usypiająco.
- Jeśli masz poważne problemy ze snem, prowadź dziennik. Zapisuj w nim, kiedy kładziesz się do łóżka, budzisz w nocy i rano, liczbę godzin przespanych bez zakłóceń, a także to, kiedy twój poziom energii spada w ciągu dnia. Dzięki temu dostrzeżesz indywidualne schematy.

Pilnuj odpowiednio długiego snu. Planujesz potrzebną ilość czasu na pracę i inne obowiązki, a więc nie zapominaj o tym, by spać odpowiednio długo.

Kiedy śpisz, twój organizm jest zajęty intensywną pracą, która ma na celu utrzymanie cię w szczytowej formie – zarówno psychicznej, jak i fizycznej. Bez odpowiedniej ilości regeneracyjnego snu zmiany zachodzące w procesach wewnętrznego starzenia nasilają się. Jeśli wprowadzisz w swoje życie dobry harmonogram snu, szybko dostrzeżesz pozytywne efekty. Będziesz w lepszej formie, zaczniesz działać bardziej efektywnie i kreatywnie, wyciszysz niepotrzebne emocje i będziesz mieć mnóstwo energii.

Do tej pory powinnaś już nabrać zdrowego szacunku do tego, jak zajęty jest twój organizm podczas snu. Fizyczne i umysłowe efekty nocnej odnowy to regeneracja, energia i równowaga. Zwrócenie uwagi na korzyści wynikające ze snu to dobry sposób na zakończenie rozdziału na temat walki ze stresem. Aby zachować spokój, zwalczyć stres i spowolnić procesy starzenia się, musisz też zbudować porządne zaplecze fizyczne. Z kolejnych dwóch rozdziałów dowiesz się, jak możesz się wspomóc dietą i ćwiczeniami.

11

ODMŁADZAJĄCA DIETA LANCERA

Chciałbym, aby ten rozdział zmotywował cię do uważnego przyjrzenia się twoim nawykom żywieniowym i do wybierania najzdrowszych oraz najbardziej odżywczych pokarmów. Stosujesz już spersonalizowany program pielęgnacji skóry, teraz musisz zmienić swoją dietę tak, aby wspierała pozostałe działania odmładzające. Dowiedziałaś się już wiele o najważniejszych wewnętrznych procesach pobudzających starzenie się: stanach zapalnych, glikacji, rozpadzie białek i zaburzeniach równowagi hormonalnej. Odmładzająca dieta Lancera to sposób odżywania, który walczy z procesami starzenia się zachodzącymi wewnątrz organizmu.

Modyfikowana i wysoko przetworzona żywność jest podstawą popularnej diety zachodniej. Jeśli chcesz spowolnić starzenie się, musisz całkowicie zrezygnować z paczkowanych produktów. Ważną częścią odmładzającego stylu życia Lancera jest zastąpienie martwego, przetworzonego pożywienia naturalnymi produktami. Im większej ilości procesów został poddany dany produkt, tym więcej aktywnych enzymów i składników odżywczych – m.in. witamin, składników mineralnych i błonnika – uległo zniszczeniu. Efektem jest niedobór substancji odżywczych, który zawsze uwidacznia się na skórze. Dodatkowo pakowane jedzenie charakteryzuje się niską zawartością wody.

„Żywe" pokarmy, szczególnie surowe warzywa i owoce, zawierają więcej wody i odpowiednio nawadniają organizm, a wiesz już, że właściwy poziom nawilżenia jest niezwykle istotny dla skóry. Im lepszej jakości jedzenie spożywasz, tym zdrowsza będzie twoja cera. Składniki odżywcze utracone w procesach przetwarzania są zwykle zastępowane syntetycznymi witaminami i składnikami mineralnymi. Producenci wykorzystują też szereg innych substancji, których celem jest poprawa wyglądu produktu i wydłużenie jego czasu przydatności do spożycia. Są to konserwanty, sztuczne barwniki, zagęszczacze, emulgatory, zmiękczacze i wiele innych toksycznych dodatków. Używają też niezdrowych tłuszczów i ogromnych ilości soli i cukru oraz ich substytutów, aby utrzymać kolor i smak. Twoje kubki smakowe początkowo cierpią od nadmiaru słodyczy i soli, ale z czasem uzależniają się od produktów o wyrazistym smaku. Kiedy przywykniesz już do intensywnych doznań smakowych, których dostarczają produkty przetworzone, twoje zmysły przestaną rejestrować aromat prawdziwego jedzenia.

Wysoko przetworzone pokarmy dostarczają tylko pustych kalorii. Ich jedyną wartością odżywczą są węglowodany proste, które dostarczają energii. Gwarantują jej szybki przypływ, ale nie zapewniają białek, błonnika czy zdrowych tłuszczów. Musisz się więc nauczyć patrzeć na jedzenie pod kątem całkowitej zawartości kalorii. Oto przykład: mogłabyś zjeść ciastko, które ma w składzie białą mąkę, tłuszcze nasycone i cukier. Taki produkt pełen pustych kalorii zostanie bardzo szybko strawiony, a ty znowu będziesz głodna i będziesz mieć ochotę na słodkości. Jeśli natomiast zdecydujesz się na mały kawałek ciemnej czekolady z 70-procentową zawartością kakao, dostarczysz swojemu organizmowi również błonnika, białka, antyoksydantów i kwasów omega-3. Podczas lektury tego rozdziału nauczysz się eliminować ze swojego jadłospisu szkodliwe produkty i podejmować dobre decyzje dietetyczne, dzięki którym twoja skóra będzie wyglądać świeżo i promiennie.

Smutne, ale prawdziwe

Standardowa dieta zachodnia to prosta recepta na otyłość i poważne choroby. Jeśli zebralibyśmy czynniki żywieniowe, które zwiększają ryzyko chorób serca, zawału, raka i chorób jelit, okazałoby się, że wszystkie można w niej odnaleźć, ponieważ charakteryzuje się ona:

- wysoką zawartością tłuszczów zwierzęcych,
- wysokim poziomem niezdrowych tłuszczów nasyconych i uwodornionych,
- niską zawartością błonnika,
- dużą ilością przetworzonej żywności,
- małą zawartością węglowodanów złożonych,
- małą ilością pokarmów pochodzenia roślinnego.

Około 66% dorosłych Amerykanów i 42% dzieci odżywiających się standardową dietą zachodnią ma nadwagę lub jest otyła. Te przerażające liczby oznaczają kryzys systemu zdrowotnego, który staje się problemem globalnym. Jednym wytłumaczeniem dla drastycznie rosnącego poziomu otyłości jest nieproporcjonalna do potrzeb ilość jedzenia, jaką codziennie spożywamy. Przyjmujemy średnio 3800 kalorii dziennie, podczas gdy w zupełności wystarczyłoby nam 2000–2500. Stale podwyższone przyjmowanie kalorii może być przyczyną przybierania na wadze nawet 14 kg rocznie. Ale sytuacja jest jeszcze bardziej przerażająca. Oto z czego składa się zachodnia dieta:

- 53% przetworzonej żywności,
- 42% produktów pochodzenia zwierzęcego,
- 5% zdrowych, świeżych produktów.

To katastrofa. Najpopularniejszym warzywem w tej diecie są ziemniaki. Większość ludzi nie je niczego, co jest zielone. Paradoksalnie nieustannie jesteśmy przejedzeni i jednocześnie nieodżywieni.

Podejście dr. Lancera do odżywiania skóry

Zalecam, abyś dla dobra własnej skóry przełamała standardy diety zachodniej. Musisz wyeliminować produkty przetworzone, a skupić się na jedzeniu w jego naturalnej formie. Proponuję, żebyś postarała się, by:

- 35–40% dziennie przyjmowanych kalorii pochodziło z białka w postaci fasoli, orzechów, ryb i chudego mięsa,

- 25% stanowiły węglowodany złożone pochodzące głównie z warzyw i produktów pełnoziarnistych,
- 35% energii pochodziło ze zdrowych tłuszczów,
- całkowita dzienna dawka soli wynosiła 1500 mg i nie przekraczała 2300 mg.

Oznacza to, że nie wolno ci zbyt mocno potrząsać solniczką nad potrawami, które zamierzasz zjeść. Najlepiej w ogóle nie dodawaj soli, ponieważ naturalne pokarmy zawierają swoje własne bioekwiwalenty soli.

Powody, dla których warto wprowadzić takie zmiany w diecie, znajdziesz na kolejnych stronach. Aby dłużej żyć i lepiej wyglądać, nie powinnaś spożywać więcej niż 2000 kalorii, a najlepiej, by było ich około 1600–1800, o ile nie jesteś wyczynowym sportowcem. Mówiąc krótko, musisz zmniejszyć ilość przyjmowanych pokarmów i unikać spożywania pustych kalorii.

Dodatkowo zamiast spożywać trzy obfite posiłki, wybierz 4–6 mniejszych dań dziennie. Częstsze jedzenie skromniejszych porcji pomaga utrzymać odpowiedni poziom energii i dostarcza optymalną ilość składników odżywczych. Nieregularne podjadanie pomiędzy posiłkami może stać się przyczyną stresu dla twojego organizmu. Jedzenie małych porcji co 2–3 godziny reguluje poziom insuliny i zapobiega skokom poziomów cukru i hormonu obniżającego jego stężenie we krwi.

Białka i odnowa skóry

Czytając moje zalecenia dietetyczne, z pewnością zauważyłaś, że jestem zwolennikiem diety bogatej w proteiny. Aby rosnąć i regenerować się w odpowiedni sposób, włosy, skóra, paznokcie, mięśnie, kości i organy potrzebują stałych dostaw białek. Każda komórka twojego ciała potrzebuje protein. Aminokwasy L-lizyna i L-prolina tworzą kolagen, a wiesz już, że stymulacja produkcji kolagenu to klucz do młodego wyglądu skóry. Proteiny to jedyna grupa składników pobudzających rozwój mięśni. Jeśli dostarczasz swojemu organizmowi odpowiednie ilości białek, pomagają one naprawiać komórki twoich mięśni i stymulują wzrost nowych. Proteiny składają się z 22 różnych aminokwasów. Osiem z nich nazywanych jest aminokwasami egzogennymi, ponieważ organizm nie potrafi ich sam wytworzyć. Z tego powodu trzeba je dostarczać z pożywieniem. Dobrym źródłem protein, które pasują do odmładzającej diety, są:

- chude mięso,
- organiczny drób bez skóry – kurczak i indyk,

- ryby, np. łosoś, tuńczyk, halibut czy makrela,
- białka jaj,
- soczewica i fasola,
- orzechy,
- produkty pełnoziarniste, np. kasza quinoa.

Źródłem białka są również produkty sojowe, ale odradzam ci spożywanie ich w dużych ilościach. Soja zawiera fitoestrogeny, które mogą zaburzać równowagę hormonalną. Pamiętaj również, że wymagania dotyczące spożycia białek są skomplikowane, bo zapotrzebowanie na nie zmienia się wraz z wiekiem. Kobiety potrzebują przynajmniej 46 g białka dziennie od ukończenia 14. roku życia; a mężczyźni 56 g po 19. roku życia. Podczas ciąży i w okresie karmienia zalecane dzienne spożycie wzrasta do 71 g. Na podstawie swojej idealnej wagi możesz obliczyć, ile białek powinnaś przyjmować – zrób to za pomocą kalkulatorów dostępnych on-line. Większość ludzi za łatwiejsze uważa posługiwanie się kaloriami. Jeśli chcesz, aby białka stanowiły 40% diety i przyjmujesz około 2000 kcal dziennie, powinnaś uzyskiwać około 800 kcal z białek. Powinnaś także starać się, by twój organizm otrzymywał proteiny kilka razy w ciągu dnia, dzięki czemu będzie lepiej funkcjonował.

Doskonałe źródło białek zagrożone rtęcią!

Jedzenie ryb i owoców morza zawsze było uważane za korzystne dla zdrowia. Są one bogate w kwasy omega-3, czyli substancje niezbędne dla właściwego funkcjonowania układu nerwowego, dlatego często nazywano je pokarmem dla mózgu. Niestety bywają one także zanieczyszczone rtęcią i innymi metalami ciężkimi, które na stałe zagościły w łańcuchu pokarmowym ryb i skorupiaków. Zapamiętaj, że drapieżne i duże ryby żyją dłużej i mogą przez to zawierać większe ilości rtęci. U ludzi pierwiastek ten gromadzi się w tkance tłuszczowej, w mózgu i w kościach. Jest bardzo szkodliwy, ponieważ zabija pożyteczne bakterie w przewodzie pokarmowym i sprawia, że organizm gorzej radzi sobie z toksynami. Zatrucie rtęcią ma bezpośredni wpływ na skórę, powodując takie objawy, jak pojawienie się brązowych plam, hiperpigmentację, pieczenie, szczypanie, swędzenie, opadanie powiek, cienie pod oczami i utrata włosów. Dobrze więc jeść ryby z możliwie najniższą zawartością rtęci. Kobiety w ciąży powinny unikać jedzenia ryb w ogóle. Najlepiej także ograniczyć ich spożycie do 3–4 razy w tygodniu.

Natural Resources Defense Council (NRDC) zmierzyła poziomy rtęci i opublikowała wyczerpującą listę najbardziej zagrożonych gatunków. Poniżej znajdziesz krótki przegląd.

Najwyższy poziom rtęci: makrela królewska, marlin, gardłosz, rekin, miecznik, tuńczyk (odmiany ahi i bigeye).

Wysoki poziom rtęci: lufar, antar patagoński (kłykacz), itaraja, makrela (hiszpań- ▶

ska, zatokowa), tuńczyk (w puszce, biały, żółty).

Najniższy poziom rtęci: anchois, ostropłetwiec, sum, małże, krab, langusta, kulbiniec, flądra, łupacz, morszczuk, śledź, makrela (północnoatlantycka), cefal, ostrygi, okoń (oceaniczny), gładzica, łosoś (w puszce i świeży), sardynki, małże św. Jakuba, aloza, krewetki, sola, kalmary, tilapia, pstrąg (z wód płynących), białoryb, witlinek.

Dietetyczne tak i nie

Chciałbym przekazać ci ogólne wskazówki, których celem jest polepszenie jakości spożywanych pokarmów, dobrych dla skóry i mózgu. Jeśli chcesz wyglądać świetnie, musisz zmodyfikować swoje nawyki żywieniowe. Oto kilka rad dotyczących odżywiania, dzięki którym twoja skóra odzyska blask.

Jedz produkty organiczne

Wysoko przetworzone produkty często zawierają hormony, antybiotyki, pestycydy, a także środki przeciwko chwastom i grzybom. Substancje te z reguły są toksyczne. Hormony dodawane do pożywienia mogą zaburzyć równowagę hormonalną twojego organizmu. Wymienione substancje prawdopodobnie wiążą się z występowaniem wielu chorób i dolegliwości. W kontekście procesu starzenia się musisz zapamiętać, że twój organizm nie rozpoznaje tych chemikaliów, co staje się przyczyną reakcji zapalnej.

Kupuj mięso i drób z organicznych hodowli

Hodowane przemysłowo zwierzęta żyją w okropnych warunkach i są karmione mieszanką hormonów wzrostu, steroidów i antybiotyków. Zamiast karmić je w naturalny sposób, faszeruje się je pokarmem, który powoduje szybszy przyrost masy. Jeśli zjadasz ich mięso, dostarczasz swojemu organizmowi także część tego, czym te zwierzęta karmiono. Chemiczne mieszanki mogą być przyczyną zaburzeń hormonalnych, które prowadzą do stanu zapalnego.

Pij przede wszystkim wodę

Odpowiednie nawodnienie jest kluczowe dla zachowania pięknej skóry i dobrego zdrowia. Twój organizm potrzebuje wody głównie do odpowiedniego przebiegu procesu trawienia oraz do utrzymania właściwego krążenia krwi i sprawnego usuwania toksyn. Mężczyźni powinni wypijać około 3 litrów płynów (13 szklanek) dziennie, a kobiety – 2,2 litra (9 szklanek). W tych ilościach zawierają się oczywiście płyny pochodzące z pokarmów. Pamiętaj, że w jedzeniu znajduje się około 20% wody. Jeśli ćwiczysz i pocisz się intensywnie, musisz pić więcej, aby uzupełniać straty. Postępuj podobnie, przebywając w gorącym i wilgotnym klimacie oraz na dużych wysokościach.

Niektóre choroby i dolegliwości mogą powodować zwiększoną utratę płynów. Kobiety w ciąży i karmiące piersią muszą przyjmować ich więcej. Badania wykazały, że ludzie często mylą pragnienie z głodem i jedzą mniej pustych kalorii, kiedy są lepiej nawodnieni. Jeśli odwlekasz picie aż do momentu, gdy wyraźnie poczujesz pragnienie, to jesteś na dobrej drodze do odwodnienia. Naucz się zastępować puste kalorie z napojów typu cola, energetycznych i owocowych drinków czystą wodą. Jeśli to możliwe, pij wodę przefiltrowaną, aby uniknąć zanieczyszczeń.

Patrząc na pacjenta, jestem w stanie ocenić, czy jest odpowiednio nawodniony. Zewnętrzne oznaki odwodnienia to sucha, łuszcząca się skóra, ciemne kręgi pod oczami i zmęczenie widoczne właśnie w oczach. Odpowiednie nawodnienie stabilizuje barierę skóry, która utrzymuje nawilżenie i zapewnia odpowiednie odżywianie dla cyklu przemiany komórek i produkcji kolagenu. Ciemne kręgi pod oczami oznaczają coś więcej niż to, że jesteś zmęczona. Są spowodowane odwodnieniem i niewłaściwym odżywianiem. Jeśli będziesz przez cały dzień popijać wodę, szybko zauważysz zmiany w swoim wyglądzie.

Ogranicz spożycie mleka i jedz tylko organiczne produkty mleczne

Większość krów jest karmiona hormonami, aby przez okrągły rok produkowały mleko i to w dużych ilościach. Kiedy pijesz mleko lub jesz ser, lody czy jogurt, zapewniasz sobie również dawkę hormonów – szczególnie estrogenu, który u kobiet i mężczyzn może wywoływać rożne dolegliwości. Produkty mleczne powodują powstawanie śluzu, który pobudza procesy zapalne. Zalecam ci znaczne ograniczenie spożycia mleka, a jeśli chcesz jadać wytworzone z niego produkty, kupuj tylko takie bez dodatku hormonów.

Zredukuj ilość cukru

Spożywanie zbyt dużej ilości cukru może prowadzić do insulinooporności (zob. str. 210) i nasilać glikację, główny fundament wewnętrznego starzenia się – proces, który niszczy kolagen. Cukier może też osłabić układ odpornościowy. Przytłumiony system odporności nie jest efektywny w walce z bakteriami, czyli główną przyczyną trądziku i innych stanów zapalnych skóry. Cukier zwiększa zakwaszenie organizmu, co sprawia, że w przewodzie pokarmowym pojawia się więcej bakterii. Spożywanie jego zbyt dużych ilości może powodować zatwardzenia, które niekorzystnie wpływają na skórę. Dodatkowo cukier lubią drożdże, które chętnie namnażają się w przypadku jego nadmiaru, co z kolei sprzyja infekcjom drożdżakami. Im więcej bakterii i toksyn znajduje się w twoim organizmie, tym mniej zdrowo będzie wyglądała twoja skóra i szybciej będzie się starzeć.

10 produktów prozapalnych

Jeśli chcesz, aby twoja skóra była zdrowa, wyeliminuj lub znacznie zredukuj spożycie produktów z poniższej listy. Udowodniono, że wywołują one stan zapalny, który jest szkodliwy dla każdego, ale przede wszystkim dla osób z trądzikiem, trądzikiem różowatym i skórą wrażliwą.

- Mięso i drób z chowu przemysłowego
- Czerwone mięso
- Produkty mleczne
- Tłuszcze typu trans i uwodornione
- Cukier
- Sól
- Syntetyczne słodziki
- Smażone potrawy
- Dodatki do żywności
- Przetworzone ziarna
- Owoce cytrusowe (szczególnie jeśli masz skłonność do trądziku różowatego i wrażliwą skórę)
- Alkohol

Unikaj produktów pszenicznych i innych źródeł glutenu

Pszenica jest silnie kwasotwórcza i prozapalna. Obecnie większość jej odmian jest genetycznie modyfikowana, a ze spożywaniem pszenicy łączy się coraz więcej poważnych chorób. Znajduje się w niej gluten – proteina wszechobecna w standardowej diecie zachodniej. W niektórych badaniach wykazano, że 40% dorosłych osób cierpi z powodu jakiejś formy nietolerancji lub nadwrażliwości na gluten. Ograniczenie jego spożycia jest ważne, jeśli masz skłonność do trądziku, trądziku różowatego lub wrażliwą skórę. Bez reakcji glutenowych, poprawi się synteza kolagenu w skórze, co zagwarantuje ci świetny efekt anti-aging.

Nie przesadzaj z solą

Większość soli w standardowej diecie zachodniej pochodzi z produktów przetworzonych, w których sól wzmacnia smak. Skorupiaki i sushi charakteryzują się wysoką zawartością soli, podobnie jak produkty mleczne i większość przypraw. Sód jest potrzebny w niewielkich ilościach, aby organizm mógł utrzymać odpowiednią równowagę płynów, przewodzić impulsy nerwowe oraz napinać i rozluźniać mięśnie. Oprócz zatrzymywania płynów sól może podrażniać wnętrze porów, ponieważ jej nadmiar jest usuwany przez skórę w czasie pocenia się. Sól jodowana zaostrza trądzik. Jeśli chcesz mieć czystą skórę, ogranicz jej spożycie.

W przypadku soli nie opracowano norm dziennego spożycia, które byłby odpowiednie dla wszystkich. Przewodnik dietetyczny USDA rekomenduje spożycie na poziomie 2000–2300 mg dziennie. Dieta o obniżonej zawartości sodu na poziomie 1500 mg jest dobra dla osób, które ukończyły 50 lat, oraz ludzi o afrykańskich i amerykańskich korzeniach. Faktem jest, że przeciętny mieszkaniec krajów zachodnich spożywa dziennie około 3400 mg soli, czyli dużo więcej, niż wskazują zalecenia. Czytaj uważnie etykiety w poszukiwaniu informacji o zawartości soli. Kiedy jesz poza domem, poproś o niedodawanie jej do posiłku, a jeśli sama gotujesz, doprawiaj dania ziołami i przyprawami. Pamiętaj, że sól morska ma tyle samo sodu co zwykła.

Zaskakujące źródła niezdrowej soli

To oczywiste, że chipsy, popcorn i precelki są nafaszerowane solą, ale jest ona też ukrytym składnikiem wielu pokarmów, które mogą ci się wydawać zdrowe. Ogranicz spożycie:

- sushi,
- skorupiaków, szczególnie krabów,
- przypraw, w tym ketchupu i sosów typu relish (z marynowanych i pokrojonych warzyw),
- kaparów i sosu sojowego,
- sera,
- gotowych soków warzywnych,
- gotowych sosów do spaghetti,
- gotowych sosów do sałatek,
- delikatesowych wędlin na zimno,
- potraw zaprawianych bułką tartą,
- płatków śniadaniowych.

Rozróżniaj dobre i złe tłuszcze

W swojej diecie potrzebujesz zdrowych tłuszczów, ponieważ te złe cię postarzają. Tłuszcz jest ważny dla funkcjonowania mózgu, a dodatkowo rozpuszczają się w nim i są dzięki niemu transportowane życiodajne składniki. Warto również wspomnieć, że dodaje smaku potrawom. Najgorsze tłuszcze to te typu trans i tłuszcze nienasycone. Te drugie znajdują się w mięsie i produktach mlecznych. Podnoszą poziom złego cholesterolu (LDL) i obniżają poziom dobrego (HDL), zwiększając ryzyko rozwoju chorób serca i cukrzycy typu II. Tłuszcze trans są najczęściej spotykane w przetworzonej żywności, np. w gotowych wypiekach i w margarynie, którym po odpowiednim przetworzeniu zapewniają maksymalną trwałość. Podwyższają one poziom złego cholesterolu, obniżają poziom dobrego, wywołują proces zapalny, otyłość i insulinooporność.

Dobre tłuszcze to te jednonasycone i wielonienasycone. Jednonasycone tłuszcze są obecne w drobiu, roślinach i nasionach, np. w oliwie, awokado i orzechach. Oleje te regulują poziom insuliny i cukru we krwi. Podnoszą stężenie dobrego cholesterolu (HDL) i obniżają złego – LDL. Wielonienasycone tłuszcze znajdują się przede wszystkim w produktach roślinnych i olejach, np. kukurydzianym, z nasion bawełny, słonecznikowym i z kwiatów szafranu. Te przemysłowe oleje warzywne są szeroko stosowane w przetworzonej żywności. Mają korzystny wpływ na poziom cholesterolu i obniżają ryzyko rozwinięcia się cukrzycy typu II. Problem polega jednak na tym, że popularne oleje roślinne zawierają duże ilości kwasów tłuszczowych omega-6, a małe kwasów omega-3. Zaburzona proporcja pomiędzy omega-6 a omega-3 nasila rozwój procesów zapalnych, czego oczywiście chcesz uniknąć.

Omega-3 to superbohater wśród wielonienasyconych kwasów tłuszczowych. Po tkance tłuszczowej drugim organem, który zawiera najwięcej tłuszczu, jest mózg. Wszystkie jego komórki bogate są w wielonienasycone kwasy tłuszczowe omega. Kwasy alfa-linolowy (ALA), eikozapentaenowy (EPA) i dokozaheksaenowy (DHA) należą do omega-3 dostarczanych wraz z pożywieniem. Dieta bogata w te składniki zmniejsza dolegliwości sercowo-naczyniowe, obniża ciśnienie krwi, poprawia funkcjonowanie mózgu i pomaga zwalczać procesy zapalane.

Zrezygnuj ze smażonych potraw

Podczas silnego podgrzewania obecne w oleju tłuszcze i kwasy tłuszczowe utleniają się. Jedzenie czegoś, co jest utlenione, nasila produkcję wolnych rodników i zwiększa stres oksydacyjny. Szczególnie szkodliwe są oleje wielokrotnie używane, np. w restauracjach, ponieważ stają się bardzo gęste i organizm ma trudności z ich usunięciem. Tłuszcze te odpowiadają za złe

Najlepsze źródła kwasów omega-3

Istnieje wiele rodzajów omega-3. ALA, EPA i DHA są ważne dla twojego zdrowia. ALA znajduje się w niektórych produktach wegetariańskich. Ryby, oleje z ryb i algi są najlepszym źródłem EPA i DHA. Pamiętaj jednak o rtęci, o której mówiłem wcześniej, i nie jedz ryb częściej niż 2–3 razy w tygodniu.

ALA

- Nasiona lnu i olej z nasion lnu
- Rzepak
- Soja i olej sojowy
- Orzechy włoskie i wytwarzany z nich olej
- Pestki dyni i olej z pestek dyni
- Jaja
- Warzywa liściaste
- Dziczyzna
- Mięso zwierząt trawożernych

EPA i DHA

- Łosoś
- Makrela
- Halibut
- Sardynki
- Śledź
- Anchois
- Ostrygi

krążenie i osłabiają procesy metaboliczne, co jest też przyczyną starzenia się skóry. Zdrowa cera potrzebuje dobrej cyrkulacji i właściwego metabolizmu, aby zyskiwać tlen, który jest niezbędny do produkcji kolagenu i elastyny.

Nie dla sztucznych słodzików

Słodziki mogą nie być kaloryczne, ale i tak wpływają na problemy z wagą. Organizm ocenia wartość odżywczą jedzenia po tym, jaki ma ono smak. Substytuty cukru zapewniają słodki smak bez kalorii. Kiedy pijesz dietetyczny napój, twoje kubki smakowe komunikują mózgowi, że oto nadchodzi źródło energii, gdy tymczasem organizm nie otrzymuje paliwa, którego oczekuje. Zachowuje się więc tak, jakby sztuczny słodzik był glukozą i stymuluje uwalnianie insuliny. Jeśli słodzik został dodany do wypieków, to wysoce prawdopodobne jest to, że węglowodany i tłuszcze zostaną zmagazynowane jako tkanka tłuszczowa, a nie przetworzone w energię. Kiedy dostarczasz sobie takich quasi-słodkości, twój metabolizm zwalnia, a ciało nastawia się na magazynowanie, dodatkowo stymulując głód cukru. Sztuczne słodziki wpływają na naturalne procesy regulacyjne organizmu. Charakteryzują się również zdolnością do wywoływania reakcji alergicznych, nasilania zapalenia i wyzwalania ataków paniki. Słodziki są szczególnie niewskazane dla osób z cerą trądzikową, trądzikiem różowatym i cerą wrażliwą.

Pożegnaj się z kofeiną

Kofeina może cię rozbudzić, ale działanie to opiera się na stymulacji osi podwzgórze-przysadka-nadnercza (HPA). Zbyt dużo kawy, coli i czekolady może wyzwolić pełnoobjawową odpowiedź na stres i zwiększyć poziom kortyzolu w organizmie. Nadmiar tego hormonu aktywuje procesy starzenia się, powoduje ścieńczenie skóry i powstawanie zmarszczek. Kawa działa też diuretycznie, przez co cię odwadnia.

Ogranicz alkohol

Już jeden drink zawierający alkohol odwadnia skórę i wypłukuje składniki odżywcze, sprawiając, że wyglądasz niezdrowo. Ponieważ alkohol zmniejsza zahamowania, picie może zagłuszyć twoje postanowienia żywieniowe i z ochotą rzucisz się na słone, mniej zdrowe jedzenie. Spożywanie alkoholu powoduje też rozszerzanie się naczyń krwionośnych, co skutkuje pojawieniem się rumienia na twarzy. Powtarzalne, nadmierne spożycie napojów procentowych może spowodować permanentne zaczerwienienie twarzy i pojawienie się pajączków. Jeśli masz trądzik różowaty, wrażliwą skórę lub trądzik pospolity alkohol zaostrzy przebieg tych zmian. Pij go więc w rozsądnych ilościach – nie więcej niż dwa drinki dziennie. Dobrą strategią jest wypijanie po każdej porcji procentowego napoju całej szklanki wody.

Zrezygnuj z jedzenia zawierającego drożdże

Zapomnij o chlebie i innych wypiekach. *Candida* to gatunek drożdży żyjących w przewodzie pokarmowym, w jamie ustnej i w waginie. Jedzenie drożdży stymuluje te drożdże do łączenia się z cukrami i nasilenia glikacji. A przecież nadmiar drożdży i/lub cukru powoduje zapalenie.

Jedz więcej warzyw

Powinnaś zastąpić wszystkie przetworzone pokarmy świeżymi produktami, które są pełne enzymów i składników odżywczych. Chociaż jedzenie owoców jest lepsze niż podgryzanie przekąsek i deserów, to pamiętaj, że one także są słodkie i powinnaś je jeść w ograniczonej ilości. Za to warzywa możesz spożywać bez żadnych ograniczeń.

Terapia sokami

Dobrym sposobem na zwiększenie spożycia warzyw jest picie świeżych soków warzywnych. Możesz znaleźć je prawie wszędzie – od centrów handlowych po uliczne bary. Chociaż soki nie powinny zastępować całych warzyw, to jedna szklanka stanowi ekwiwalent mnóstwa witamin, składników mineralnych, enzymów, antyoksydantów i składników odżywczych. Świeży sok warzywny dotlenia twój organizm i pomaga mu walczyć z procesem zapalnym.

Pressed Juicery w Los Angeles to nasze ulubione źródło świeżych soków. Odwiedź ich stronę internetową www.pressedjuicery.com, by poszukać inspiracji do samodzielnego tworzenia zdrowych mieszanek. Carly Brien i jej zespół byli tak mili, że na potrzeby mojej książki stworzyli receptury czterech świeżych soków o niskiej zawartości cukru, które znajdziesz poniżej.

Podstawowy zielony sok

Toksyny i stres zakwaszają ciało, co jest przyczyną powstawania sporych zniszczeń wewnątrz organizmu. Picie zielonych soków neutralizuje kwasy i przywraca równowagę kwasowo-zasadową. Zapobiega też niszczącemu działaniu wolnych rodników i przedwczesnemu starzeniu. Ten sok to naprawdę dobra rzecz dla twojego całego organizmu.

1 ogórek
po 1 garści jarmużu, sałaty rzymskiej, natki pietruszki i szpinaku
3 łodygi selera

Rozdrobnij liście i pokrój grubo ogórka i selera. Wrzuć wszystko do sokowirówki.

Zielony sok cytrynowo-limonkowy

Ten sok to kopalnia składników odżywczych znajdujących się w zielonych warzywach, uzupełniona o cierpki smak cytryny i limonki.

1 ogórek
po 1 garści jarmużu, sałaty rzymskiej, natki pietruszki i szpinaku
3 łodygi selera
1 cytryna
1 limonka

Rozdrobnij liście, a warzywa grubo pokrój. Obierz cytrynę i limonkę. Wrzuć wszystko do sokowirówki.

Sok z cząbru

W tym pysznym soku znajdują się marchewka i buraki, które świetnie działają na skórę. Czosnek z kolei jest bogaty jest w allicynę, która działa na skórę wygładzająco i przeciwzapalnie.

1 ząbek czosnku
1 cytryna
3 marchewki
1 burak
1 ogórek
3 łodygi selera

Obierz czosnek i cytrynę, a następnie wrzuć wszystkie składniki do sokowirówki.

Energetyczny kopniak

Ten sok zawiera duże ilości wody, antyoksydantów oraz składników zasadotwórczych i pomoże twojemu organizmowi się oczyścić.

1 cytryna
1 grejpfrut
1 ogórek
2 łyżki soku z aloesu (poprawia trawienie i eliminację toksyn)

Obierz cytrynę i grejpfruta i wrzuć wszystkie składniki do sokowirówki.

Węglowodany proste kontra złożone

Węglowodany są pierwszym źródłem energii dla twojego organizmu. Kiedy nauczysz się odróżniać związki proste od złożonych, będziesz podejmowała odpowiednie decyzje żywieniowe. Węglowodany proste znajdują się w ziemniakach, ciasteczkach, ciastach oraz krakersach zrobionych z białej mąki i rozkładają się bardzo szybko do cukru lub glukozy. Na tempo trawienia wpływa wiele procesów. Przetwarzanie żywności często pozbawia warzywa i produkty pełnoziarniste trudnej do strawienia osłonki i właśnie z tego powodu przetworzone składniki tak szybko przemieniają się w glukozę. Błonnik znajdujący się w naturalnych produktach spowalnia ich trawienie.

Węglowodany proste zalewają krwiobieg glukozą, która przedostaje się do wszystkich tkanek organizmu, gdzie komórki zużywają ją jako paliwo. Złożone węglowodany – warzywa, owoce i produkty pełnoziarniste – są wolniej rozkładane, więc pozwalają uniknąć wahań poziomu cukru we krwi. W ten sposób produkowana jest również długotrwała energia. Ponieważ węglowodany złożone są dłużej trawione, po ich spożyciu nie staniesz się zbyt szybko głodna.

Glukoza dociera do komórek dzięki insulinie, hormonowi produkowanemu przez trzustkę. Kiedy wzrasta poziom glukozy, insulina obniża poziom cukru we krwi poprzez magazynowanie energii w komórkach tłuszczowych. Jeśli stężenie cukru jest ciągle wysokie, trzustka bezustannie uwalnia insulinę, aby kontrolować poziom glukozy. Taki stan określamy mianem przedcukrzycowego. Jeżeli trwa on długo, komórki organizmu przestają w normalny sposób reagować na insulinę i rozwija się insulinooporność. Wśród czynników, które prowadzą do insulinooporności, znajdują się też uwarunkowania genetyczne, chroniczny stres, otyłość i brak aktywności fizycznej. Kiedy organizm staje się oporny na działanie insuliny, glukoza ma problem z dotarciem do komórek. W konsekwencji trzustka nie jest w stanie wyprodukować wystarczającej ilości insuliny, aby utrzymać glukozę na właściwym poziomie. Tak właśnie rozwija się cukrzyca typu II. Kiedy to zrozumiesz, dostrzeżesz korzyści płynące z rozłożonej w czasie produkcji energii pochodzącej ze złożonych węglowodanów.

Zbyt wysoki poziom glukozy we krwi wyzwala jeden z najważniejszych procesów starzenia się organizmu, który omówiłem w rozdziale 2. Cząsteczki cukru, które nie zostaną spożytkowane na energię lub zamienione w tłuszcz, atakują białka i lipidy w czasie procesu glikacji. Jeśli chcesz wyglądać młodziej, musisz dbać o równowagę spożywanych pokarmów – jeść więcej białek i warzyw oraz mniej węglowodanów prostych. Głównie powinnaś zapomnieć o białych produktach, czyli o:

- cukrze,
- wszystkich artykułach na bazie białej mąki, a więc o większości ciasteczek, ciast, chlebów, placków i tortów,
- białym ryżu,
- makaronach z białej mąki,
- produktach mlecznych,
- ziemniakach.

Biała mąka i biały ryż są pozbawione wszystkich substancji odżywczych, ponieważ ich ziarna są mielone bez zewnętrznej otoczki. Przerzuć się na produkty pełnoziarniste, które powstają z całych nasion i zawierają mnóstwo składników odżywczych oraz energii, której zadaniem jest stymulowanie wzrostu roślin. Pełne ziarna mają dużo błonnika i spowalniają produkcję glukozy. Poeksperymentuj z brązowym ryżem, quinoą, jęczmieniem, gryką i bulgurem, które z powodzeniem zastąpią makaron z białej mąki czy biały ryż.

Właściwe odżywianie hamuje glikację

Możesz poradzić sobie z poziomem cukru we krwi za pomocą diety, zwracając uwagę na indeks glikemiczny pokarmów. Wskaźnik ten określa prędkość, z jaką węglowodany przedostają się do krwiobiegu. Im niższy indeks glikemiczny, tym cukier wolniej dociera do krwi i dostarcza komórkom energii w bardziej zrównoważony sposób. Ponieważ pokarmy z niskim indeksem wolno się rozpadają, ich wpływ na stężenie cukru we krwi nie jest tak ogromny. Jedzenie takich artykułów pomaga zrównoważyć produkcję insuliny. Organizm może także spalać dostarczaną energię, zamiast ją magazynować w postaci tłuszczu. Taka dieta sprawi również, że spowolnisz proces glikacji, który niszczy włókna kolagenowe.

Indeks glikemiczny mierzy szybkość, z jaką węglowodany rozkładają się do cukru i przenikają do krwiobiegu. Im niższy wskaźnik, tym cukier wolniej przenika do krwi, a ty zyskujesz stałe źródło energii. Jeśli chcesz sprawdzić wartość indeksu glikemicznego dla wybranego produktu, skorzystaj z internetu.

Dla szybkiego rozeznania podam ci kilka wybranych przykładów, które zilustrują różnicę pomiędzy pełnymi ziarnami i rafinowaną mąką, słodkimi owocami i warzywami, a także różnymi typami przekąsek.

PRODUKT	TEMPO ROZKŁADU	INDEKS GLIKE-MICZNY
Ananas	średnie	66
Arbuz	wysokie	72
Bagietka	wysokie	95
Bajgiel	wysokie	72
Bakłażan	niskie	15
Banan	niskie	52
Biały chleb	wysokie	72
Brokuł	niskie	15
Chrupki kukurydziane	wysokie	74
Grejpfrut	niskie	25
Jabłko	niskie	38
Lody	średnie	61
Marchewka	niskie	49
Młode ziemniaki	średnie	57
Niskotłuszczo-wy jogurt	niskie	14
Ogórek	niskie	15
Orzechy nerkowca	niskie	22
Orzechy ziemne	niskie	14

PRODUKT	TEMPO ROZKŁADU	INDEKS GLIKE-MICZNY
Pasternak	wysokie	97
Pełnoziarnisty chleb	niskie	50
Pieczony ziemniak	wysokie	85
Pomarańcza	niskie	44
Pomidor	niskie	15
Popcorn	średnie	55
Precel	wysokie	81
Sałata	niskie	15
Słodki ziemniak (batat)	niskie	54
Szparagi	niskie	15
Szpinak	niskie	15
Truskawki	niskie	40
Ugotowany słodki ziemniak (yam)	niskie	35
Winogrona	niskie	46
Wiśnie	niskie	22
Zielona fasolka	niskie	15
Zielony groszek	niskie	15

Aby zachować czysty i świeży wygląd skóry, wybieraj pokarmy z niskim indeksem glikemicznym. To szczególnie ważne, jeśli masz cerę trądzikową.

Dieta jako hormonalna terapia zastępcza

Kiedy poziom estrogenu zaczyna spadać, wzrasta tempo procesu starzenia się. Utrata tego hormonu ma niszczący wpływ na skórę. W naturalnych produktach i ziołach możesz znaleźć jednak roślinne estrogeny, które mogą poprawić twoje samopoczucie i wygląd w czasie menopauzy i po niej oraz w każdym innym okresie zaburzeń hormonalnych. Poniższa lista jest kompilacją najlepszych pokarmowych źródeł estrogenu. Dodatkowo, wymienione na niej produkty zawierają także witaminy, składniki mineralne, błonnik i niezbędne kwasy tłuszczowe. Wszyscy moi pacjenci otrzymują taką listę i bardzo chciałbym, żebyś ty także mogła z niej skorzystać.

Bakłażan
Bataty
Bób
Chude mięso
Ciecierzyca
Czerwona fasola
Czerwona koniczyna
Czosnek
Daktyle
Dynia
Fenkuł
Granat
Gruszka
Jabłko
Jaja
Jęczmień
Kiełki soi
Koniczyna
Lucerna
Lukrecja
Marchew
Nasiona anyżu
Nasiona lnu
Nasiona sezamu
Nasiona słonecznika
Ogórek
Oliwa z oliwek
Oliwki
Owies
Papaja
Papryka
Pełne ziarna
Pietruszka
Pomidor
Rabarbar
Soja
Suszony groch zwyczajny
Szałwia
Śliwki
Wiśnie

Może się również zdarzyć tak, że będziesz musiała ograniczyć spożycie estrogenów, a zwiększyć androgenów. Testosteron zapewnia ci energię i przyrost masy mięśniowej. Pogrubia skórę i ujędrnia ją. Poza tym wiele dolegliwości leczy się poprzez zahamowanie produkcji estrogenów, np. nowotwory piersi, PMS, włókniaki i torbiele jajników. Zapamiętaj, że organizm przemienia androgeny w estrogen, a spożywając pokarmy z poniższej listy, regulujesz naturalną produkcję estrogenu.

Ananas
Brokuł
Cebula
Dynia
Figi
Groszek
Gryka
Jagody
Kapusta
Kukurydza
Melon
Owoce cytrusowe
Winogrona
Zielona fasolka

Odmładzające pokarmy

Z tego rozdziału dowiedziałaś się, jak wykorzystywać odmładzające właściwości jedzenia. Chciałbym to podsumować, dając ci listę produktów o najsilniejszym działaniu anti-aging. Powinnaś przepisać ją, powiesić np. na lodówce i zabierać ze sobą na zakupy. Wprowadzenie tych produktów do twojego jadłospisu rozjaśni skórę, doda ci energii, wzmocni i sprawi, że organizm będzie pracował jak dobrze serwisowana maszyna.

Awokado: bogate źródło jednonasyconych kwasów tłuszczowych i biotyny, które są niezbędne dla zdrowia skóry.

Chude mięso wołowe: dobre źródło protein i żelaza, ale pamiętaj, by spożywać je w umiarkowanej ilości.

Ciecierzyca: ma prawdziwie odmładzającą moc. Zawiera dużą ilość białka i błonnika oraz kwercytynę, która charakteryzuje się działaniem przeciwzapalnym. Magnez i miedź wspierają metabolizm komórkowy.

Ciemna czekolada: resweratrol i flawonole poprawiają krążenie i wspierają ochronę przed uszkodzeniami słonecznymi.

Cynk, miedź, selen: składniki mineralne odgrywające istotną rolę w produkcji kolagenu. Cynk wzmacnia też system odpornościowy. Do ich źródeł zaliczamy mięso kurczaka, chudą wołowinę, orzechy włoskie i ciecierzycę.

Dorsz: oprócz kwasów omega-3 mięso tej ryby zawiera także selen, który chroni skórę przed uszkodzeniem słonecznym.

Dziki łosoś: ważny produkt przeciwstarzeniowy, pełen kwasów omega-3, które poprawiają funkcjonowanie mózgu i zmniejszają nasilenie procesów zapalnych.

Gujawa: to owoc bardzo bogaty w witaminę C, będącą antyoksydantem zwiększającym produkcję kolagenu.

Jagody: pełne antyoksydantów, które neutralizują wolne rodniki, a także wspomagają produkcję kolagenu. Im jagody są ciemniejsze, tym wyższym stężeniem witaminy C i E się charakteryzują.

Jaja: są świetnym źródłem białka i zawierają żelazo oraz biotynę, które sprawiają, że włosy i skóra mają odpowiednią gęstość i zdrowo wyglądają. Aby uniknąć problemów z cholesterolem, zjadaj głównie białka.

Kiwi: błonnik, roślinne składniki odżywcze, kwas foliowy, witamina C i E, wapń, miedź, żelazo, magnez, potas i cynk sprawiają, że kiwi jest prawdziwym bohaterem wśród owoców

Mango: owoc bogaty w witaminę C, która pomaga przywrócić zasadowy odczyn organizmu, poprawia trawienie, normalizuje poziom insuliny i wzmacnia układ odpornościowy. Dodatkowo, obecna w mango w sporych ilościach witamina E jest korzystna dla skóry.

Marchewka: świetne źródło witaminy A, która jest istotna dla zdrowia skóry. Obecne w niej beta-karoten i likopen chronią skórę przed promieniami słonecznymi i biorą udział w procesach naprawy uszkodzonych komórek. Marchew ma wysoki indeks glikemiczny, a więc nie spożywaj jej zbyt często.

Melon: zawiera dużo wody. Jest to jednak owoc o wysokim indeksie glikemicznym, dlatego nie jedz go zbyt często.

Morskie wodorosty: morskie rośliny zawierają duże ilości witaminy C i E, które zapobiegają uszkodzeniom lipidów ochronnej bariery skóry.

Ogórki: zawierają dużo wody, która ma świetny wpływ na skórę. Dodatkowo obecna w ich skórce krzemionka zwiększa produkcję kolagenu, dlatego kupuj ogórki, które nie zostały nawoskowane.

Orzechy brazylijskie: bogate w selen, a więc składnik mineralny, który naprawia uszkodzenia komórkowe i spowalnia procesy starzenia się skóry.

Orzechy włoskie: są bogate w kwasy omega-3. Dzięki właściwościom przeciwzapalnym przynoszą ulgę w takich chorobach, jak egzema.

Pełne ziarna: zawierają mnóstwo błonnika, dzięki czemu pomagają utrzymać poziom cukru we krwi na stałym poziomie i zmniejszają glikację.

Pestki słonecznika: zawierają fitoestrogeny linginowe, które chronią kolagen przed zniszczeniami i wzmacniają lipidy bariery skórnej.

Pomidory: oprócz antyoksydantów zawierają też likopen, który chroni skórę przed działaniem UV. Spożywaj je jednak w umiarkowanych ilościach, ponieważ zakwaszają organizm.

Sałata rzymska: ma dużo witaminy A, która rewitalizuje skórę, przyspieszając cykl przemiany komórkowej.

Sardynki: mają dużo kwasów omega-3, które symulują wzrost włosów i nadają im połysk.

Seler: zawiera dużo wody, która korzystnie wpływa na skórę.

Słodkie ziemniaki: zawartość beta-karotenu sprawia, że warzywa te są silnym antyoksydantem i dobrym źródłem witaminy A.

Szpinak: zawiera duże ilości witaminy B_9, która wspomaga produkcję i utrzymanie nowych komórek, a także witaminę C, której organizm potrzebuje do produkcji sebum zapewniającego skórze młody wygląd. W szpinaku znajduje się również luteina, która wspiera zdrowie oczu.

Warzywa kapustne (bok choy, brokuły, brukselka, kapusta, kalafior i jarmuż): chronią przed nowotworami i zmniejszają stres oksydacyjny. Zawierają dużo antyoksydantów i niewielkie ilości kwasów omega-3.

Ziarna granatu: są bogate w kwas elagowy i taniny, które zwalczają wolne rodniki.

Celowo nie podaję ci żadnego ustalonego planu odżywiania, ponieważ rzadko udaje się na stałe wprowadzić go w życie. Możesz przestrzegać rygorystycznej diety przez 2 tygodnie i czuć się świetnie. Jednak kiedy zostaniesz już pozostawiona sama sobie, stopniowo powrócisz do niezdrowych nawyków. Chciałbym przekazać ci informacje, których potrzebujesz, aby stworzyć odmładzającą strategię odżywiania, która będzie dobrze działać.

Jeśli musisz, śledź – w telefonie, laptopie czy w notatniku – listę kalorii i zawartości białka w spożywanych pokarmach. Interaktywne kalkulatory pozwolą ci łatwo ocenić odżywcze właściwości posiłków. Sprawdzaj je, żeby stwierdzić, czy przyjmujesz we właściwych proporcjach białka, złożone węglowodany i zdrowe tłuszcze.

Na zakończenie tego rozdziału muszę ponownie przyznać, że nikt nie jest doskonały. Możesz od czasu do czasu zjeść kawałek urodzinowego tortu, pizzy czy cheeseburgera – zarówno teraz, jak i w przyszłości. Poczucie pozbawiania się czegoś wcale nie wpływa na nas dobrze. Pilnuj tylko, aby nie zbaczać z drogi codziennie. Mój ostatni dietetyczny wybryk sporo mnie nauczył. Byliśmy z żoną na lotnisku LEX w Los Angeles i czekaliśmy na samolot. Okazało się, że jest tam świetna meksykańska restauracja, której nie potrafiłem się oprzeć. Spałaszowałem tostadę, która była wyborna, ale następnego dnia obudziłem się z opuchniętymi oczami i wzdętym brzuchem. Kilka minut przyjemności nie było warte tego, co mnie spotkało. Fizyczna reakcja mojego organizmu pokazała, że podjąłem dobrą decyzję, zmieniając wcześniejsze nawyki żywieniowe. Tak bardzo przywykłem do zdrowego, czystego jedzenia, że spora dawka prostych węglowodanów i niezdrowego tłuszczu była dla mnie wielkim szokiem. Przekaz był jasny: mój organizm pracuje lepiej, kiedy dobrze się odżywiam. I wcale nie twierdzę, że za jakiś czas znowu nie ulegnę pokusie, ale wiem już, co jest dla mnie naprawdę dobre.

Końcową fazą triady odmładzającego stylu życia Lancera są ćwiczenia, które poprawiają krążenie, zapobiegają utracie masy mięśniowej i stymulują przemianę komórkową. Nie proszę cię wcale o to, żebyś stała się fanatyczką sportu. Jeśli wprowadzisz do swojego życia umiarkowaną aktywność fizyczną i będziesz ruszać się przez większość dni w tygodniu, zobaczysz i poczujesz dużą różnicę. I zapewniam cię, że rezultaty pojawią się od razu. Następny rozdział zmotywuje cię do ruszenia się z kanapy i pokonania starzenia się.

12

RUSZ W STRONĘ MŁODOŚCI

Zwiększenie aktywności fizycznej to jedna z najważniejszych rzeczy, którą możesz zrobić, aby dobrze się starzeć i zachować zdrowie. Niestety wśród nas jest wciąż wielu amatorów siedzącego trybu życia. Centrum Nadzoru Chorób alarmuje, że ponad 60% Amerykanów nie uprawia regularnie sportu, a tylko 15% populacji deklaruje większy wysiłek – na tyle intensywny, że serce zaczyna bić szybciej, a oddech staje się cięższy – przez 20 minut lub więcej, trzy razy w tygodniu. Ten brak aktywności fizycznej jest przyczyną kryzysu zdrowotnego w USA i na całym świecie – starzejemy się i od środka, i na zewnątrz.

Niektórzy naukowcy uważają, że brak aktywności powinien być uważany za chorobę. Zobacz, co gwarantuje przejście 10 000 kroków dziennie:

- zmniejsza ryzyko zawału serca o 90% (wg American Heart Association),
- obniża zachorowalność na różne typy nowotworów o 30–70% (wg American Cancer Association),

- zmniejsza zapadalność na cukrzycę typu II o 50% (wg American Diabetes Association),
- obniża liczbę udarów o 70% (wg American Heart Association).

Odmładzające efekty ćwiczeń obejmują nie tylko wzmocnienie mięśni, ale także lepsze działanie układu sercowo-naczyniowego i utratę wagi. Ruch jest korzystny dla każdej pojedynczej komórki ciała. W ostatnich badaniach porównano jakość telomerów u kobiet i mężczyzn (młodych i w średnim wieku), którzy prowadzą siedzący tryb życia oraz u zawodowych biegaczy w tym samym wieku. Już na pierwszy rzut oka pomiędzy grupami w średnim wieku dostrzegalna była ogromna różnica. Bardzo aktywne osoby wyglądały znacznie młodziej niż ich nieaktywni rówieśnicy. Zgłębiając temat, naukowcy zmierzyli długość telomerów osób w średnim wieku i okazało się, że u starszych, mało aktywnych osób są one średnio o 40% krótsze niż u młodych stroniących od ruchu. Starsi biegacze mieli uderzająco młode telomery, krótsze tylko o 10% od młodych biegaczy. Tak naprawdę ich utrata u starszych, ale aktywnych osób została zmniejszona prawie o 75%!

Jeśli do założenia sportowych butów lub rozwinięcia maty do jogi nie motywują cię liczby, to psychologiczne i odmładzające efekty ćwiczeń powinny ci uzmysłowić, że aktywność fizyczna musi stać się częścią twojego życia, jeśli naprawdę chcesz się czuć i wyglądać młodziej. Zaledwie pół godziny umiarkowanego wysiłku fizycznego kilka razy w tygodniu będzie miało znaczący wpływ na twój umysł i ciało.

Ćwiczenia uwalniające od stresu

Kiedy emocje stale wyzwalają odpowiedź na stres, rozwijają się problemy metaboliczne, których efektem jest otyłość brzuszna (centralna), nadciśnienie oraz wysoki poziom cholesterolu i trójglicerydów, a także dysfunkcja ścian komórkowych. Kortyzol i inne uboczne produkty reakcji na stres krążą po organizmie, aż w końcu osiągają stężenie krytyczne. Ćwiczenia zużywają energię wytwarzaną w czasie odpowiedzi na zagrożenie („walcz lub giń"), przywracając organizmowi równowagę. Przerywają niekorzystny łańcuch, wysyłając do mózgu wiadomość, że kortyzol został już wykorzystany. Zastanów się również przez chwilę nad dodatkowymi, mentalnymi korzyściami związanymi z aktywnością fizyczną, o których możesz przeczytać dalej. Ćwiczenia pomagają pozbyć się negatywnej energii, takiej jak wrogość czy gniew. Jeśli zmęczysz się fizycznie, uwolnisz negatywne emocje w zdrowy sposób. Aktywność wspiera długi i regenerujący sen. Umiarkowany wysiłek fizyczny, na 3 godziny przed położeniem się do łóżka, pomoże ci się zrelaksować i lepiej wyspać. Ćwiczenia relaksują mięśnie, które napinają się na skutek stresu. Spięte mięśnie tracą swój tonus, ale aktywność pomaga im w uwolnieniu zmagazynowanej energii i wrócić do normalnego stanu spoczynku. Dotyczy to nie tylko nóg, pleców czy ramion, ale także twarzy. Jeśli regularnie rozluźniasz mięśnie, masz szansę nawet na uniknięcie powstawania zmarszczek mimicznych.

- Ruch poprawia nastrój.
- Ćwiczenia wspierają produkcję serotoniny i noradrenaliny, a także synchronizują wpływające na nastrój chemiczne substancje wydzielane przez mózg.
- Aktywność fizyczna stymuluje powstawanie endorfin, czyli naturalnych dopalaczy.
- W czasie ćwiczeń wzrasta poziom testosteronu i HGF (ludzkiego hormonu wzrostu), co powoduje zwiększenie popędu płciowego i rozbudowę tkanki mięśniowej.

Odpowiednia dawka ćwiczeń jest idealnym sposobem na zredukowanie stresu, a pokonanie go ma przecież kluczowe znaczenie w walce ze starzeniem się.

Ćwiczenia a skóra

Jeśli chcesz mieć promienną skórę, musisz się ruszać. Aktywność fizyczna poprawia krążenie krwi, która dostarcza cerze więcej składników odżywczych i tlenu, co znacznie poprawia jej kondycję. Przyspiesza także tempo odnowy komórek i naturalnie zwiększa produkcję kolagenu. Oprócz utrzymywania skóry w dobrym stanie, podwyższony przepływ krwi pomaga organizmowi w wyeliminowaniu ubocznych produktów przemiany materii – włączając w to wolne rodniki z pracujących komórek – i w usuwaniu odpadów komórkowych. W czasie ćwiczeń pobudzony zostaje również system immunologiczny, który zwiększa produkcję białych krwinek walczących z bakteriami, neutrofili oraz komórek NK (naturalnych zabójców). Poprzez obniżanie poziomu hormonów stresu ruch pomaga również w kontrolowaniu procesów zapalnych, jednocześnie wspierając niszczenie wolnych rodników.

Jeśli ćwiczysz tak intensywnie, że się pocisz, eliminujesz z ciała sód i zanieczyszczenia, które mogą zatykać pory. Kiedy mięśnie kurczą się podczas aktywności fizycznej, uciskają węzły limfatyczne (chłonne), pomagając im w usuwaniu szkodliwych produktów przemiany materii, które zanieczyszczają organizm. Od momentu narodzin do osiągnięcia 30. roku życia twoje mięśnie rosną i stają się silniejsze. W pewnym momencie (zwykle ok. 30. roku życia) proces ten odwraca się i zaczynasz tracić masę mięśniową. Zjawisko to nasila się w okolicy 60. roku życia. Osoby nieaktywne tracą aż 3–5% masy mięśniowej na każde 10 lat po 30. urodzinach. Zmniejszenie się masy mięśniowej nasila proces starzenia się i powoduje wiele różnych komplikacji zdrowotnych.

Mięśnie są najbardziej aktywną metaboliczne tkanką naszych ciał. Kiedy ich masa się zmniejsza, zwalnia też metabolizm. Utrata masy mięśniowej oznacza redukcję siły, wytrzymałości i giętkości. A kiedy do tego dochodzi, ludzie męczą się znacznie szybciej niż wcześniej. Ćwiczenia przywracają równowagę metaboliczną organizmu i zapobiegną utracie mięśni.

Poza tym ćwiczenie mięśni ujędrnia też skórę. Im bardziej stonowane są mięśnie, tym stanowią lepsze wsparcie dla skóry, która dzięki temu wygląda zdrowiej. Kiedy tracisz masę mięśniową, twoja skóra staje się obwisła i pomarszczona. Ponieważ umiarkowana aktywność uwalnia od stresu i obniża poziom kortyzolu, gruczoły łojowe nie są już nadmiernie stymulowane i produkują mniej łoju. To dobra wiadomość dla osób z trądzikiem.

Odpowiednia ilość ćwiczeń

Po wyjaśnieniu, jak wiele dobrego mogą zdziałać ćwiczenia fizyczne, muszę cię ostrzec, że mogą także niszczyć skórę. Nawet jeśli ćwiczysz na zewnątrz, zwiększając tym samym swoją ekspozycję na promieniowanie UV, nigdy nie doradzałbym ci porzucenia aktywnego życia, które tak uwielbiasz. Jeśli ruszasz się na powietrzu, musisz po prostu podwoić, a nawet potroić, ochronę przeciwsłoneczną. Zawsze noś nakrycie głowy i strój do ćwiczeń z wbudowanym filtrem UV.

Intensywny wysiłek stresuje ciało i wyzwala tę taką samą kaskadę hormonalną co prawdziwy stres. Kiedy się męczysz, twoje ciało produkuje większe ilości wolnych rodników, które postarzają skórę.

Może ci się wydawać, że przeczę zdrowemu rozsądkowi, kiedy mówię, że nie możesz się przeciążać. Osobiście codziennie ćwiczę na elektronicznej bieżni, ustawiając ją na bardzo umiarkowane tempo – około 5,5 km/godz. Po przebiegnięciu 3 km zatrzymuję się. Jestem zwolennikiem umiarkowanej aktywności. Stretching, joga, pilates, szybki marsz i rozsądne ćwiczenia oporowe są dobre dla skóry, ponieważ poprawiają krążenie, ale nie popychają metabolizmu do ekstremum wywołującego stres oksydacyjny. Umiarkowana aktywność pomoże ci zredukować napięcie i stany zapalne.

Kilka uwag

Jeśli zwykle nosisz makijaż, zmyj go przed rozpoczęciem ćwiczeń. Nie pozwól, żeby kolorowe kosmetyki wymieszały się z potem oraz łojem i zapchały pory. Jeśli masz skłonność do trądziku różowatego, uważaj również na zbyt duży wzrost temperatury ciała. Dodatkowo pamiętaj, że ćwiczenia aerobowe, które zwiększają cyrkulację krwi, nie są dla ciebie najlepszym rozwiązaniem. Rozszerzone naczynia krwionośne powodują rumień i powstawianie zmian. Dobrym pomysłem jest ćwiczenie w chłodnym otoczeniu, np. na basenie. Nie zapominaj jednak, że chlor bardzo wysusza skórę, którą później trzeba dobrze odżywić. Jeśli problemy skórne pojawiają się w określonych miejscach, po zakończeniu ćwiczeń zastosuj na nie chłodne kompresy.

Jeżeli chorujesz na egzemę lub łuszczycę, po dużym wysiłku mogą się pojawić zmiany zapalne. Zawarta w pocie sól podrażnia skórę. Nawilżaj cerę, zanim zaczniesz ćwiczyć, aby ochronić ją przed działaniem potu. Nakładaj preparat w załamaniach skóry – na przedramionach, nogach i w pachwinach, ponieważ w tych zagięciach może się gromadzić pot.

Oczywiście jeśli ćwiczysz na zewnątrz, musisz obficie posmarować się kremem z filtrem ochronnym. Pocenie się zwiększa ryzyko poparzenia słonecznego. Kiedy się pocisz, już 40% mniej promieni UV wystarcza, aby skóra uległa poparzeniu. Możesz zastosować beztłuszczowy krem z filtrem, który nie wywołuje pieczenia oczu. Podczas ćwiczeń musisz również uważać na trądzik mechaniczny, który powstaje na skutek ocierania skóry. Dobrym rozwiązaniem jest zakładanie na trening ubrań wchłaniających pot.

Po ćwiczeniach zawsze bierz prysznic, aby zmyć mieszankę potu i łoju, która może zapychać pory.

Ruszaj się

Łatwo jest zawyżać ilość wykonywanych ćwiczeń i zaniżać ilość przyjmowanych kalorii. Zawsze znajdzie się mnóstwo powodów, aby nie ćwiczyć – zaczynając od braku czasu. Możesz wmawiać sobie, że jesteś za stara, zbyt zmęczona lub nie masz formy. Możesz nie chcieć wydawać pieniędzy na siłownię albo wstydzić się do niej pójść. Niewykluczone, że będziesz się zniechęcać, jeszcze zanim zaczniesz ćwiczyć, zakładając, że i tak nie będziesz trzymać się planu. Zamiast tego pomyśl jednak, ile więcej będziesz w stanie zrobić i jak poprawią się twoje relacje z rodziną i przyjaciółmi, kiedy będziesz naładowana energią.

Dobra wiadomość jest taka, że największe zmiany w zdrowiu pojawiają się, kiedy z osoby totalnie nieaktywnej zmieniasz się w amatora umiarkowanego wysiłku. Aby poprawić zdrowie i kontrolować swoją wagę, wystarczy, że wprowadzisz do swojego planu trening trwający 30–50 minut 3–4 razy w tygodniu. Nie musisz wykonywać wszystkich ćwiczeń jednocześnie. Jeśli masz mało czasu, rób 10-minutowe sesje ćwiczeniowe kilka razy w ciągu dnia.

Najtrudniej jest zacząć. Samo wykształcenie nawyku nie trwa jednak długo. Jeśli poświęcisz na ćwiczenia 20–30 minut 4–5 razy w tygodniu, zobaczysz i poczujesz różnicę już po kilku tygodniach. Twój organizm i umysł potrzebują około 8 tygodni na wytworzenie zależności pomiędzy ruchem i dobrym samopoczuciem. Kiedy tak się stanie, będziesz kojarzyć ćwiczenia z przyjemnością, a aktywność stanie się niezbędną częścią twojego życia. Pomyśl o tym w ten sposób. Ćwiczenie przez 20–30 minut to mniej niż 3% twojego dnia pracy, a zapewniam cię, że dzięki temu będziesz się czuć lepiej przez cały dzień. To naprawdę niezły zwrot z poniesionej inwestycji.

Regularne ćwiczenia nie ograniczają się do biegania, kalisteniki czy treningu z ciężarkami. Wybierz aktywność, która sprawia ci przyjemność, ponieważ dzięki temu nie stracisz motywacji. Dla uzyskania efektów odmładzających nie musisz się nadmiernie przemęczać. Wyjdź na spacer lub idź na rower na pół godziny dziennie. Możesz chodzić z przyjaciółmi na jogę, grać w koszykówkę lub tenisa, pracować w ogrodzie bądź jeździć konno. Możesz też opracować swój plan ćwiczeń, które będziesz wykonywać podczas wieczornego relaksu przed telewizorem. Twoje ciało naturalnie jest zaprogramowane na ruch, więc jeśli tylko je uaktywnisz, poczujesz się i będziesz wyglądać dużo lepiej.

Zalecam zarezerwowanie sobie ustalonego czasu na ćwiczenia, w przeciwnym razie może się zdarzyć tak, że w nieskończoność będziesz przekładała trening lub wręcz go omijała. Wielu moich pacjentów decyduje się na ćwiczenia z trenerem, co niestety jest kosztowne, ale gwarantuje im, że nie zrezygnują za spotkania, za które płacą. Każdy z nas potrzebuje innej motywacji. Nie ma powodu, dla którego nie mogłabyś umówić się na ćwiczenia sama ze sobą i nie dotrzymać takiej obietnicy. Traktuj swój czas na aktywność priorytetowo. Niezależnie od tego, czy wstajesz pół godziny wcześniej, by zacząć dobrze dzień, zacznij ćwiczyć zaraz po tym, jak dzieci wyjdą do szkoły; jeśli możesz, przerwij na kilka chwil pracę lub wpadnij gdzieś poćwiczyć zaraz po wyjściu z niej, aby dobrze zakończyć tę część dnia. Po prostu znajdź czas, by zrobić coś dobrego dla siebie.

Jeśli chcesz spalić tłuszcz, najefektywniejsze będą treningi długie i wolne. Pamiętaj, że im intensywniej ćwiczysz, tym krócej jesteś w ruchu. Na przykład kwadrans odśnieżania jest porównywalnym wysiłkiem z przejściem 3 km w ciągu pół godziny. Poniżej znajdziesz kilka przykładów umiarkowanych i bardziej intensywnych ćwiczeń.

Umiarkowane ćwiczenia: pchanie wózka przez dwa kilometry w 30 minut; szybki marsz w tempie 4,5–6 km/godz.; pływanie kajakiem jedno- lub dwuosobowym, wiosłowanie, pływanie; jazda na rowerze z prędkością mniejszą niż 16 km/godz.; intensywny taniec; gra w golfa i noszenie kijów; grabienie liści; jazda na nartach; kalistenika; aerobik; hatha joga; pilates; aerobik z tańcem; praca przy podnoszeniu niewielkich ciężarów; szybki chód.

Energiczne ćwiczenia: wspinaczka górska; rąbanie drewna; spinning; jogging z prędkością 9 km/godz.; surfing; skakanie na skakance; gra w tenisa (singiel), gra w squasha; wędrówki; łyżwiarstwo lub jazda na rolkach; narciarstwo biegowe; boks; jazda rowerem z prędkością ponad 16 km/godz.; chodzenie w rakietach śnieżnych; kickboxing; piłka nożna; gra w hokeja; koszykówka; szybki marsz pod górę z obciążeniem.

Nie musisz zawsze wykonywać tych samych ćwiczeń. Jeśli zaczynasz się nudzić, po prostu coś zmień.

Rozwijaj swój program stopniowo. W zależności od kondycji, być może na początku wystarczy ci 5 minut ruchu raz lub dwa razy dziennie. Możesz też zacząć od 10-minutowego marszu trzy razy w tygodniu. W każdym kolejnym tygodniu dodawaj jednak po kilka minut, aż osiągniesz wspomniane 30–40 minut. Kiedy już poprawisz formę, będziesz chciała podejmować kolejne wyzwania, ale zbyt duża aktywność na początku może podkopać twoje wysiłki. Nie ma powodu, abyś przesadzała. Masz całe życie na poprawę swoich wyników.

Ćwicząc, zwiększasz przepływ krwi przez wszystkie narządy, co poprawia metabolizm, wspomaga przepływ limfy i eliminację toksyn. Twoim celem jest utrzymanie masy mięśniowej i gęstości kości oraz obniżenie wskaźnika BMI. Stretching, pilates, ćwiczenia kardio, które podnoszą tętno, oraz ćwiczenia oporowe pomogą ci osiągnąć te cele. Poprosiłem moich dwóch pacjentów, którzy są specjalistami w tym zakresie, aby stworzyli proste zestawy ćwiczeń. Możesz je wykonywać gdziekolwiek i nie potrzebujesz do nich żadnego specjalnego sprzętu. Wystarczy, że masz dobrą wolę.

Podstawowy trening pilates

Debi Monahan zaczęła swoją karierę aktorską na scenie Broadwayu, a później pracowała w branży filmowej i telewizyjnej. Obecnie jest jedną z czołowych trenerek pilatesu, która ćwiczy z wieloma znanymi modelkami i celebrytkami. Zawsze kiedy przychodzi na wizytę, mój zespół chce się dowiedzieć, w jaki sposób utrzymuje tak świetną sylwetkę. Jej energia i entuzjazm są zaraźliwe. Była tak miła, że opracowała kilka podstawowych ćwiczeń, aby pomóc ci popracować nad wzmocnieniem, ukształtowaniem i elastycznością mięśni. Poniższy tekst to przygotowane przez Debbie wprowadzenie do pilatesu.

Pilates, metoda ćwiczenia ciała opracowana przez Josepha H. Pilatesa, to unikalny system ćwiczeń wzmacniających i rozciągających, zaprojektowanych tak, aby wydłużały i tonizowały ciało. Integracja precyzyjnej kontroli mięśni, jedna z fundamentalnych zasad tej metody, została opracowana po to, aby pomóc osiągnąć dobry wygląd i samopoczucie, a także poprawić jakość życia. Pilates nie tylko zwiększa siłę fizyczną, elastyczność, koordynację, zwinność i wytrzymałość, ale też zmniejsza stres, niweluje napięcie, polepsza skupienie i krążenie. Codzienne wykonywanie kilku ćwiczeń na macie odmłodzi cię fizycznie i mentalnie. Joseph Pilates wierzył w mądrzejszą, a nie dłuższą pracę – cel, który dobrze pasuje do pełnego zajęć życia.

Te podstawowe ćwiczenia można wykonywać gdziekolwiek, choćby w domu lub w biurze. Aby uniknąć urazu i zapewnić ciału dobre rezultaty, nie wolno zapominać o maksymalnej kontroli w czasie ćwiczeń. To jakość wykonywanych ruchów jest gwarancją rezultatów. Jeśli doświadczasz dyskomfortu i napięcia w jakimś obszarze ciała, zatrzymaj się. Upewnij się, że pracujesz właściwymi mięśniami i spróbuj raz jeszcze. Gdy dyskomfort nie ustępuje, przejdź do kolejnego ćwiczenia. Miej na uwadze, że twoja siła i kontrola będą zwiększały się wraz z upływem czasu i rosnącym doświadczeniem. Poza tym pewne ćwiczenia mogą nie być dopasowane do twojego ciała. Kieruj się zdrowym rozsądkiem i przede wszystkim słuchaj swojego organizmu. Zanim zastosujesz jakikolwiek program ćwiczeń, proponuję ci konsultację z lekarzem.

Oddychanie

W pilatesie stosuje się technikę oddychania zwaną oddychaniem bocznym. Polega ona na rozszerzaniu żeber na boki z każdym oddechem i utrzymywaniu stałego napięcia głębokich mięśni brzucha, co jest bardzo istotne dla optymalnej wydajności i ochrony ciała. Metoda Lancera ma na celu pobudzenie układu krążenia i natlenienie krwi.

Precyzja

To klucz do sukcesu. Im większa będzie twoja precyzja, tym lepsze efekty ćwiczeń uzyskasz. Zaczynaj powoli. Bądź skupiona i kontroluj swoje ciało.

Siłą napędowa

Twoim rdzeniem jest duża grupa głównych mięśni – brzucha, dolnej części pleców, bioder i pośladków – to one tworzą centrum twojego ciała, a pilates jest dla niego świetnym źródłem energii. Cała energia dla ruchów pilatesu pochodzi właśnie stąd. Wyobraź sobie rozciąganie górnej części ciała bez udziału bioder – tak jakbyś była uwięziona w gorsecie. To równoczesne rozciąganie i przytrzymywanie automatycznie angażuje mięśnie centrum i chroni dolną część pleców.

Pamiętaj: Jakość wykonywanych ruchów zapewnia najlepsze rezultaty. Ćwicz powoli, z dużą kontrolą i płynnością. Zaangażuj odpowiednie mięśnie i oddychaj. Jeśli boli cię szyja lub dolna część pleców, przerwij ćwiczenie.

Sprzęt

Mata do jogi lub pilatesu

Rolowanie

Ten ruch rozciąga i wzmacnia kręgosłup i brzuch oraz poprawia postawę.

1. Połóż się na plecach i wyciągnij się – ręce wyciągnij nad głową, złącz i wyprostuj nogi. Napnij mięśnie pośladków i ściśnij wewnętrzną część tyłów ud.

2. Zrób wdech, wciągając brzuch, i podnieś ręce do góry, kierując je wprost do sufitu. Kontynuuj ruch do przodu.

3. Kiedy ręce miną klatkę piersiową zacznij się rolować – zbliżając brodę do klatki piersiowej, podnoś głowę i ramiona z maty. Skup się na wciąganiu brzucha. Wykorzystaj opór podłogi i zroluj kręgosłup, zaznaczając każdy jego segment, kręg po kręgu, cały czas utrzymując wygięcie kręgosłupa na kształt litery C i rozluźnioną dolną część ciała.

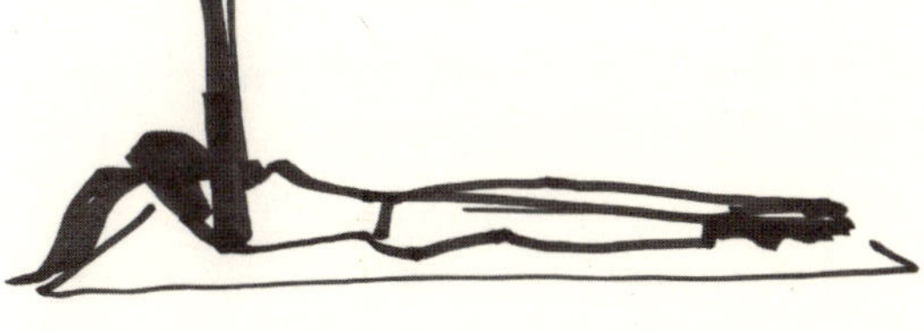

Pamiętaj: Nie roluj kręgosłupa z użyciem szyi lub ramion. Podczas wyginania kręgosłupa w górę i w dół utrzymuj ciężar głowy z przodu z podbródkiem przytkniętym do klatki piersiowej. Głowa musi podążać za naturalnym wygięciem kręgosłupa. Jeśli odchylisz ją, rolując kręgosłup, możesz doznać kontuzji szyi. Ten ruch powinien przychodzić bez wysiłku, a krzywizna ciała nie powinna się zmieniać.

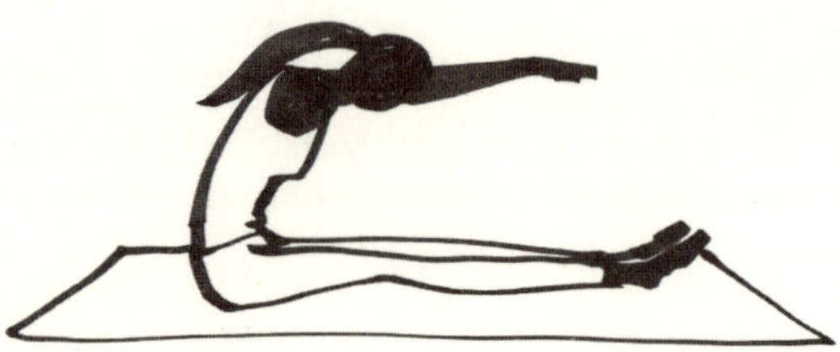

4. Zrób wydech. Kontynuuj zwijanie klatki piersiowej nad żebrami, a następnie żeber nad biodrami. Staraj się podnieść biodra i uda, kiedy przechodzisz do pozycji siedzącej. Wydychaj powietrze, posuwając się do przodu, przyciągając pępek jak najbliżej do kręgosłupa (wciągając brzuch). Dłońmi staraj sie dosięgnąć palców u stóp.

5. Weź wdech. Odginaj plecy, rolując je w drugą stronę, aż ich dolna część dotknie maty. Ponownie ściśnij pośladki i wewnętrzną część ud dla zachowania stabilności podczas kładzenia się na plecach. Powinnaś mieć delikatnie podwiniętą kość ogonową i napięte mięśnie brzucha. Kiedy górna część twoich pleców dotknie maty, opuść głowę i ułóż ramiona w pozycji wyjściowej.

Powtórz całe ćwiczenie 3–5 razy. Wykonuj sekwencję ruchów powoli, zachowując pełną kontrolę i angażując mięśnie całego ciała.

Modyfikacja

Jeśli nie jesteś w stanie dojść do pozycji siedzącej, spróbuj zmodyfikować ćwiczenie.

1. Połóż się na podłodze na plecach, ze stopami opartymi płasko na podłożu i z ugiętymi kolanami. Połóż dłonie pod dolną częścią ud, aby zapewnić sobie wsparcie podczas podnoszenia się do góry. Dzięki temu będzie ci łatwiej unieść górną część ciała. Podnosząc się z maty i siadając, utrzymuj wygięcie kręgosłupa w kształt litery C.

2. W pozycji siedzącej z dłońmi znajdującymi się nad biodrami utrzymuj wygięcie w kształt litery C, wydłużając nogi i ręce równolegle do podłoża. Rozciągaj się tak mocno, jak tylko możesz przy zachowaniu komfortu, a podczas wydechu rozciągaj mięśnie pleców i nóg.

3. Kładąc się z powrotem na matę, ponownie zegnij kolana, a dłonie dla wsparcia połóż pod udami.

4. Możesz też skrócić zakres ruchu, zatrzymując się w pozycji siedzącej na wprost.

Setka

To ćwiczenie oddechowe i mięśni brzucha, którego celem jest poprawa cyrkulacji krwi oraz rozgrzanie ciała. Setka jest jedną z kluczowych dla brzucha metod pilatesu, stymulującą wewnętrzne centrum energii.

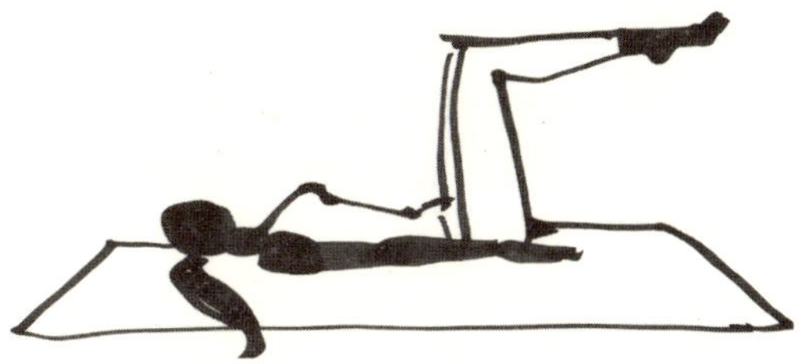

1. Zacznij od leżenia na plecach z kolanami i biodrami zgiętymi pod kątem 90° (pozycja stolika), a rękoma leżącymi na ziemi wzdłuż ciała.

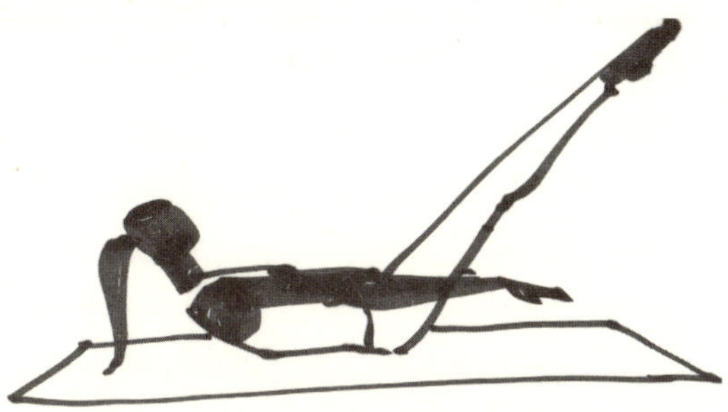

2. Zrób wydech, wciągnij brzuch i unieś górną część kręgosłupa, wyciągając ramiona na wprost, lekko nad powierzchnią maty. Wyprostuj i wydłuż nogi (aż osiągną kąt 45–60° lub dogodną dla ciebie wysokość). Utrzymuj nogi na poziomie, przy którym czujesz napięcie brzucha, a równocześnie zachowujesz kontrolę położenia nóg i plecy przylegają do maty. Im wyżej są twoje nogi, tym mniejszym wyzwaniem jest ćwiczenie. Pamiętaj, że siła mięśni i zdolność ich kontrolowania wzrasta z czasem. Możesz zacząć ze stopami na podłodze lub nogami w pozycji stolika, zwiększając wymagania względem mięśni brzucha. Z czasem możesz obniżać nogi w kierunku podłogi. Skupiaj się na utrzymaniu napięcia mięśni brzucha tak, aby dolna część pleców przylegała do maty.

3. Zacznij wykonywać rękami ruch pompujący w dół, a potem go góry. W ciągu 5 ruchów wdychaj powietrze, a przez kolejnych 5 ruchów wykonuj wydech. Oddychając, staraj się wydłużać ręce. Upewnij się, że ruszasz całymi rękami, a nie tylko dłońmi w nadgarstkach.

4. Utrzymaj pozycję, pompując rękami i oddychając, aż dojdziesz do 100 powtórzeń (o ile jesteś w stanie utrzymać w tym czasie dobrą formę). Ściskanie pośladków i wewnętrznej części ud pomoże ci zachować stabilność. Łopatki przyciskaj do ziemi, utrzymując ramiona daleko od uszu.

Pamiętaj: Jeśli boli cię szyja, obniż głowę i kark, układając je na macie, i spróbuj jeszcze raz. Upewnij się, że nie podciągasz do góry samej szyi.

Modyfikacja

Jeśli ciężko ci utrzymać stabilność – mówiąc inaczej, kiedy nie możesz utrzymać stałej pozycji wygięcia kręgosłupa (napinanie mięśni brzucha podczas ćwiczenia i wciskanie dolnej części pleców w matę) w czasie, gdy twoje nogi są nad podłogą, a szyja i ramiona są rozluźnione – wypróbuj poniższą modyfikację i powoli wprowadzaj docelową pozycję nóg.

Zamiast utrzymywać nogi pod kątem 45–60°, wyciągnij je prosto do sufitu. Możesz też je zgiąć w kolanach i położyć stopy płasko na macie.

Wariacja

Dodaj małe ćwiczenie lub zabawę z piłką – włóż ją między uda i ściskaj podczas wykonywania tego ćwiczenia.

Rozciąganie nogi

To ważne ćwiczenie stabilizujące, które wzmacnia mięśnie brzucha. Stabilność rdzeniowa oznacza bycie zdolnym do utrzymania odpowiedniej pozycji i aktywacji kręgosłupa podczas ruchu. Mówiąc inaczej, możesz utrzymać miednicę i kręgosłup w pożądanej pozycji podczas ruszania kończynami lub całym ciałem bez równoważenia tego zmianą postawy. Twoje mięśnie główne są swoistym silnikiem, który napędza ruch, ale ruchy nóg powinny być niezależne od miednicy.

Połóż się na plecach z głową i ramionami poza matą, a podbródkiem przyciśniętym do klatki piersiowej. Przyciągnij prawe kolano do klatki piersiowej. Przytrzymaj je lewą ręką, a prawą złap za kostkę. Łokcie trzymaj odsunięte od ciała. Wyprostowana noga powinna być wyciągnięta do przodu na wysokości, przy której będziesz mogła utrzymać proste plecy na macie.

Weź wdech, kiedy zaczniesz zginać wyprostowaną nogę i prostować drugą, która była wcześniej zgięta. Zrób wydech, gdy zakończysz zamianę.

Przełóż przeciwległą rękę na kolano i kostkę drugiej nogi. Pamiętaj, aby utrzymać uniesioną górną część pleców. Utrzymuj stabilność podczas wykonywania ćwiczenia z napiętym brzuchem i kręgosłupem przyciśniętym do maty. Powtórz sekwencję 5 razy na każdą nogę – łącznie wykonaj 10 powtórzeń.

Pamiętaj: Trzymaj ramiona daleko od uszu. Pozycja głowy powinna być zrównoważona z kręgosłupem.

Modyfikacja

Możesz wykonać to ćwiczenie tylko z lekko zgiętą nogą, niekoniecznie przyciśniętą do klatki piersiowej. Jeśli masz problemy z plecami, wyciągnij nogę prosto do góry w kierunku sufitu.

Wariacja

Rozciągaj nogi, trzymając obie kończyny wyprostowane. Dzięki temu dynamicznie rozciągniesz też ścięgna udowe i pogłębisz napięcie mięśni brzucha.

1. Równo oddychając, zacznij od położenia się na plecach z głową i górną częścią ramion poza matą. Wyprostuj obie nogi, kierując je ku górze, do sufitu.

2. Złap dłońmi za łydkę (lub kostkę, jeśli dosięgasz). Obniż lewą nogę w kierunku maty na taką wysokość, która pozwala ci trzymać plecy płasko na macie. Jeśli to zbyt trudne, oprzyj nogę na podłodze.

3. Zrób wydech, przyciągnij prawą nogę odrobinę bliżej do twarzy, pogłębiając napięcie brzucha. Wykonaj dwa razy ruch pulsacyjny nogą.

4. Weź wdech i jednocześnie zmień nogę. Obniż prawą w kierunku maty, a lewą zbliż do twarzy. Zmiana powinna być szybka, ale musisz w jej trakcie zachować absolutną stabilność torsu.

Kontynuuj ćwiczenie, zamieniając nogi. Powtórz sekwencję 5 razy na każdą kończynę, aż do wykonania 20 powtórzeń. Obniżanie prostej nogi wymaga silnego napięcia mięśni brzucha.

Pamiętaj: To ćwiczenie ma wiele wariantów, które są dostosowane do indywidualnych potrzeb. Jeśli na początku rozciąganie ścięgien udowych jest trudne, możesz trzymać nogi niżej – na tylnych stronach ud, jednak kolana nie powinny dotykać ziemi. Jeśli masz słabsze mięśnie brzucha, możesz zamieniać nogi pojedynczo. Kiedy nabierzesz siły, wykonuj zmianę symultanicznie.

Ćwiczenie mięśni skośnych

To ćwiczenie działa na mięśnie skośne brzucha, talię i główne mięśnie naszego ciała.

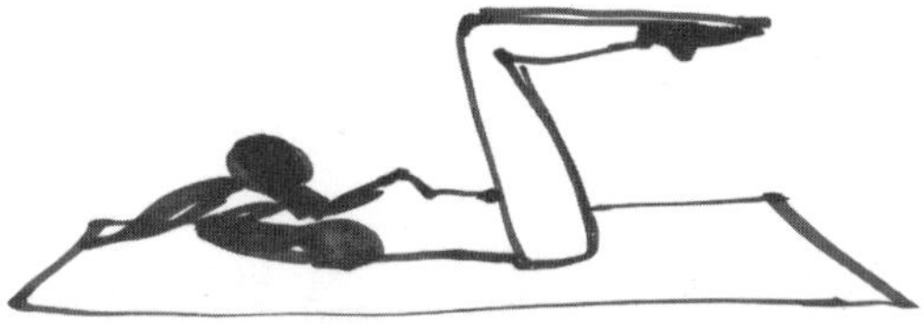

1. Połóż się na plecach z głową i ramionami uniesionymi nad matą, kolanami zgiętymi w kierunku klatki piersiowej, dłońmi ułożonymi za głową i szeroko rozłożonymi łokciami.

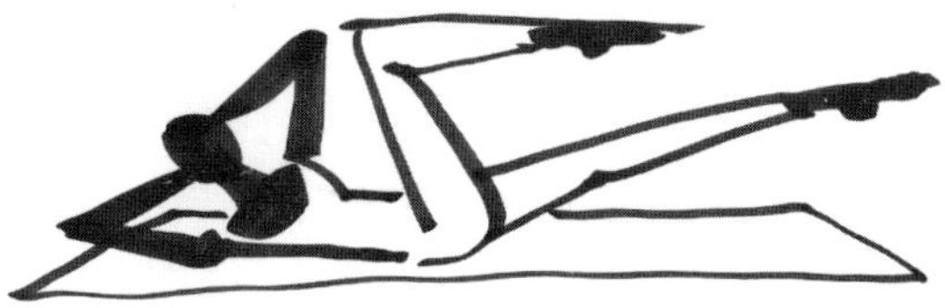

2. Zrób wydech. Wyprostuj jedną nogę, jednocześnie obracając górną część ciała w kierunku przeciwległego, zgiętego kolana.

3. Weź wdech, kiedy zaczynasz zmieniać nogi, w tym samym czasie górna część twojego tułowia powinna wrócić do pozycji wyjściowej.

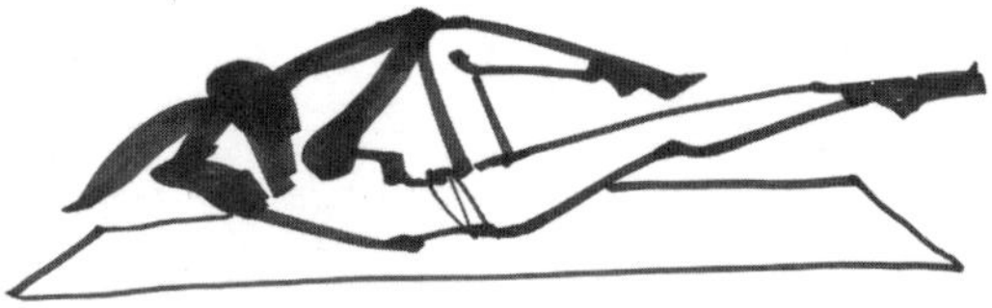

4. Podczas zamiany nóg skieruj tułów w przeciwną stronę i zrób wydech w momencie, w którym w pełni wyprostujesz jedną nogę, a zegniesz drugą. Podczas ruchu tułowia utrzymaj uniesienie nad matą. Powtórz 5–10 razy.

Pamiętaj: Podczas wykonywania tego ćwiczenia wciągaj brzuch i pępek w kierunku kręgosłupa, a utrzymaj kontakt pleców oraz miednicy z matą. Nie bujaj się od biodra do biodra podczas skręcania tułowia.

Upewnij się, że unosisz się i przekręcasz od talii, a nie ciągnąc głowę i ramiona. Ruch rotacyjny tułowia ma kluczowe znaczenie, ponieważ potęguje pracę mięśni skośnych.

Podczas wykonywania ćwiczenia łokcie powinny być rozszerzone na boki, podczas skręcania się staraj się patrzeć poza nie.

Naciąganie nogi

Rozciąganie nogi wzmacnia mięśnie brzucha, ramion, nóg i pośladków.

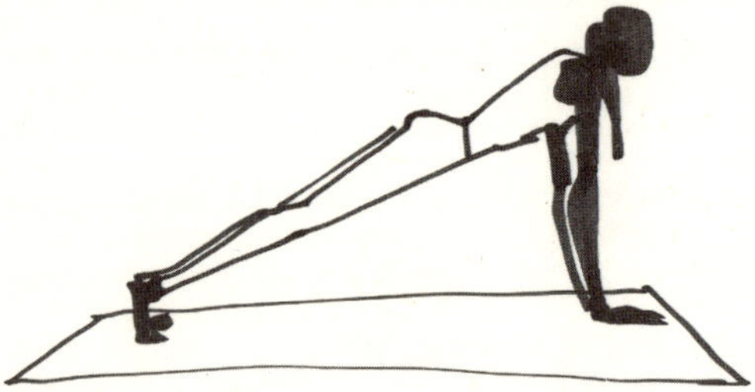

1. Zacznij od pozycji przypominającej pompkę – wesprzyj ciężar ciała na dłoniach i palcach stóp (podwiniętych) i wypchnij pięty do tyłu. Dłonie ułóż dokładnie pod ramionami. Możesz też zacząć od pozycji, w której opierasz się na kolanach, i wyciągać tylko jedną nogę. Skup się na dociskaniu ramion do maty, wypychając się z wewnętrznych części dłoni, tak aby nie obciążać samych nadgarstków.

2. Napnij pośladki i skup się na pracy brzucha, aby utrzymać stabilność w dolnej części ciała. Ciało powinno tworzyć linię prostą od czubka głowy aż do pięt.

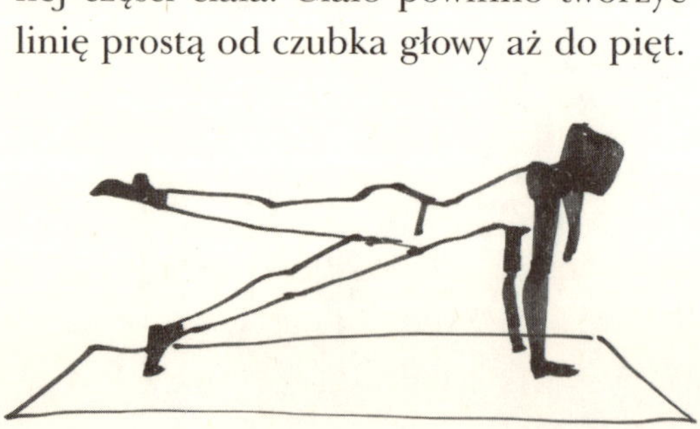

Upewnij się, że twoje plecy nie opadają. Ramiona odsuń od uszu.

3. Biorąc oddech, podnieś jedną nogę w kierunku sufitu, jednocześnie napinając pośladki. Podnosząc nogę, nie unoś biodra.

4. Wydychając powietrze, obniż nogę z powrotem na matę.

5. Weź wdech i unieś drugą nogę.

6. Podczas wydechu obniż ją na matę.

Pamiętaj: Aby zapobiec bólom pleców, utrzymuj napięcie mięśni brzucha oraz uniesioną miednicę.

Modyfikacja

Zmień pozycję deski, obniżając ramiona w kierunku maty i trzymając łokcie dokładnie pod nimi. Zamiast balansować na palcach stóp, możesz też oprzeć się na kolanach. Kolejną opcją jest utrzymywanie pozycji deski bez naprzemiennego wyciągania nóg.

Wariacja

Unieś i wydłuż prawą nogę nad matą, napnij pośladki na koniec wydłużania kończyny (utrzymując stałe zaangażowanie mięśni brzucha) i wykonaj nogą ruch pulsacyjny. Powtórz ćwiczenie 5 razy i zmień nogę. Wykonuj ruchy, zachowując skupienie i precyzję.

Skomponuj plan ćwiczeń

Gunnar Peterson jest znanym na całym świecie trenerem osobistym mieszkającym w Beverly Hills, który przez ostatnie 20 lat pracował z wieloma gwiazdami, sportowcami z NBA, NHL, NFL i USTA, ale też ze zwykłymi ludźmi. Poprosiłem go o opracowanie programu, który pomoże ci wprowadzić w życie trening siłowy. Opracował świetną propozycję dla ciebie, jeśli potrzebujesz wolnego wprowadzenia. Tak samo jak dodajesz zabiegi do swojego programu pielęgnacji domowej, będziesz dodawać kolejne ćwiczenia i zwiększać ilość powtórzeń – Solo, Duet, Trio, Kwartet i Kwintet. Zaufaj doświadczeniu tego fenomenalnego trenera.

Zacznij od dwóch zestawów ruchów, które wybrałaś, i wykonaj około 10–20 powtórzeń w zależności od kondycji. Pracuj aż do wykonywania 3–4 zestawów 15–20 perfekcyjnych powtórzeń 2–4 razy w tygodniu. Lepiej, żebyś robiła mniej powtórzeń, ale staranniej, niż wykonywała ćwiczenia szybko i niedbale.

Jeśli jesteś zupełnym nowicjuszem, dwa zestawy pięciu ruchów zabiorą ci 12–15 minut. Jeśli zrobisz cztery zestawy pięciu ćwiczeń, wydłużysz ćwiczenia do 20–30 minut w zależności od tego, jak sprawna się staniesz. Jeżeli chcesz szybko zobaczyć efekty, będziesz musiała nadać tym ćwiczeniom priorytet.

Solo: przysiady

Przysiad składa się z obniżenia ciała do podłogi bez zginania dolnej części pleców. Aby obniżyć ciało, pracuj nogami, utrzymując kręgosłup w neutralnej pozycji.

1. Stań ze stopami rozstawionymi na szerokość bioder.

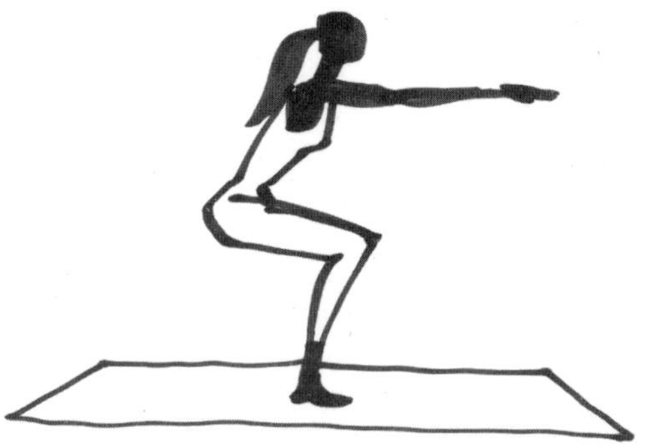

2. Wypchnij biodra do tyłu i zegnij kolana. Utrzymuj ciężar ciała na piętach, nie na przedniej części stóp. Kolana nie powinny wystawać przed palce stóp. Kontynuuj obniżanie ciała do momentu zgięcia kolan prawie pod kątem 90°.

3. Zatrzymaj się na moment, a potem dociśnij pięty, wydłużając kolana i biodra. Organizacja The National Strength and Conditioning Association nazywa to ćwiczenie królem wszystkich innych.

Właśnie wykonałaś królewskie ćwiczenie – gratulacje!

Duet: przysiady i pompki

Przysiady (zobacz wcześniej)

Pompki

1. Połóż dłonie na podłodze odrobinę szerzej niż na szerokość ramion. Lekko rozszerz palce na zewnątrz, kierując je do przodu.

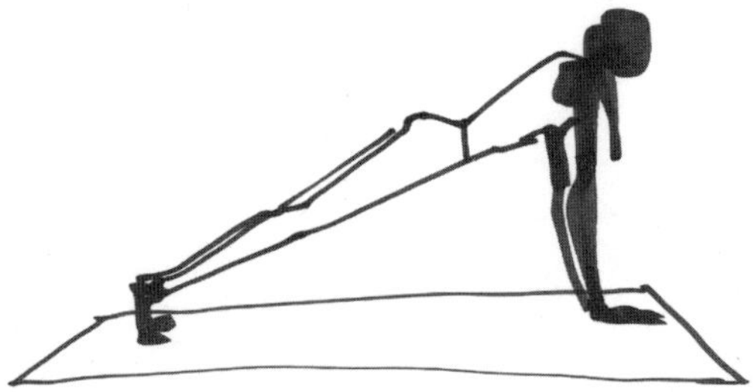

2. Unieś się na palcach stóp tak, aby cały ciężar twojego ciała opierał się na dłoniach i stopach. Napnij mięśnie brzucha, aby utrzymać tułów w linii prostej, co zapobiegnie bólom pleców i wypinaniu pośladków do góry.

Wariacja

Jeśli chcesz sobie utrudnić zadanie, możesz położyć dłonie na oparciu sofy. Łatwiejsza wersja to pompki ze zgiętymi kolanami przy niezmienionym ułożeniu reszty ciała. Tak długo, jak możesz ćwiczyć, każda z tych opcji jest właściwa!

3. Zegnij łokcie i obniż klatkę piersiową w kierunku podłogi.

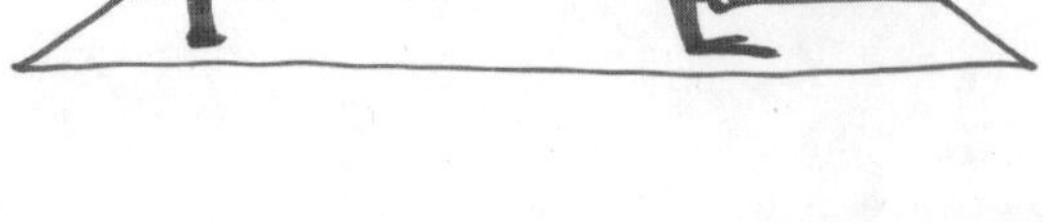

4. Kiedy łokcie są już zgięte pod kątem 90°, odepchnij się rękami, wydłużając ramiona tak, aby powrócić do wyprostowanej pozycji. Odepchnij się, jakbyś odsuwała się od gorącej powierzchni.

Wysiłek napędza twój dzień.

Trio: przysiady, pompki i brzuszki

Przysiady, pompki (zobacz wcześniej)

Brzuszki

1. Połóż się na płaskiej powierzchni z krzywizną dolnej części pleców przyciśniętą do podłoża. Nogi ugnij w kolanach i oprzyj stopy na podłodze. Ręce powinny być wyciągnięte wzdłuż ciała bądź też skrzyżowane na klatce piersiowej – te pozycje pozwalają uniknąć nadwerężenia karku.

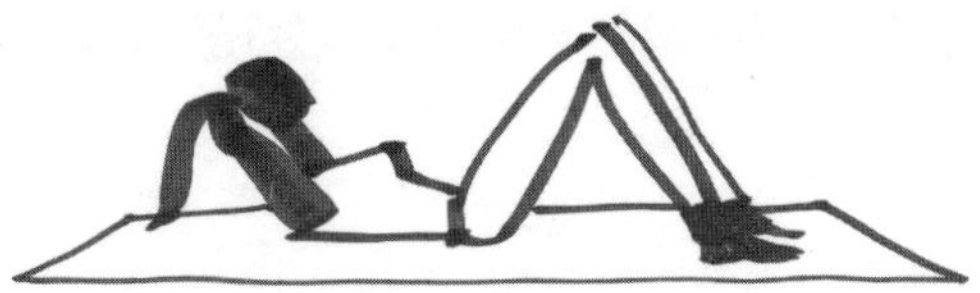

2. Trzymając biodra nieruchomo, zegnij się w pasie, napinając mięśnie brzucha. Podnoś ramiona i tułów do góry aż do momentu, kiedy poczujesz napięcie tych mięśni. Twoje ramiona powinny przesuwać się wzdłuż boków ciała (jeśli trzymałaś je po bokach) lub zostać na klatce piersiowej (jeśli trzymałaś je tam skrzyżowane). Dolna część pleców powinna zawsze utrzymywać kontakt z podłogą. Wydychaj powietrze podczas wykonywania tego ruchu i przez chwilę utrzymuj napięcie mięśni.

3. W czasie wdechu powróć do pozycji wyjściowej.

Wzmocnienie muskulatury pomoże ci uwolnić się od bólu – nie wspominając już o korzyściach estetycznych.

Kwartet: przysiady, pompki, brzuszki i podskoki na jednej nodze

Przysiady, pompki i brzuszki (zobacz wcześniej)

Boczne podskoki na jednej nodze

1. Stań na jednej nodze i zegnij ją lekko w kolanie. Druga stopa nie powinna mieć kontaktu z podłożem.

2. Zamień nogi.

3. Następnie dodaj do tego przeskoku na drugą nogę lekki wyskok. Kiedy zyskasz doświadczenie i pewność podczas wykonywania tego ruchu, ćwicz bardziej dynamicznie przy wyskoku i lekko opadaj podczas lądowania, aby silne mięśnie nóg napinały się jeszcze mocniej.

Teraz jesteś już blisko celu.

Kwintet: przysiady, pompki, brzuszki, podskoki na jednej nodze i pozycja deski

Przysiady, pompki i brzuszki, podskoki (zobacz wcześniej)

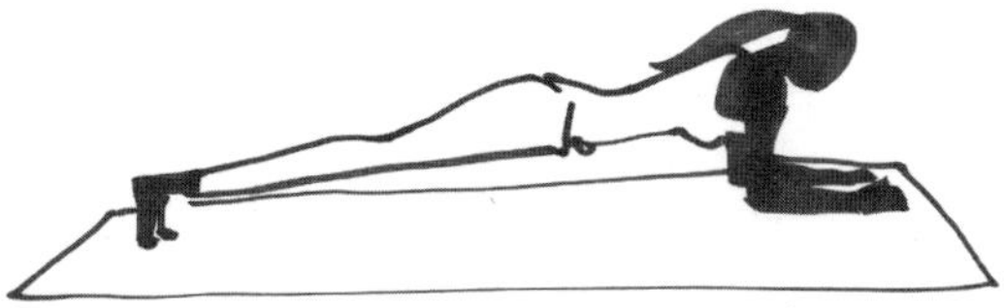

Deska

1. Połóż się na macie twarzą do ziemi, opierając się na przedramionach i z dłońmi ułożonymi płasko na podłodze.

2. Odepchnij się od podłoża, podnosząc się na palcach stóp i opierając się na łokciach. Utrzymuj plecy na płasko tak, by ciało tworzyło od głowy do pięt linię prostą. Przechyl miednicę i napnij mięśnie brzucha, aby zapobiec unoszeniu się pośladków do góry lub ich opadaniu.

3. Utrzymaj pozycję przez 5, 10 lub więcej sekund aż do 1 minuty, w zależności od poziomu zaawansowania.

Twoja sylwetka bardzo zyska dzięki temu ćwiczeniu. Poruszanie się w wyprostowanej pozycji jest wyrazem pewności siebie, która ma wielki wpływ na nasze życie!

Do któregokolwiek z tych poziomów dodaj od 15 do 45 minut spaceru dziennie. Rób to, co możesz każdego dnia, ale bądź w tym szczera. Jeśli masz tylko kwadrans, wykorzystaj go optymalnie, ale jeśli naprawdę masz 45 minut, zrób wszystkie ćwiczenia. Nie oszukuj siebie!

Jeśli będziesz stosować się do moich zaleceń dotyczących odmładzającego stylu życia – będziesz walczyć ze stresem, jeść zdrowe oraz świeże pokarmy i unikać tych, które cię postarzają, a także staniesz się bardziej aktywna fizycznie – doświadczysz przemiany. Zapewnisz sobie nowe źródło energii, które cię oczyści i doda ci wewnętrznego blasku. Połączenie odmładzającego stylu życia z odpowiednim programem pielęgnacji Lancera pozwoli ci zyskać pewność siebie, radość i nieprzemijające piękno. Będziesz w szczytowej formie i będziesz wyglądać olśniewająco. Powiedziałem to już na samym początku tej książki: uroda to siła napędowa, która drzemie w każdym z nas.

POSŁOWIE

Teraz, kiedy już przeczytałaś całą książkę, uważam cię za jedną z pacjentek kliniki Lancer Dermatology. Jestem przekonany, że zauważyłaś, jak daleko nasze zaangażowanie w sprawy pacjentów wykracza poza konsultacje i zabiegi w gabinecie. Zapewniamy im kontakt z kluczowymi specjalistami naszej kliniki, aby mogli im zadać pytania dotyczące produktów pielęgnacyjnych i procedur zabiegowych. Monitorujemy postępy wszystkich osób przychodzących do kliniki i odpowiadamy na ich wątpliwości dotyczące naszych produktów. Pacjenci przysyłają nam zdjęcia dokumentujące zmiany zachodzące w ich wyglądzie. Zawsze odpowiadamy na takie wiadomości, bo wierzymy, że ciągłość działania jest niezwykle ważna.

Chciałbym, żebyś ty również miała dostęp do ekspertów z Lancer Dermatology. Mam nadzieję, że jeśli pojawią się jakieś pytania, prześlesz je do nas przez naszą stronę internetową www.lancerskincare.com. Postaramy się jak najlepiej na nie odpowiedzieć i, jeśli będzie to potrzebne, wskazać ci właściwy kierunek. Zawsze jesteśmy otwarci na osobiste historie i chcemy wiedzieć, co zadziałało dobrze w twoim przypadku. Oczywiście ekscytują nas również historie przemian. Cudownie będzie się przekonać, że moja praca pomaga również osobom, które nie mogą się pojawić w moim gabinecie w Beverly Hills. Śledź też moje profile na Twitterze i Facebooku.

Adres Lancer Skincare:

440 Rodeo Drive
Beverly Hills, CA 90210
800-899-0744

Jeśli ta książka, dzięki ukazaniu pułapek branży urodowej, powstrzyma cię przez impulsywnym zachowaniem i pochopnymi decyzjami, to osiągnąłem swój cel. Zamiast kupować iluzję wiecznej młodości, powinnaś mieć realistyczne oczekiwania. Rozumiesz już, że praca nad młodszym wyglądem zaczyna się w domu, od programu odpowiedniego dla twojej skóry. Wiedza na temat biologii starzenia się powinna zainspirować cię do wprowadzenia zdrowych zmian w stylu życia, ponieważ żaden kosmetyk czy zabieg nie będzie efektywny, jeśli nie rozpoczniesz walki od środka. Kiedy dzięki pielęgnacji przygotujesz grunt, możesz zechcieć kontynuować odmładzające działania i intensywniej popracować nad skórą, wypróbowując bezpieczne i nieinwazyjne zabiegi. Większość moich pacjentów tak właśnie robi, nawet ci, którzy na początku byli dość sceptycznie nastawieni. Zdarza się, że są zachwyceni tym, jak świetnie wyglądają dzięki domowej pielęgnacji i korekcie stylu życia, ale pragną jeszcze większych zmian. Zauważają, że otoczenie inaczej na nich reaguje, co bardzo im się podoba. Wraz ze wzrostem pewności siebie chcą jeszcze bardziej polepszyć swój wygląd. Nie podejmują decyzji z poczucia niepewności czy na skutek obsesji na punkcie wyglądu. Zmierzają w jak najlepszym kierunku, czują się dobrze ze sobą i z tym, co do tej pory osiągnęli.

Jak już mówiłem na początku, wszyscy chcemy wyglądać młodziej, ponieważ nic nie jest tak atrakcyjne jak witalność i blask. Do tej pory powinienem cię przekonać, że tylko certyfikowany dermatolog jest w stanie zaplanować i przeprowadzić spersonalizowany program, który zapobiegnie starzeniu się i odwróci jego efekty. Zapomnij o tym, co robią twoi przyjaciele, i o szybkich metodach opisanych w nowym numerze magazynu dla kobiet. Znajdź dość konserwatywnego dermatologa, który tobą pokieruje. Lekarz nie powinien namawiać cię na zabiegi. Nie stosuj kuracji, co do których nie jesteś przekonana. Jeśli nie jesteś zadowolona z konsultacji, poszukaj innego specjalisty. Będziesz współpracować z tym lekarzem nad odbudową i odmłodzeniem twojej skóry przez długi czas. Przestrzeganie jego zaleceń ma kluczowe znaczenie, musisz mu więc ufać. Zdaj się na swój instynkt i na to, czego nauczyłaś się, czytając tę książkę, a unikniesz rozczarowania.

ZAŁĄCZNIKI

ZAŁĄCZNIK 1

WIĘCEJ NIŻ PIELĘGNACJA DOMOWA

Dowiedziałaś się już wiele na temat tego, jak osiągnąć młodszy wygląd. Odbudowa i odmładzanie skóry, a nie gruntowny remont, to właściwa droga. Z radością stwierdzam, że w świecie zabiegów kosmetycznych zachodzą zmiany. Postęp technologiczny sprawia, że zabiegi o minimalnej inwazyjności są coraz bardziej efektywne. Stają się też coraz tańsze, wymagają krótszej rekonwalescencji, a ryzyko powikłań jest znacznie mniejsze niż w przypadku zabiegów chirurgicznych. Ale jak to w życiu bywa, są tyle warte, ile wykonujący je specjaliści. Dlatego też tak ważne jest znalezienie certyfikowanego dermatologa, który będzie ci towarzyszył w wyborze odpowiedniej drogi. Pamiętaj, że często niewykwalifikowane osoby będą chciały cię namówić na zabiegi z użyciem neurotoksyn, wypełniaczy i odmładzania laserem, kusząc cię obietnicą ujędrnienia, poprawy napięcia i odmłodzenia twojej skóry. Nie gódź się na to, by stać się ich kolejną ofiarą. Musisz zaufać doświadczonemu i ostrożnemu dermatologowi, który poprowadzi cię przez labirynt kosmetyków i zabiegów, dobierając program odpowiedni dla ciebie.

Przy planowaniu efektywnych programów zabiegowych, aby określić optymalne podejście do każdego pacjenta, biorę pod uwagę sześć wymiarów starzenia się. Muszę zrozumieć, co pacjent pragnie osiągnąć, co motywuje go do zmiany, oraz czego oczekuje od zabiegu i jak wiele wysiłku jest w stanie włożyć w pielęgnację odmładzającą. Nie ma sensu planować wieloetapowego programu, jeśli nie ma szans na to, że pacjent będzie go przestrzegał.

W swojej pracy z pacjentami stosuję podejście holistyczne. Nie mogę leczyć skóry bez próby określenia ukrytych powodów, które stoją za jej problemami i nie pomagając pacjentowi się z nimi uporać. Zmiany w stylu życia są ważną częścią planów zabiegowych. Opowiedziane przeze mnie historie pokażą ci, jak wiele można osiągnąć dzięki pielęgnacji skóry i medycznej odnowie.

Krótki przegląd zabiegów

Kiedy już poznałaś korzyści płynące ze stosowania metody Lancera, możesz być zainteresowana pójściem o krok dalej w ulepszaniu i wspieraniu swojego programu zabiegami gabinetowymi o minimalnej inwazyjności. Wybór odmładzających procedur jest ogromny – od peelingów chemicznych do odmładzania laserem; od wypełniaczy do ujędrniania skóry falami radiowymi i ultradźwiękami. Twój dermatolog dostosuje wiele złożonych ustawień sprzętu zabiegowego, określi odpowiednią mieszankę substancji do peelingu chemicznego, przeprowadzi zabieg laserem i we właściwy sposób wstrzyknie wypełniacze i neurotoksyny. Poprawne stosowanie substancji do iniekcji jest rodzajem sztuki. Nikt poza twoim dermatologiem nie powinien przeprowadzać zabiegów z substancjami wstrzykiwanymi w głąb skóry. Chociaż pielęgniarki, asystenci medyczni czy kosmetyczki mogą mieć wiedzę medyczną, nie powinni wstrzykiwać ci wypełniaczy czy neurotoksyn.

W mojej klinice jestem jedyną osobą, która przeprowadza takie zabiegi. W niektórych przypadkach – przy zabiegach radiofrekwencji czy ultradźwiękach – nastawiam parametry urządzenia dla konkretnego pacjenta przed rozpoczęciem zabiegu, a wykonuje go ktoś z mojego doświadczonego personelu. Oczywiście regularnie sprawdzam również przebieg kuracji.

Wymagaj tego samego od swojego specjalisty. Twój lekarz powinien być bezpośrednio zaangażowany w każdy etap zabiegu.

Nie będę używał w poniższych opisach nazw marek, ponieważ postęp technologiczny ma takie tempo, że sprzęt i kosmetyki są stale zastępowane nowszymi wersjami. Moją klinikę dosłownie zalewa fala wizyt handlowców i ofert mailowych najnowszych, przełomowych technologii. Chirurgia plastyczna stosowana w celach odmładzających staje się przestarzałą metodą i uważam, że powinniśmy się z tego cieszyć. Przybliżę ci dostępne na rynku, nieinwazyjne zabiegi.

Mikrodermabrazja

Szybka i łatwa metoda rewitalizacji skóry w mniej niż 30 minut. Działa na wszystkie typy LES. Minimalnie abrazyjny instrument ściera skórę, a także usuwa jej pogrubiałe i nierówne warstwy zewnętrzne. Łagodnemu ścieraniu towarzyszy zasysanie, które pomaga usunąć martwe komórki skóry. Mikrodermabrazja jest stosowana przy uszkodzeniach posłonecznych skóry, plamach starczych, powierzchownej hiperpigmenacji, drobnych liniach i zmarszczkach, rozstępach, łagodnych bliznach potrądzikowych, zamkniętych i otwartych zaskórnikach oraz zatkanych porach. Technika te stymuluje produkcję kolagenu i pozostawia skórę świeżą i ożywioną. Po zabiegu nie jest potrzebna rekonwalescencja, ale cera staje się bardziej wrażliwa na promieniowanie słoneczne. Po sesji zabiegowej należy stosować krem z filtrem ochronnym.

Zagęszczanie skóry

Terapia światłem pulsującym (zwana też fototerapią), nie uszkadzając powierzchni skóry, podgrzewa naskórek i skórę właściwą, co stymuluje produkcję kolagenu. Rezultatem jest poprawa gęstości skóry.

Radiofrekwencja i ultradźwięki mogą być stosowane do ujędrniania, zagęszczania i odmładzania skóry bez naruszania jej powierzchni. Zabiegi te działają na warstwę podstawną skóry, która podnosi i wspiera pozostałe warstwy. W każdym przypadku energia – z radiofrekwencji, ultradźwięków czy światła – rozgrzewa tkankę włóknistą w skórze właściwej i na poziomie tkanki podskórnej. Ciepło przełamuje włókna kolagenowe i elastynowe, a także powoduje, że zaczynają się one kurczyć. Dzięki temu skóra zagęszcza się i staje się bardziej jędrna. Efekt przypomina subtelny lifting. Dodatkowo uruchamia się również naturalna odpowiedź gojąca organizmu, dzięki czemu zwiększa się produkcja kolagenu.

Regeneracja skóry po takich zabiegach, które zwykle dla uzyskania optymalnych efektów wykonywane są w seriach, nie wymaga czasu. Skóra zagęszcza się do 6 miesięcy po serii zabiegów na skutek trwającego procesu odbudowy kolagenu. Ostateczny efekt liftingu i napięcia staje się widoczny po mniej więcej 3 miesiącach od zabiegu, wraz ze zwiększaniem się produkcji nowego kolagenu.

Terapia ultradźwiękami wiąże się z dodatkową korzyścią, gdyż lekarz w trakcie zabiegu może obserwować tkanki, na które działa procedura.

Odmładzanie laserem

Terapię laserem ablacyjnym stosuje się do usuwania górnych warstw naskórka w celu otrzymania gładkiej, świeższej cery. Laser pobudza produkcję nowych komórek i naprawia uszkodzenia.

Zabiegi laserem nieablacyjnym zapewniają większą precyzję pracy i obecnie są częściej stosowane. Laseroterapia wykorzystuje skoncentrowane, pulsacyjne wiązki światła, które pomagają zlikwidować niedoskonałości skóry. Niechciana, zniszczona skóra zostaje usunięta warstwowo i w bardzo precyzyjny sposób. Osoby w typie LES IV i wyższym powinny bardzo ostrożnie podchodzić do zabiegów laserowych, ponieważ mogą one pozostawić u nich przebarwienia. W klinice Lancer Skincare wykonujemy zabiegi leserem frakcyjnym. Dzięki tej nowej terapii światło laserowe dociera tylko do ułamka skóry. Laser wysyła następujące bezpośrednio po sobie mikroskopijne wiązki światła na obszary zmienione, jednocześnie zabezpieczając normalną, zdrową skórę pomiędzy nimi. Ochrona zdrowej skóry powoduje przyspieszone gojenie się. Odmładzanie laserem pomaga pozbyć się drobnych linii i zmarszczek wokół oczu, na czole i wokół ust, likwiduje też uszkodzenia posłoneczne, trądzik i rogowacenie okołomieszkowe, blizny i powiększone gruczoły łojowe na nosie.

Zabieg laserem CO_2 dostarcza bardzo krótkich impulsów świetlnych lub stałych wiązek światła. Ten typ lasera usuwa cienkie warstwy skóry z niewielkim uszkodzeniem otaczających tkanek.

Laser erbowy z kolei stosuje się do usuwania powierzchownych i średnio głębokich linii oraz zmarszczek na twarzy lub na szyi, klatce piersiowej i dłoniach. Lasery wykorzystuje się również do usuwania owłosienia i tatuaży lub do terapii popękanych naczyń krwionośnych.

Nie pozwól, aby niedoświadczona osoba pracowała na twojej skórze laserem. Istnieje wiele różnych rodzajów laserów. Urządzenia te muszą mieć odpowiednio ustawione parametry – częstotliwość, energię, płynność, moc, stopień penetracji, konfigurację wiązki świata, głębokość wnikania i długość fali świetlnej. Potrzebujesz specjalisty, który będzie potrafił dostroić urządzenie do potrzeb twojej skóry.

Peelingi chemiczne

Jednym z najmniej inwazyjnych sposobów na poprawę wyglądu skóry są peelingi, wygładzające cerę dzięki substancjom chemicznym, które usuwają jej zewnętrzne warstwy. Twój lekarz zastosuje formułę dopasowaną do twoich potrzeb. Stężenie składników chemicznych będzie skutkowało lekkim, średnim lub silnych złuszczaniem.

- Lekkie peelingi poprawiają nierówną pigmentację, niwelują suchość, trądzik i drobne zmarszczki. Ten poziom złuszczania zapewnia delikatną eksfoliację. Często używanymi substancjami są w tym przypadku alfa- i beta-hydroksykwasy, kwas glikolowy, mlekowy, salicylowy i maleinowy, które mają łagodne działanie. Aby uzyskać optymalne korzyści z zabiegu, należy wykonać serię do sześciu złuszczeń.
- Peelingi chemiczne o średniej mocy stosuje się do wyrównywania tonacji skóry, przy bliznach potrądzikowych i głębszych zmarszczkach. Ten rodzaj peelingów usuwa komórki skóry z naskórka i górnej części skóry właściwej. Najczęściej wykorzystuje się kombinację kwasu trójchlorooctowego (TCA) i glikolowego. Skóra po takim peelingu może stać się czerwona lub brązowa, a jej regeneracja trwa nawet do 6 tygodni.
- Głębokie peelingi chemiczne gwarantują spektakularne efekty. Stosowane są przy głębokich zmarszczkach, uszkodzeniach słonecznych, bliznach, silnych przebarwieniach i zmianach przedrakowych. Do penetracji głębszych warstw skóry często wykorzystuje się fenol. W czasie zabiegu stosuje się miejscowy środek znieczulający i uspokajający, który zmniejsza dyskomfort. Przed zabiegiem następuje 8-tygodniowy okres przygotowawczy, podczas którego lekarz może zalecić leki na receptę z witaminą A. Po zneutralizowaniu substancji chemicznej, na obszar poddany zabiegowi nakłada się kojący żel. Skóra po złuszczaniu spuchnie i będzie wywoływała dyskomfort. Opuchlizna schodzi po 2 tygodniach, ale cera może pozostawać zaczerwieniona nawet przez 3 miesiące. Dobra wiado-

mość jest taka, że korzyści z jednego zabiegu mogą utrzymywać się przez wiele lat.

Neurotoksyny

Najbardziej znaną substancją z tej kategorii jest toksyna botulinowa, szerzej znana pod nazwą handlową jednego z preparatów – Botox. Zmieniła ona sposób, w jaki świat postrzega procedury kosmetyczne. W USA w 2012 roku wykonano ponad 3,3 miliona zabiegów z jej zastosowaniem. Ta substancja jest najpopularniejszą metodą redukcji zmarszczek twarzy, wygładzania kurzych łapek, zmarszczek między brwiami, a także bruzd na czole i szyi. Stosowana obecnie neurotoksyna jest ekstrahowana z oczyszczonych bakterii. Po wstrzyknięciu blokuje mięśniowe sygnały nerwowe, co osłabia mięśnie i uniemożliwia im kurczenie się, przez co znikają niechciane zmarszczki. Ale… Na twarzy mamy 43 mięśnie. Osoba wykonująca zastrzyki musi znaleźć i odpowiednio oznaczyć te obszary, aby dobrze wykonać zabieg. Na przykład dla ujędrniania okolicy żuchwy zwykle wstrzykuję niewielkie ilości toksyny po obu stronach szczęki, co może ci się wydać nielogiczne. Kiedy mięśnie szczęki rozluźniają się, mięśnie policzków się podciągają, co podnosi obwisłości powstające wzdłuż linii żuchwy. Aby walczyć ze starzeniem się, potrzebujesz prawdziwego artysty i mądrego architekta, który nie zaburzy równowagi na twojej twarzy. W przeciwnym razie po zabiegu będziesz wyglądała jak po wyjściu z głębokiego zamrożenia, a twoja twarz będzie nieruchoma.

Wypełniacze

Nadające objętość wypełniacze są jedną z nowszych metod odmładzania twarzy, ale nie mam tu na myśli efektu karpiowatych ust. Nowe technologie i lepsze zrozumienie starzejącej się skóry spowodowały, że wypełniacze stosuje się do odnowy kształtu twarzy. Zapadnięte policzki i okolica szczęki oraz odstające kości z pewnością nie ujmują lat, a wręcz przeciwnie. Pamiętaj, że od 25. roku życia zmniejsza się ilość tłuszczu na twarzy. Wypełniacze przywracają jej odpowiednią objętość. Na rynku dostępnych jest wiele produktów – niektóre z nich nadają się do wypełniania linii i zmarszczek, inne zaś są odpowiednie do przeprowadzania większych korekt. Poniżej możesz przeczytać o niektórych popularnych substancjach wypełniających.

Przeszczep tłuszczu to pobranie tkanki tłuszczowej z jednego obszaru ciała, przetworzenie go i wstrzyknięcie w inną okolicę. Do przeprowadzenia zabiegu używa się tłuszczu i komórek macierzystych pacjenta, a więc jego organizm z pewnością nie odrzuci wypełnienia. Jednak omawiana procedura wiąże się z pewnym ryzykiem, które obejmuje pojawienie się skutków ubocznych i powstanie grudek.

Wypełniacze kolagenowe były pierwszym rodzajem substancji stosowanych w zabiegach estetycznych, zwłaszcza w procedurze wypełniania ust. Pozyskuje się je ze skóry ludzkiej i zwierzęcej (krów i świń). Możliwe jest też wstrzykiwanie kolagenu pozyskanego od pacjenta, ale ten proces jest rzadko wykorzystywany.

Kwas hialuronowy naturalnie występuje w organizmie człowieka. Przyciąga wodę, nawilża i wypełnia skórę. Tę popularną substancję stosuje się w postaci drobnocząsteczkowej do wypełniania zmarszczek i powiększania ust. Kwas o większych cząsteczkach jest z kolei używany w bardziej rozległych zabiegach. Po wstrzyknięciu specjalny żel, który go zawiera, zachowuje się jak nadmuchiwana poduszeczka, wspierająca elastyczność i objętość struktur twarzy i różnych tkanek. Kwas hialuronowy przyciąga wodę do powierzchni skóry, dzięki czemu jest ona miękka i wygląda świeżo.

Rozproszone w żelu kuleczki hydroksyapatytu wapnia stymulują wzrost kolagenu i poprawiają stan skóry natychmiast po wstrzyknięciu. Ten wypełniacz jest najcięższy z dostępnych preparatów i dobrze sprawdza się w przypadku głębokich zmarszczek. Hydroksyapatyt wapnia jest złożony z niewielkich cząsteczek, które tworzą coś na kształt rusztowania. Po wstrzyknięciu porasta je kolagen wytwarzany przez organizm pacjenta, a ostatecznie cząsteczki hydroksyapatytu po prostu się rozpuszczają.

Kwas polimlekowy jest szeroko stosowany w celu przywrócenia twarzy objętości. Produkt jest podawany w serii zastrzyków przez kilka miesięcy i działa głęboko w skórze, aby zastąpić utracony kolagen. Efekt utrzymuje się do dwóch lat.

Poliakrylamid (nazwa handlowa Aquamid) to syntetyczny materiał stosowany często w przypadku bardzo głębokich zmarszczek, jak bruzdy nosowo-wargowe, zagłębionych blizn i do wypełnienia policzków oraz okolic szczęki. Nie stosuje się go do korekcji drobnych zmarszczek. W czasie zabiegu pacjent otrzymuje miejscowe znieczulenie, a następnie lekarz wstrzykuje substancję pod skórę i rozpoczyna modelowanie.

W ciągu miesiąca dookoła wypełnienia formuje się cienka warstwa kolagenu. Warto zaznaczyć, że preparat pozostaje stabilny, a jeśli trzeba, można go również usunąć.

PMMA (polimetakrylan metylu) stosuje się w przypadku średnich i głębokich zmarszczek, bruzd i rowków, do wypełniania wąskich ust oraz zapadniętych blizn. Jego mikrocząsteczki są rozproszone w roztworze oczyszczonego żelu kolagenowego. PMMA jest najdłużej utrzymującym się wypełniaczem. Aby nadać skórze objętość, trzeba wykonać kilka zastrzyków i poczekać na pełny efekt nawet do 3 miesięcy. Czasami PPMA może być widoczny pod skórą. Ciężko go również usunąć.

Powtórzę raz jeszcze, że do wykonania zastrzyku z wypełniaczem potrzebny jest wykształcony lekarz. Nie jesteś w stanie wyobrazić sobie katastrofalnych efektów zabiegów przeprowadzonych przez niewykwalifikowane osoby, które wielokrotnie naprawiałem. Ryzyko źle przeprowadzonej procedury obejmuje:

- pojawienie się stanu zapalnego,
- odrzucenie substancji wypełniającej,
- zbyt małą lub zbyt silną korektę zmarszczek,
- powstanie krwiaków i zasinień,
- asymetrię twarzy,
- swędzenie,
- infekcję z powodu zastrzyku,
- zaczerwienienie,
- wysypkę,
- nadwrażliwość,
- opuchliznę,
- czasowe drętwienie twarzy,
- czasowy paraliż mięśni twarzy,
- przemieszczanie się materiału wypełniającego,
- zbicie się wypełniacza na skutek ruchów twarzy lub naturalnego starzenia się,
- zniekształcenie anatomiczne.

Moim zdaniem wypełniaczy nie należy stosować stale. Sposób, w jaki twoje ciało zaabsorbuje wypełniacz i w jaki starzeje się twoja twarz, powinien wyznaczyć częstotliwość powtarzania zabiegów.

Dermabrazja

To dość inwazyjna forma złuszczania powierzchownych warstw skóry. Mówiąc wprost, jest to zabieg medyczny. Lekarz używa drucianego pędzla lub diamentowej rolki o ostrych końcach, które usuwają górne warstwy naskórka. W czasie zabiegu stosuje się znieczulenie miejscowe. Proces uszkadzania skóry powoduje krwawienie i stymuluje procesy gojenia się. Zabieg zmniejsza niedoskonałości cery, wygładzając jej powierzchnię. U osób z ciemną karnacją (od LES IV do V) na skutek dermabrazji mogą pojawić trwałe przebarwienia i plamy. Jeśli masz wrażliwą skórę, mogą się u ciebie z kolei wystąpić wykwity zapalne. Procedurę tę stosuje się do redukcji blizn, nawet tych głębokich potrądzikowych, usuwania zmian przedrakowych i wygładzenia zmarszczek twarzy, np. wokół ust. Ważne, aby zabieg przeprowadził wszechstronnie wykształcony lekarz.

Czas rekonwalescencji i gojenia się skóry zależy od rozmiaru i głębokości opracowywanego miejsca. Ogólnie, odbudowa cery trwa 5–8 dni. Nowa skóra jest różowa lub czerwonawa i blednie w ciągu 6–12 tygodni.

Dermatolog może ci zasugerować zastosowanie kombinacji zabiegów odmładzających. Pamiętaj jednak, by zaczynać powoli i od najmniej inwazyjnych procedur i stopniowo przechodzić do tych silniejszych.

ZAŁĄCZNIK 2

PRODUKTY DO PIELĘGNACJI SKÓRY DR. LANCERA

Jestem bardzo dumny z linii Lancer Skincare. Powstanie formuły każdego z tych produktów poprzedzało wiele dyskusji i badań. Nasze kosmetyki to podstawa pielęgnacji, zaprojektowana tak, aby walczyć z główną przyczyną starzenia się skóry – stopniowym zmniejszaniem się jej zdolności do regeneracji. Kombinacja metody Lancera z produktami Lancer Skincare zapewnia optymalne efekty. Kosmetyki zostały opracowane tak, by ich składy się uzupełniały – jeden produkt wspiera i potęguje działanie kolejnych. Rezultaty są widoczne i naprawdę spektakularne. Skóra, która zachowuje się, jakby była młodsza, wygląda też młodziej.

Aby przeczytać pełny opis produktów, poznać ich składniki i działanie, odwiedź naszą stronę www.lancerskincare.com. Produkty Lancer Skincare możesz znaleźć w sklepach Bergdorf Goodman, Harrods i w wybranych sklepach Nordstrom.

Podstawowa metoda Lancera

The Method: Polish
The Method: Cleanse
The Method: Nourish

Metoda Lancera dla skóry trądzikowej

The Method: Polish Blemish Control
The Method: Cleanse Blemish Control
The Method: Nourish Blemish Control

Metoda Lancera dla skóry wrażliwej

The Method: Polish Sensitive Skin
The Method: Cleanse Sensitive Skin
The Method: Nourish Sensitive Skin

Zaawansowana pielęgnacja Lancer Skincare

Fade Serum Intense
Lift Serum Intense
Intensive Night Treatment
Eye Contour Lifting Cream
Sheer Fluid Sun Shield SPF 30
Retexturizing Treatment Cream
Advanced C Radiance Cream

Produkty Lancer Skincare w sprzedaży od wiosny 2014

Regeneration Serum
The Method: Body Polish
The Method: Body Cleanse
The Method: Body Nourish

ZAŁĄCZNIK 3

POLSKIE PRODUKTY DO PIELĘGNACJI SKÓRY ZATWIERDZONE PRZEZ DR. LANCERA

Podstawowa odmładzająca metoda Lancera

Złuszczanie

Dr Irena Eris, Peeling drobnoziarnisty
Ziaja, Różana, Różany peeling z mikrogranulkami
Arkana, Crystal Peel, Krystaliczny peeling do twarzy

Oczyszczanie

Ziaja, Oliwkowa, Żel oczyszczający
Iwostin, Hydratia, Fizjologiczna pianka do oczyszczania skóry i demakijażu
Pharmaceris A, Nawilżający fizjologiczny żel do mycia twarzy i oczu

Odżywanie

Dr Irena Eris, Hydrogenic, Krem aktywnie nawilżający na dzień SPF 15
Ziaja, Różana, Różany krem intensywnie nawilżający
Iwostin, Hydratia, Fizjologiczny krem z ceramidami SPF 15

Filtry przeciwsłoneczne

Iwostin, Solecrin, Krem ochronny 50+
Pharmaceris S, Nawilżający krem ochronny do twarzy SPF 30
Ziaja, Sopot Sun, Krem do opalania, Cera fotowrażliwa SPF 25

Metoda Lancera odmładzająca ciało

Peelingi do ciała

Bielenda Professional, 2w1 Antycellulitowy peeling enzymatyczny do ciała z forskoliną indyjską
Arkana, Jedwabisty peeling do ciała

Produkty do mycia ciała

Ziaja, Oliwkowa, Mydło pod prysznic
Bielenda Professional, Energetyzujący olejek do kąpieli z forskoliną indyjską

Kosmetyki nawilżające do ciała

Ziaja, Bio Olejki, Masło do ciała z olejkiem arganowym
Dr Irena Eris, In Cell, Iono nourishing body balm
Iwostin, Sensitia, Emulsja nawilżająca do pielęgnacji ciała, Skóra wrażliwa, alergiczna, sucha
Arkana, Biomimetyczny balsam do ciała

Metoda Lancera dla skóry z trądzikiem

Złuszczanie

Dr Irena Eris, Normamat, Sferyczny peeling oczyszczający
DAX Cosmetics, Yoskine Oczyszczanie, Mikrodermoabrazja – Szafirowy peeling przeciwzmarszczkowy, Cera normalna i mieszana
Iwostin, Purritin, Kremowy peeling do twarzy

Ziaja, Nuno, Peeling enzymatyczny, Cera zanieczyszczona skłonna do wyprysków
Arkana, Bioaktywny peeling amfoteryczny

Oczyszczanie

Dr Irena Eris, Cleanology, Płyn micelarny do demakijażu twarzy i oczu do wszystkich rodzajów cery
DAX Cosmetisc, Yoskine Oczyszczanie, Normalizujący żel przeciwzmarszczkowy, Cera normalna i mieszana
Iwostin, Purritin, Pianka oczyszczająca
Ziaja, Oczyszczanie – Liście Manuka, Żel myjący normalizujący na dzień / na noc
Arkana, Acne Out Gel, Żel oczyszczający

Odżywianie

Dr Irena Eris, Normamat, Krem-nektar nawilżająco-matujący na dzień
DAX Cosmetics, Yoskine, Krem Max-Regenerator skóry na noc, Cera normalna i mieszana
Iwostin, Purritin, Krem na noc redukujący niedoskonałości
Ziaja, Oczyszczanie – Liście Manuka, Krem mikrozłuszczający z kwasem migdałowym na noc
Arkana, Acne Out Cream, Krem do cery tłustej

Metoda Lancera dla skóry wrażliwej

Złuszczanie

Dr Irena Eris, Cleanology, Peeling enzymatyczny do cery suchej i wrażliwej
DAX Cosmetics, Yoskine Oczyszczanie, Enzymatyczny peeling przeciwzmarszczkowy dla cery suchej, wrażliwej i naczyniowej
Pharmaceris A, Puri-Sensipil, Delikatny peeling enzymatyczny do twarzy
Ziaja, Ulga dla skóry wrażliwej, Peeling enzymatyczny

Oczyszczanie

Dr Irena Eris, Cleanology, Krem do mycia twarzy, Cera sucha i wrażliwa
DAX Cosmetosc, Yoskine, Łagodzące mleczko przeciwzmarszczkowe, Cera sucha, wrażliwa i naczyniowa

Iwostin, Sensitia, Nawilżające mleczko do oczyszczania skóry i demakijażu
Ziaja MED, Kuracja lipidowa, Fizjoderm, Kremowa baza myjąca

Odżywianie

Dr Irena Eris, Clinic Way 1°, Dermokrem przeciwzmarszczkowy, Hialuronowe wygładzenie
Yoskine – Krem-reduktor zaczerwienień i zmarszczek, Cera naczynkowa – wrażliwa
Iwostin, Sensitia, Krem nawilżający
Ziaja MED, Kuracja lipidowa, Fizjoderm, krem naprawczy na dzień / na noc
Arkana, Sakura Sensitive Cream, Terapeutyczny krem dla skóry naczyniowej i wrażliwej

Zaawansowana odmładzająca metoda Lancera

Kremy z witaminą C

Dr Irena Eris, VitaCeric, Serum rozświetlające

Kremy z retinolem

DAX Cosmetics, Yoskine, Krem reduktor najgłębszych zmarszczek
Arkana, Reti-Fusion Rich Cream

Kosmetyki rozjaśniające

Dr Irena Eris, Clinic Way 1°, Dermokrem przeciwzmarszczkowy, Hialuronowe wygładzanie
Arkana, Esencja do skóry z przebarwieniami, Focus Essence 100% Melanin Stop

Preparaty ujędrniające

Bielenda Professional, Diamentowe serum liftingujące do twarzy
Arkana, Biomimetyczny krem liftingujący
DAX Cosmetisc, Yoskine, Krem-reduktor głębokich zmarszczek na dzień do cery mieszanej

Kremy na noc

Iwostin, Sensitia, Krem odżywczy na noc z witaminami C+E
Dr Irena Eris, Fortessimo Maxima, Regenerujący krem przeciwzmarszczkowy

Kremy pod oczy

Dr Irena Eris, Telomeric, Skoncentrowany krem napinający pod oczy
Bielenda Professional, Peptydowy żel-krem korygujący zmarszczki wokół oczu
Arkana, Biomimetyczny krem liftingujący pod oczy

INDEKS